中医类别全科医师岗位培训规划教材（第2版）

社区中医适宜技术

主　编　陈以国（辽宁中医药大学）

副主编（以姓氏笔画为序）

李　瑛（成都中医药大学）

张永臣（山东中医药大学）

赵仓焕（暨南大学）

顾一煌（南京中医药大学）

编　委（以姓氏笔画为序）

王珂琳（沈阳市骨科医院）

闫改霞（山西大同大学）

关　莹（黑龙江中医药大学）

杜　旭（陕西中医药大学）

宋　宇（长春大学）

罗鞠芬（福建中医药大学）

樊　云（湖北中医药大学）

戴俭宇（辽宁中医药大学）

全国百佳图书出版单位

中国中医药出版社

·北　京·

图书在版编目（CIP）数据

社区中医适宜技术 / 陈以国主编 . —2 版 . —北京：中国中医药出版社，2022.10（2024.10重印

中医类别全科医师岗位培训规划教材

ISBN 978-7-5132-7789-1

Ⅰ . ①社…　Ⅱ . ①陈…　Ⅲ . ①中医治疗法—教材　Ⅳ . ① R242

中国版本图书馆 CIP 数据核字（2022）第 161431 号

免费使用本书数字资源步骤说明

本书为融合出版物，相关数字化资源（PPT 和习题等）在全国中医药行业教育云平台"医开讲"发布。

资源访问说明

扫描二维码下载"医开讲"APP 或到使用电脑端登录"医开讲网站"（www.e-lesson.cn）注册登录，在搜索框内输入书名，点击"立即购买"，选择"全部"，点击"选择支付"（0.00 元），显示支付成功。

点击 APP 首页下方"书架"按钮，找到本书点击"继续学习"，即可阅读并使用数字资源。

中国中医药出版社出版

北京经济技术开发区科创十三街 31 号院二区 8 号楼

邮政编码　100176

传真　010-64405721

河北品睿印刷有限公司印刷

各地新华书店经销

开本 787×1092　1/16　印张 25　字数 486 千字

2022 年 10 月第 2 版　2024 年 10 月第 4 次印刷

书号　ISBN 978 - 7 - 5132 - 7789 - 1

定价　89.00 元

网址　www.cptcm.com

服 务 热 线　010-64405510　　微信服务号　zgzyycbs

购书热线　010-89535836　　微商城网址　https://kdt.im/LIdUGr

维 权 打 假　010-64405753　　天猫旗舰店网址　https://zgzyycbs.tmall.com

官 方 微 博　http://e.weibo.com/cptcm

如有印装质量问题请与本社出版部联系（010-64405510）

编审委员会

前　言

社区卫生服务是城市卫生工作的重要组成部分，大力发展社区卫生服务具有重要的历史意义和现实意义。2006年《国务院关于发展城市社区卫生服务的指导意见》，以及同年人事部、卫生部、教育部、财政部、国家中医药管理局联合下发的《关于加强城市社区卫生人才队伍建设的指导意见》提出了"全国地级以上城市和有条件的县级市要建立比较完善的城市社区卫生服务体系"，并实现"所有社区卫生专业技术人员达到相应的岗位职业要求"的目标。为落实国务院关于发展城市社区卫生服务的要求，国家中医药管理局、卫生部先后颁布了《中医类别全科医师岗位培训管理办法（试行）》和《中医类别全科医师岗位培训大纲（试行）》。

2008年，中国中医药出版社积极落实国家政策，推出了《国家中医药管理局中医类别全科医师岗位培训规划教材》共8种，不仅贯彻了国家政策，而且取得了广泛的社会效益和良好的经济效益。

2019年，中共中央、国务院《关于促进中医药传承创新发展的意见》指出：要"筑牢基层中医药服务阵地……健全全科医生和乡村医生中医药知识与技能培训机制"。2020年，国务院办公厅《关于加快医学教育创新发展的指导意见》又指出："加快培养'小病善治、大病善识、重病善转、慢病善管'的防治结合全科医学人才。系统规划全科医学教学体系……加强面向全体医学生的全科医学教育。"所以实施中医类别全科医师岗位培训，不仅是培养中医类别全科医师的重要环节，也是加强城市社区卫生人才队伍建设的重要举措，更是落实国家"实施健康中国战略"的必要手段。为此，中国医师协会全科医师分会、中国中医药出版社组织人员对原版教材进行了修订。《中医类别全科医师岗位培训规划教材》（第2版）共8种，本教材与时俱进，最大的特点是对于有需要的教材做了纸媒融合。本次修订得到了相关中医药院校的大力支持和专家学者的积极配合，在此深表谢意！愿本教材修订再版后早日问世，为全科医师的培训发挥更大的作用。

胡鸿毅　宋春生
2021年12月

编写说明

中医类别全科医师是社区工作中一支有中国特色的医疗队伍，他们肩负着保障社区群众基本健康、享受便利医疗服务的重任，把党和政府的温暖直接送到民众家中，方便群众就医，对缓解看病贵、看病难等将起到积极作用。

本书是《中医类别全科医师岗位培训规划教材》之一，编写内容除实验室检查部分做了部分修改外，其余基本与第 1 版相同。本书主要内容涵盖中医、西医临床常用诊断理论、方法和技术等，并将中医类别全科医师实际工作中必需的中医诊断、西医诊断知识进行了整合，一定程度上保留了原有中医、西医诊断学主要内容和理论的相对完整性，但又以实用为主，重点介绍基本概念、常用理论、常用临床技能、常用检查方法及其临床意义等，是一本非常适合中医类别全科医师学习、使用的实用性教材。

为了更好地帮助全科医师学习、理解相关知识，掌握学习要点，本次再版增加了要点概括（PPT）和节后练习题，以便读者查漏补缺。

本书规定课时 32 学时，其中，理论教学与临床实践各 16 学时。为更好地掌握有关内容，建议学员按照大纲要求进行学习，以掌握基本概念、基本知识和基本技能为主，能熟练进行临床常用中、西医操作，并能配合诊断需要，比较恰当地选择有关辅助检查。

参加本书编写的老师来自全国 12 个地区，11 所中医药大学或附属医院，他们有长期从事临床和教学工作的经历或全科工作经历，造诣较高，有相当的代表性。由于我们对全科医师认识水平和自身业务水平有限，书中如有不足或错误，恳请广大读者不吝赐教。

本书编写得到北京中医药大学和其他各参编院校等单位、院系的大力支持，在此表示感谢。

《社区中医适宜技术》编委会

2022 年 6 月

目　录

第一章　经络腧穴理论

第一节　经络基本知识

经络是经脉及络脉的总称，是人体运行气血、联络脏腑、沟通内外、贯穿上下的通路。经脉纵行全身，是经络之主干；络脉横行，散布于经脉之间，浅行体表，为经脉的分支部分。经络在中医生理、病理、诊断、治疗等方面均有重要意义，对中医临床各科具有广泛的指导作用。针灸治疗以腧穴为刺激点，与经络关系尤为密切，凡辨证分经、循经取穴、针刺补泻等，无不以经络为依据。

一、经络系统的组成

经络系统由经脉和络脉组成，经脉包括十二经脉、奇经八脉以及附属于十二经脉的十二经别、十二经筋、十二皮部；络脉包括十五络脉及其分支——孙络、浮络等（图 1-1）。

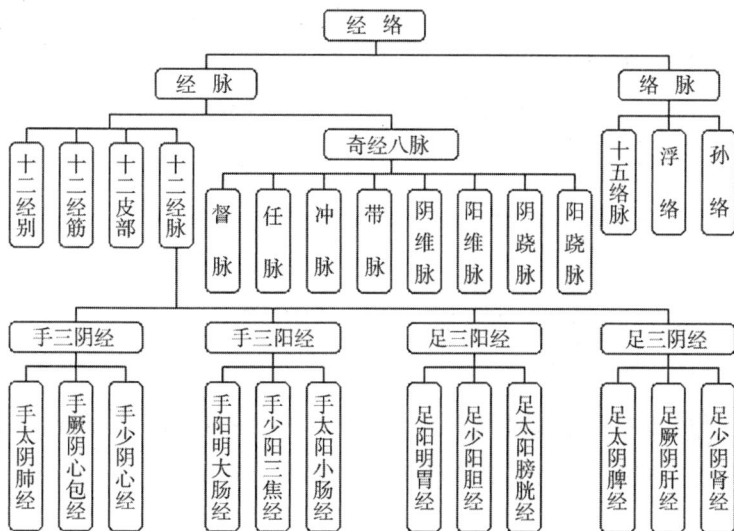

图 1-1　经络系统的组成

（一）十二经脉

十二经脉络属于十二脏腑，是经络系统的主体部分，故又称"十二正经"。具体包括手太阴肺经、手少阴心经、手厥阴心包经、手阳明大肠经、手少阳三焦经、手太阳小肠经、足阳明胃经、足少阳胆经、足太阳膀胱经、足太阴脾经、足厥阴肝经、足少阴肾经。

1. 十二经脉的命名规律　十二经脉的名称包含手足、阴阳、脏腑三方面。首先按经脉循行于上肢或下肢的特点，将十二经脉分为手六经与足六经。然后再按其循行于四肢内侧或外侧，将手六经分为手三阴经、手三阳经；足六经分为足三阴经、足三阳经。"三阴三阳"是按照阴阳气血的多少，根据阴阳消长衍化而成的，相互之间有对应关系。其中，"三阴"为太阴、少阴、厥阴；"三阳"为阳明、太阳、少阳。最后，结合其与脏腑的络属关系而确定名称。如：循行上肢内侧的经脉属阴，据阴气盛衰，分别为手太阴、少阴、厥阴，其中手太阴与肺相属，称为手太阴肺经；手少阴与心相属，称为手少阴心经；手厥阴与心包相属，称为手厥阴心包经。手三阳、足三阳、足三阴也以此原则命名。

2. 十二经脉的分布概况

（1）体内分布概况：十二经脉在体腔内分别与相关脏腑相络属，其中六阴经主里属脏络腑，六阳经主表属腑络脏。一脏配一腑，一阴配一阳，脏与腑有表里相合的关系，阴经与阳经也有表里相合关系。相表里的经脉生理上密切相关，病变时互相影响，治疗时经穴可以相互为用。如：手太阴肺经属肺络大肠，手阳明大肠经属大肠络肺，肺与大肠表里相合，手太阴肺经与手阳明大肠经互为表里经。

（2）体表分布概况：十二经脉在体表左右对称地分布于头面、躯干及四肢，纵贯全身。六阴经分属六脏，其中胸腔之脏联系手三阴，腹腔之脏联系足三阴，均分布于四肢内侧和胸腹；阳经分属六腑，分布于四肢外侧和头面、躯干。

①在四肢的分布：十二经脉在四肢的分布有一定规律。按立正姿势，双臂下垂，大指在前，小指在后，上下肢内外侧均可分为前、中、后三条区线。手足阳明经、少阳经、太阳经分别循行在四肢外侧的前、中、后区线上。手足太阴经、厥阴经、少阴经则分别循行在四肢内侧的前、中、后区线上。其中，足三阴经在足内踝上8寸以下为足厥阴经在前，足太阴经在中，足少阴经在后。至内踝上8寸以上足厥阴经方交出足太阴经之后。

②在躯干的分布：十二经脉在躯干的分布不如在四肢的分布有规律。六阴经主要循行于胸或胸腹，六阳经则分布于躯干的前、侧、后部，范围较广。具体见表1-1。

表 1-1　十二经脉在躯干部的分布概况

经脉名称		躯干部循行分布概况
手三阳经	手阳明大肠经	肩前
	手少阳三焦经	肩中
	手太阳小肠经	肩后
手三阴经	手太阴肺经	胸部上外侧（胸中线旁开6寸）
	手厥阴心包经	乳旁（胸中线旁开5寸）
	手少阴心经	腋下
足三阳经	足阳明胃经	胸中线旁开4寸，腹中线旁开2寸
	足少阳胆经	胸腹侧部
	足太阳膀胱经	背部（后背正中线旁开1.5寸、3寸各一条体表循行线）
足三阴经	足太阴脾经	腹中线旁开4寸，胸中线旁开6寸
	足少阴肾经	腹中线旁开0.5寸，胸中线旁开2寸
	足厥阴肝经	腹、胸外侧

③在头面的分布：手足阳经均上行头面，阴经中仅手少阴心经与足厥阴肝经上行头面。见表1-2。

表 1-2　十二经脉在头面部的分布概况

经脉名称		头面部循行分布概况
手三阳经	手阳明大肠经	颈前，下齿，鼻旁（又名"齿脉"）
	手少阳三焦经	颈侧，耳后，眉梢（又名"耳脉"）
	手太阳小肠经	颈项，耳前，头颞，目下（又名"肩脉"）
足三阳经	足阳明胃经	鼻旁，目下，面周，颈前
	足少阳胆经	外眦，头颞，耳后，颈侧
	足太阳膀胱经	内眦，头顶，枕后，颈后
阴经	手少阴心经	目系
	足厥阴肝经	目系，额，颠顶，颊里，唇内

3. 十二经脉的循行走向规律　十二经脉的走向有一定规律性：手三阴经从胸走手，手三阳经从手走头，足三阳经从头走足，足三阴经从足走（腹）胸。若按举起上肢的姿势，则呈现出阳经向下循行，阴经向上循行，即"阴升阳降"的趋势。

4. 十二经脉的交接规律　十二经脉的交接规律：互为表里的阴经与阳经在手足末端交接；同名的阳经与阳经在头面部交接；阴经与阴经（足阴经上交手阴经）在胸中交接（图1-2）。

5. 十二经脉的气血循环流注次序　由于十二经脉通过手足阴阳表里经的连接而逐经相传，因而构成了一个周而复始、如环无端的循环流注系统（图1-2）。

手太阴肺经 →(手次指桡侧(商阳))→ 手阳明大肠经 →(鼻旁(迎香))→ 足阳明胃经 →(足大趾内侧(隐白))→ 足太阴脾经

↓(心中)

足少阴肾经 ←(足小趾外侧(至阴))← 足太阳膀胱经 ←(目内眦(睛明))← 手太阳小肠经 ←(手小指尺侧(少泽))← 手少阴心经

↓(胸中)

手厥阴心包经 →(手无名指尺侧(关冲))→ 手少阳三焦经 →(目外眦(瞳子髎))→ 足少阳胆经 →(足大趾外侧(大敦))→ 足厥阴肝经

肺内

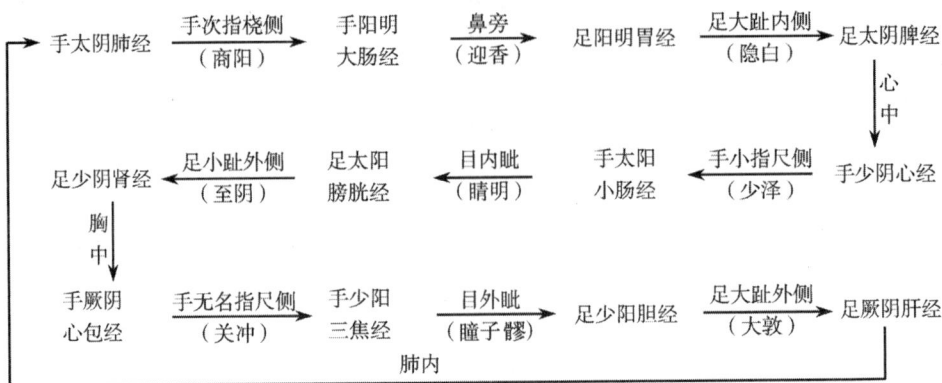

图 1-2　十二经脉的交接规律及其气血循环流注次序

（二）奇经八脉

1. 概念　奇经八脉是指别道奇行的八条经脉的总称，包括任脉、督脉、冲脉、带脉、阴维脉、阳维脉、阴跷脉、阳跷脉。

2. 特点　奇经八脉与十二经脉不同之处：①奇经八脉别道奇行，不像十二经脉左右对称，纵贯全身；②奇经八脉不直接属络五脏六腑，但与奇恒之腑有密切关系；③奇经八脉两两之间无表里相合关系；④奇经八脉中，只有任、督二脉有络脉，有所属经穴，其余六脉都寄穴于他经。因此，常将任、督二脉与十二经脉合称"十四经"。

3. 分布概况　奇经八脉的循行分布不像十二经脉那样有明显的规律。其中督脉、任脉、冲脉皆起源于胞中，同出会阴，而分别循行于人体躯干、头面的前、后正中线和腹胸两侧，称作"一源三歧"。奇经八脉循行分布概况见表1-3。

4. 功能　奇经八脉总体功能主要体现在两个方面：①将部位相近、功能相似的经脉联系起来；②奇经八脉对十二经脉的气血有蓄积、渗灌的调节作用。奇经八脉各自的具体功能详见表1-3。

表 1-3　奇经八脉的循行分布与功能

脉名	经脉阴阳属性	循行分布情况	功能
督脉	阳经	腰、背、头面正中	总督全身阳经，故称"阳脉之海"
任脉	阴经	腹、胸、颏下正中	总任全身阴经，故称"阴脉之海"
带脉	阳经	起于胁下，环腰一周，状如束带	约束纵行躯干的诸条经脉
冲脉	阴经	与足少阴经并行，环绕口唇，且与任、督、足阳明等经脉有联系	涵蓄十二经气血，故称"十二经之海"或"血海"

脉名	经脉阴阳属性	循行分布情况	功能
阳维脉	阳经	足跗外侧，并足少阳经上行，至项后会合于督脉	分别调节六阴、六阳经经气
阴维脉	阴经	小腿内侧，并足太阴、厥阴上行，至咽喉合于任脉	
阳跷脉	阳经	足跟外侧，伴足太阳等经上行，至目内眦与阴跷脉会合	调节肢体运动，主司眼睑开合
阴跷脉	阴经	足跟内侧，伴足少阴等经上行，至目内眦与阳跷脉会合	

（三）十五络脉

1. 概念　十五络脉是十四经在四肢及躯干前、侧、后三部的重要分支，十四经脉各自别出一络，再加上脾之大络（胃之大络虚里不在此列），共计十五条，分别以其发出处的腧穴命名，如手太阴肺经的络脉又称为"列缺"。见表1-4。

2. 分布概况　十二经的络脉均从本经四肢肘、膝以下的络穴分出，而后走向其相表里的经脉，即阴经络脉络于阳经，阳经络脉络于阴经；任脉之络脉从鸠尾穴分出后散布腹部；督脉之络脉从长强穴分出散布于背、头，左右别走足太阳经；脾之大络从大包穴分出后散布于胸胁。十五络及其分出的难以计数的细小"孙络""浮络"，遍布全身，如同网络，维系全身。

3. 作用　十二经之络脉，加强了阴阳表里两经在四肢体表的联系；任、督络与脾之大络则主要是加强躯干前、后、侧面的沟通联系。十五络，加上孙络、浮络，网络全身，沟通全身经气，输布气血以濡养全身。

表1-4　十五络脉名称

十五络脉	名称
手太阴肺经络脉	列缺
手阳明大肠经络脉	偏历
足阳明胃经络脉	丰隆
足太阴脾经络脉	公孙
手少阴心经络脉	通里
手太阳小肠经络脉	支正
足太阳膀胱经络脉	飞扬

十五络脉	名称
足少阴肾经络脉	大钟
手厥阴心包经络脉	内关
手少阳三焦经络脉	外关
足少阳胆经络脉	光明
足厥阴肝经络脉	蠡沟
任脉络	鸠尾
督脉络	长强
脾之大络	大包

（四）十二经别

1. 概念 十二经别是从十二经脉主干分出的别行部分，是正经别行深入体腔的支脉。

2. 分布概况 十二经别的循行分布可用"离、入、出、合"加以概括。"离"指十二经别均在肘膝关节附近自本经别出；"入"指在躯干，十二经别进入体腔，与相关脏腑联系；"出"指十二经别在头项浅出体表；"合"指表里经别在头项部会合，即阴经经别合于相表里的阳经，阳经经别合于本经，这样，十二经别以表里两两相合构成六对，称为"六合"。

3. 作用 十二经别加强了表里两经及其内在脏腑之间的联系；加强了十二经脉与头面部的联系，补充了经脉在循行分布上的不足，使十二经脉对人体各部的联系更趋周密；扩大了腧穴的主治范围，尤其使阴经与头面部产生了联系，为阴经腧穴主治头面五官病提供了理论依据。

（五）十二经筋

1. 概念 十二经筋是十二经脉之气濡养筋肉骨节的体系，是附属于十二经脉的筋膜系统。有刚（阳）筋、柔（阴）筋之分。

2. 分布概况 十二经筋均起于四肢末端，结聚于关节骨骼部，而走向头面躯干，沿本经行于体表，不入内脏，入腹腔则成膜片状。其中阳经经筋（刚筋）分布于项背及四肢外侧；阴经经筋（柔筋）分布于胸腹和四肢内侧。概以言之，十二经筋在循行分布过程中有"结、聚、散、络"的特点。"结、聚"多在关节及肌肉丰厚处；"散"主要在胸腹；"络"指足厥阴经筋除结聚阴器外，能总络诸筋。

3. 作用 经筋的作用主要是联结肌肉，约束骨骼，屈伸关节，维持人体正常运动功能。

（六）十二皮部

1. 概念 十二皮部是十二经脉功能活动反映于体表的部位，"十二经脉者，皮之部"。

2. 分布概况 十二皮部的分布区域，是以十二经脉体表的分布范围为依据的。

3. 作用 十二皮部位于体表，具有保卫机体、抗御外邪、反映病证等作用。当机体卫外功能失常时，可以传注病邪；反之，当脏腑经络有病时，也可以反映病候于皮部。临床上，从皮部的诊察和施治，可推断和治疗内部的疾病。

二、经络的生理作用

经络系统在人体生理方面具有重要作用。

（一）联络脏腑，沟通内外

人体的五脏六腑、四肢百骸、五官九窍、皮肉筋骨等组织器官，虽各有不同的生理功能，但又互相联系，共同进行有机的整体活动，这种整体联系和整体活动主要是依靠经络系统的联系沟通作用来实现的。其中十二经脉、十二经别、奇经八脉以及十五络脉，纵横交错，入里出表，通上达下，联系了人体各脏腑组织；十二经筋、十二皮部则联系了肢体筋肉、皮肤；加之细小的浮络、孙络形成了一个统一的网状结构体系。从而使机体内外上下保持着协调统一。

（二）运行气血，濡养全身

气血是人体生命活动的物质基础，经络是运行气血的通路。气血依赖经络的传注，才能输布周身，发挥濡养全身脏腑组织器官的作用，维持机体的正常功能。

（三）抗御外邪，保卫机体

卫气行于脉外，营气行于脉里。经络"行气血"而使营卫之气密布周身。营气在内和调于五脏，洒陈于六腑；卫气在外抗御外邪，防邪内侵。卫气充实于络脉，络脉散布于全身，密布于皮部，故外邪侵犯人体时，卫气首当其冲抗御外邪，发挥保卫机体的屏障作用。

三、经络学说的临床应用

（一）说明病理变化

由于经络是人体通内达外的一个通道，在生理功能失调时，又是病邪传注的途径，具有反映病候的特点，故临床某些疾病的病理过程中，常常在经络循行通路上出现明显的压痛，或结节、条索状等反应物，以及相应的部位皮肤色泽、形态、温度、电阻等的变化。临床上通过循经诊察、扪穴诊察和经络电测定等方法，可了解推断有关经络、腧穴及脏腑的病理变化，作为临床诊断参考。

（二）指导辨证归经

由于经络有一定的循行部位及所属络的脏腑，故根据体表相关部位发生的病理变化，可推断疾病所在的经脉。如头痛一证，痛在前额者多与阳明经有关；痛在两侧者多与少阳经有关；痛在后项者多与太阳经有关；痛在颠顶者多与督脉、足厥阴肝经有关。临床上亦可根据所出现的证候，结合其所联系的脏腑，进行辨证归经。

（三）指导针灸治疗

针灸治病是通过恰当的腧穴配伍及刺灸方法，激发经络功能，泻其有余，补其不足，从而达到治疗疾病的目的。以下是经络理论在指导针灸治疗方面的具体体现：

1.十四经脉理论 针灸治病选穴，一般在明确辨证的基础上，除选用局部腧穴外，通常以循经取穴为主，即某一经络或脏腑有病，常选用该经或该脏腑的所属经络或相应经脉的远部腧穴来治疗。《四总穴歌》所载："肚腹三里留，腰背委中求，头项寻列缺，面口合谷收。"就是循经取穴的体现，临床应用非常广泛。

2.皮部理论 由于经络、脏腑与皮部有密切联系，故经络、脏腑的疾患可以用皮肤针叩刺皮部或皮内埋针进行治疗，如胃脘痛可用皮肤针叩刺中脘、胃俞穴，或在该穴皮内埋针。

3.络脉理论 经络瘀滞、气血痹阻，可以刺其络脉出血进行治疗，如目赤肿痛刺太阳穴出血，软组织挫伤在其损伤局部刺络拔罐等。

4.经筋理论 经筋疾患，多因疾病在筋膜肌肉，表现为拘挛、强直、迟缓，可以"以痛为输"取其局部痛点或穴位进行针灸治疗。

第二节　腧穴基本知识

腧穴是人体脏腑经络之气血输注于体表的特殊部位，是经络上具有独特结构的部分。腧穴归属于经络，经络又归属于脏腑。在体表穴位上施针或灸，能治疗脏腑的某些疾病，同样脏腑的某些病证又能在相应腧穴上有所反映，这些主要是通过经络来完成的。脏腑－经络－腧穴间在气、血、神的联系上是不可分割的有机结构。

一、腧穴的分类

腧穴共分十四经穴、奇穴、阿是穴三大类。

（一）十四经穴

十四经穴是指归属于十二经脉和任、督二脉循行线上的腧穴，简称"经穴"。它们是腧穴的主要部分，有固定的名称、位置和归经，具有独特的功能，同时具有主治本经、本脏病证的共同作用。随着人们医疗实践的积累，经穴的数目经历了一个由少到多的发展过程。如《内经》所载穴名约160个；清代李学川《针灸逢源》载穴361个，并一直沿用至今。

（二）奇穴

奇穴又称"经外奇穴""奇输"，指有固定名称，有明确位置，但尚未列入或不便列入十四经系统的腧穴（包括新近发现并认可的新穴），因其主治范围单纯，对某些病证有奇效，故称"奇穴"。如四缝、定喘、安眠穴等。

（三）阿是穴

阿是穴是指无具体名称、无固定位置，以病痛局部或与病痛有关的压痛点、敏感点作为针灸施术部位的一类腧穴。当按压患者某一局部时，患者反应敏感，出现疼痛、酸胀，发出"啊"的声音，此处即作为施术的穴位，故称阿是穴。"阿是穴"一名始见于《备急千金要方》，源自《内经》"以痛为输"，《玉龙经》称为"不定穴"，《医学纲目》称"天应穴"。

阿是穴在临床的应用十分广泛，不仅适用于痛证，对某些内部脏器的疾患也有较好疗效。此外，阿是穴还可作为疾病的反应点，在临床上有一定的诊断意义。

二、腧穴的命名

历代医家对腧穴的命名取义十分广泛，多是以其所在部位或主治作用为基础，结合自然界现象和医学理论等，采用取类比象的方法而定的。例如：位于第七颈椎棘突下的"大椎"，位于第五掌骨基底与钩骨之间的"腕骨"，就是以腧穴所在位置命名的；能改善视力的"光明"，能改善听力的"听宫"，则是以腧穴主治功效命名的。

三、腧穴的主治作用

腧穴不仅是气血输注的部位，也是邪气聚留之处所，又是针灸防治疾病的刺激点。腧穴防治疾病的关键是接受针、灸等工具的适当刺激以通其经脉，调其气血，使阴阳平衡，脏腑和调，从而达到扶正祛邪的目的。腧穴治疗作用可分为以下三方面：

（一）近治作用（腧穴所居，主治所系）

这是一切腧穴（经穴、奇穴、阿是穴）主治作用所具有的共同特点，它们均可治疗所在部位及邻近组织、器官病证。如眼周的睛明、承泣、四白、攒竹、丝竹空等穴均可治疗眼疾。

（二）远治作用（经络所通，主治所及）

这是十四经腧穴主治作用的基本规律。十四经穴中尤其是四肢肘、膝关节以下的穴位，不仅能治疗局部病证，还能治疗本经循行经过连通的远隔部位的脏腑、组织、器官病证。有的还具有影响全身的作用。如合谷不仅能治上肢、头面疾患，而且可调整人体消化系统功能，甚至对人体免疫反应、防卫方面都有很大作用。

（三）特殊作用

实践证明，腧穴的治疗具有相对的特异性，如大椎退热，至阴转胎，支沟通便等，正是这种特殊作用将众多穴位区分开来。

四、腧穴的主治规律

十四经穴的主治呈现出一定的规律性：大体上四肢部经穴以分经主治为主，头身部经穴以分部主治为主。

（一）分经主治规律

分经主治是指某一经所属的经穴均可以治疗该经循行部位及其相应脏腑的病证。本经腧穴能治疗本经病，表里经穴能治互为表里的经脉、脏腑病，此皆以经络学说为依据。一句话就是"经络所通，主治所及"。

另外，十四经既有各自的分经主治规律，同时又在某些主治上有共同点。具体见表1-5。

表 1-5　十四经穴分经主治规律

任督二脉

经名	本经主治	二经同治
任脉	泌尿、生殖病，某些穴有回阳固脱或强壮保健作用	脏腑病、神志病、妇科病
督脉	中风、昏迷、热病、头面病	

手三阴、三阳经

经名	本经主治	二经同治	三经同治
手太阴经	肺、喉咙病		胸部病
手厥阴经	心、胃病	神志病	
手少阴经	心病		

经名	本经主治	二经同治	三经同治
手阳明经	前头、鼻、口、齿病		
手少阳经	侧头、胁肋病	耳病	咽喉病、热病、眼病
手太阳经	后头、肩胛、神志病		

足三阴、三阳经

经名	本经主治	三经同治
足太阴经	脾胃病	
足厥阴经	肝病	腹部病、妇科病
足少阴经	肾、肺、咽喉病	
足阳明经	前头、口齿、鼻、咽喉、胃肠病	
足少阳经	侧头、耳、胁肋、胆病	热病、神志病
足太阳经	后头、背腰、脏腑病	

（二）分部主治规律

分部主治指处于身体某一部位的腧穴均可以治疗该部位的疾病，即腧穴的主治与其位置有关。如上腹部腧穴多治疗肝胆、脾胃病；下腹部腧穴多治疗泌尿、生殖病。

五、腧穴的定位方法

腧穴定位正确与否直接影响临床治疗效果，历代医家都很重视。腧穴定位有一定的方法，常用的定位法有体表解剖标志定位法、骨度分寸折量定位法、指寸定位法等。临床应用时，各种方法可以结合起来相互参照，并结合不同个体，不同体位、姿势和不同穴位的局部感应来定穴。

（一）体表解剖标志定位法

体表解剖标志定位法是以人体解剖学的各种体表标志为依据来确定腧穴位置的方法，俗称自然标志定位法。体表解剖标志有固定标志和活动标志两大类，取穴常用的体表解剖标志如图 1-3 所示。

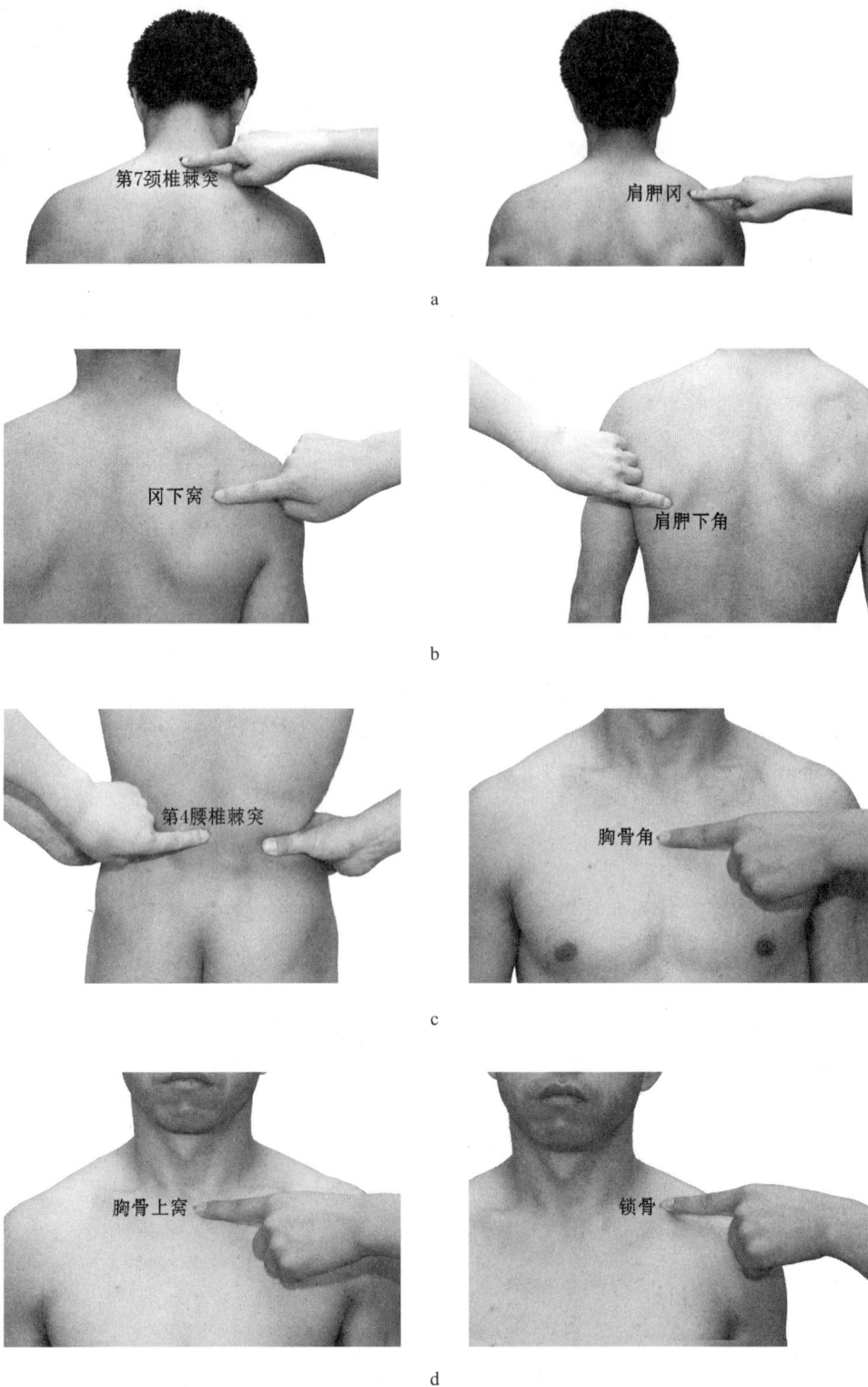

a

冈下窝　肩胛下角

b

第4腰椎棘突　胸骨角

c

胸骨上窝　锁骨

d

图1-3　取穴常用的体表解剖标志

1. 固定的标志 指各部位由骨节和肌肉所形成的突起、凹陷、五官轮廓、发际、指（趾）甲、乳头、肚脐等。如眉头定攒竹，鼻尖定素髎，两眉间取印堂等。

2. 活动的标志 指以各部关节、肌肉、皮肤随活动而出现的孔隙、凹陷、皱纹、尖端等作为取穴标志。如握拳远端掌横纹头取后溪；取阳溪时拇指翘起，当拇长、短伸肌腱之间的凹陷中是穴；下颌角前上方约一横指，当咀嚼时咬肌隆起处取颊车。

（二）骨度分寸折量法

骨度分寸折量法，是以体表骨节为主要标志，将人体不同部位规定成一定长度或宽度，然后等分，每一等份为一寸，以此折量分寸，确定腧穴位置的方法。又称骨度分寸法、骨度法、折骨定穴法。常用的骨度分寸见表1-6，骨度分寸示意见图1-4。

表1-6　常用骨度分寸

部位	起止点	折量寸	度量法	适用范围
头面部	前发际正中至后发际正中	12	直寸	确定头部经穴的纵向距离
	眉间（印堂）至前发际正中	3	直寸	确定前或后发际及其头部经穴的纵向距离
	第7颈椎棘突下（大椎）至后发际正中	3	直寸	
	眉间（印堂）至第7颈椎棘突下（大椎）	18	直寸	
	前两额角发际（头维）之间	9	横寸	确定头前部经穴的横向距离
	耳后两乳突（完骨）之间	9	横寸	确定头后部经穴的横向距离
胸腹胁部	胸骨上窝（天突）至胸剑联合中点（歧骨）	9	直寸	确定胸部任脉经穴的纵向距离
	剑胸联合中点（歧骨）至脐中	8	直寸	确定上腹部经穴的纵向距离
	脐中至耻骨联合上缘（曲骨）	5	直寸	确定下腹部经穴的纵向距离
	两乳头之间	8	横寸	确定胸腹部经穴的横向距离
	腋窝顶点至第11肋游离端（章门）	12	直寸	确定胁肋部经穴的纵向距离
背腰部	肩胛骨内缘（近脊柱点）至后正中线	3	横寸	确定背腰部经穴的横向距离
	肩峰缘至后正中线	8	横寸	确定肩背部经穴的横向距离

部位	起止点	折量寸	度量法	适用范围
上肢部	腋前、后纹头至肘横纹（平肘尖）	9	直寸	确定上臂部经穴的纵向距离
	肘横纹（平肘尖）至腕掌（背）侧横纹	12	直寸	确定前臂部经穴的纵向距离
下肢部	耻骨联合上缘至股骨内上髁上缘	18	直寸	确定下肢足三阴经穴的纵向距离
	胫骨内侧髁下方至内踝尖	13	直寸	
	股骨大转子至腘横纹	19	直寸	确定下肢足三阳经穴的纵向距离（臀沟至腘横纹相当于14寸）
	腘横纹至外踝尖	16	直寸	

（三）指寸定位法

指寸定位法是依据患者本人手指所规定的分寸来量取腧穴的定位方法，又称"指量法""手指同身寸取穴法"。指寸定位法使用方便，但对儿童和身材偏高、矮、胖、瘦者易有误差。因此，常在骨度分寸的基础上，应用于四肢部腧穴的纵向比量，以及背腰部腧穴的横向定位。一般不能单独以指寸折量全身各部，以免长短失度。

以下方法均起源于《备急千金要方》。常用指寸定位法介绍如下（图1-5）。

1. 中指同身寸法 使用时令患者拇指与中指屈曲成环形，以中指中节桡侧两端纹头之间的距离为1寸。

2. 拇指同身寸法 使用时以患者拇指指间关节的宽度为1寸。

3. 横指同身寸法 又称"一夫法"，使用时令患者将食、中、无名、小指并拢，以中指近端指间关节横纹为标准，四指的宽度为3寸。

（四）简便取穴法

简便取穴法，是临床上常用的一种简便易行的取穴法，如：立正姿势，垂手，中指端取风市；两耳尖直上连线中点取百会；取列缺，两手虎口自然平直相交，食指尖端所指处即是（图1-6）；取劳宫，半握拳，中指指尖压在掌心的第一横纹处即是。

本法简便易行，临床上可与体表解剖标志法、骨度分寸法、指寸法结合起来应用。

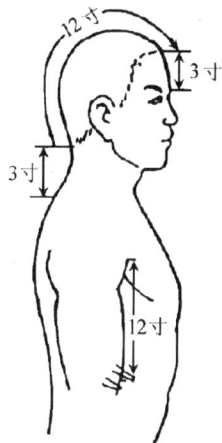

（1）头部和侧胸部

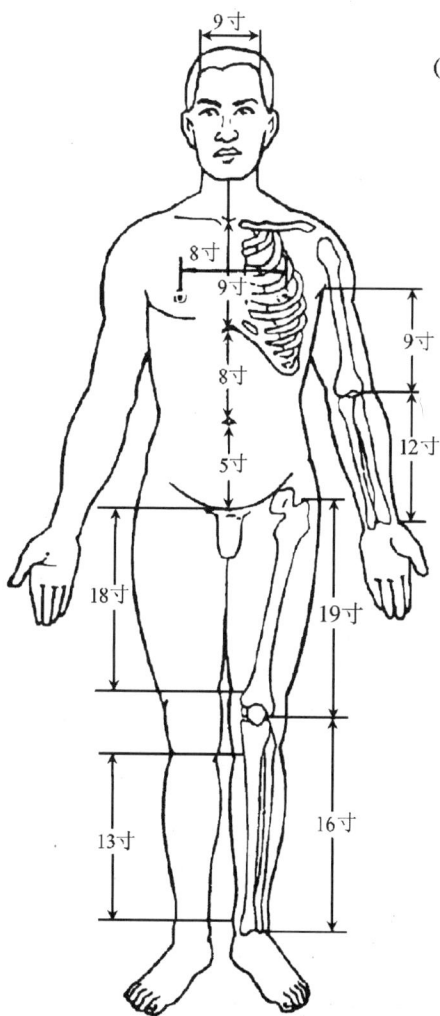

（2）正面

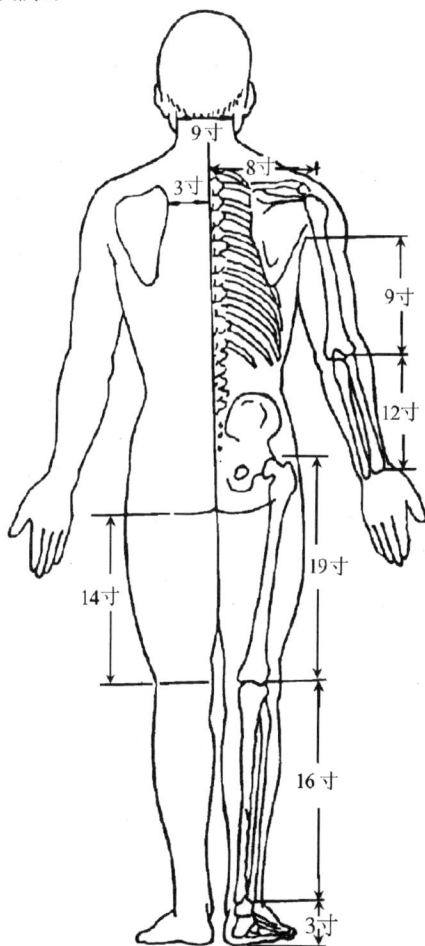

（3）背面

图1-4　骨度分寸示意

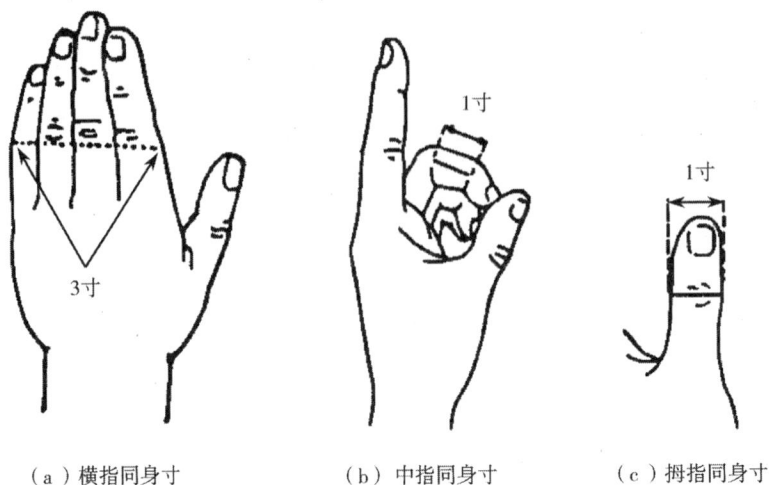

| （a）横指同身寸 | （b）中指同身寸 | （c）拇指同身寸 |

图 1-5　手指同身寸定位法

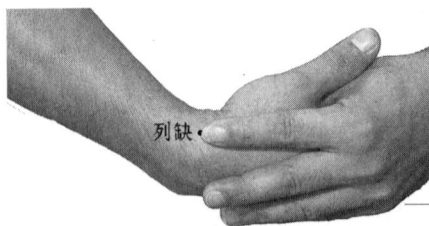

图 1-6　列缺穴简便取穴法

六、特定穴

　　特定穴是指十四经穴中具有特殊治疗作用，并有特定称号的一些腧穴。根据不同的名称、分布特点和治疗作用，可分为十大类，具体包括在四肢肘、膝关节以下的五输穴、原穴、络穴、八脉交会穴、下合穴、郄穴；在背腰部的背俞穴；在胸腹部的募穴；在四肢或躯干部的八会穴以及涉及全身的交会穴。

　　特定穴是临床使用频率非常高的一类腧穴，掌握各类特定穴的规律对于理解腧穴的主治、临床的选穴和配穴等均有重要的指导意义。

（一）五输穴

　　1.概念　十二经在肘膝关节以下各有五个重要经穴，分别命名为井、荥、输、经、合，统称五输穴。古代医家以自然界的水流比拟经气在经脉中的运行情况，以此说明经气的出入和经过部位的深浅及其不同作用，即《灵枢·九针十二原》所说："所出为井，所溜为荥，所注为输，所行为经，所入为合。"

　　2.分布特点　五输穴均位于四肢肘、膝关节以下，按井、荥、输、经、合的顺序，依次从四肢末端向肘、膝方向向心性排列。其中井穴多位于四肢末端；荥穴多位于掌指或跖趾关节之前；输穴多位于掌指或跖趾关节之后；经穴在前臂或小腿部；合穴多位于肘或膝关节附近。

3. 内容　每条经脉 5 个五输穴，十二经脉总共 60 个穴位。阳经和阴经按照"阴井木""阳井金"的规律，可将各经"井、荥、输、经、合"按照五行相生的顺序依次配属。六阴经、六阳经的五输穴穴名及其五行属性分别如表 1-7 和表 1-8 所示。

表 1-7　阴经五输穴

经脉名称	井（木）	荥（火）	输（土）	经（金）	合（水）
手太阴肺经	少商	鱼际	太渊	经渠	尺泽
手厥阴心包经	中冲	劳宫	大陵	间使	曲泽
手少阴心经	少冲	少府	神门	灵道	少海
足太阴脾经	隐白	大都	太白	商丘	阴陵泉
足厥阴肝经	大敦	行间	太冲	中封	曲泉
足少阴肾经	涌泉	然谷	太溪	复溜	阴谷

表 1-8　阳经五输穴

经脉名称	井（金）	荥（水）	输（木）	经（火）	合（土）
手阳明大肠经	商阳	二间	三间	阳溪	曲池
手少阳三焦经	关冲	液门	中渚	支沟	天井
手太阳小肠经	少泽	前谷	后溪	阳谷	小海
足阳明胃经	厉兑	内庭	陷谷	解溪	足三里
足少阳胆经	足窍阴	侠溪	足临泣	阳辅	阳陵泉
足太阳膀胱经	至阴	足通谷	束骨	昆仑	委中

【附】五输穴歌

肺经少商与鱼际，太渊经渠尺泽连。大肠商阳与二间，三间阳溪曲池牵。

胃经厉兑内庭随，陷谷解溪足三里。脾经隐白大都连，太白商丘阴陵泉。

心经少冲少府邻，神门灵道少海寻。小肠少泽前谷（后）溪，阳谷为经小海依。

膀胱至阴通谷从，束骨昆仑与委中。肾经涌泉然谷宜，太溪复溜阴谷毕。

心包中冲劳宫乐，大陵间使连曲泽。三焦关冲与液门，中渚支沟天井匀。

胆经窍阴侠溪行，临泣阳辅与阳陵（泉）。肝经大敦与行间，太冲中封与曲泉。

4. 临床应用　依据历代文献和临床实践，五输穴的应用主要归纳为以下几方面。

（1）按照五输穴主病特点选用：关于五输穴的应用历代文献记载各有不同，具体见表1-9。综合现代临床应用，井穴多用于醒神开窍，退热，如点刺少商可辅助治疗一氧化碳中毒昏迷以及感冒发热、咽喉肿痛。荥穴多用于泄热，如肝火旺用行间，心火亢用少府。合穴多用于治疗内腑病证，如尺泽、曲泽、委中等均可治疗呕吐、泄泻。

表1-9　五输穴临床应用

名称	含义	《灵枢·邪气脏腑病形》	《灵枢·顺气一日分为四时》	《难经·六十八难》	现代应用
井穴	出		病在脏者	主心下满	神昏
荥穴	溜	外经	病变于色者	主身热	热病
输穴	注		病时间时甚者	主体重节痛	疼痛、五脏病
经穴	行		病变于音者	主喘咳寒热	呼吸系疾病
合穴	入	内腑	经满而血者，病在胃及饮食不节得病者	主逆气而泄	六腑病证

（2）五输穴的五行属性选用（补母泻子法）：五输穴按井、荥、输、经、合的顺序依次五行相生，按照"实则泻其子，虚则补其母"的原则，某经或某脏腑虚证选用母穴，实证选用子穴，具体应用时可分本经补母泻子法，异经补母泻子法。例如，肝经实证应取子穴，肝在五行属"木"，"火"为"木"之子，故按本经补母泻子法，应选本经五行属火的荥穴行间；按他经补母泻子法，则应选取"子经子穴"，即肝经所生之心经的荥穴少府。各经的本经子母穴及异经子母穴如表1-10所示。

表1-10　子母补泻取穴

五行	金		水		木		火				土	
							火		相火			
经脉	肺经	大肠经	肾经	膀胱经	肝经	胆经	心经	小肠经	心包经	三焦经	脾经	胃经
母穴	太渊	曲池	复溜	至阴	曲泉	侠溪	少冲	后溪	中冲	中渚	大都	解溪
子穴	尺泽	二间	涌泉	束骨	行间	阳辅	神门	小海	大陵	天井	商丘	厉兑
母经	脾经	胃经	肺经	大肠经	肾经	膀胱经	肝经	胆经	肝经	胆经	心经	小肠经
母穴	太白	足三里	经渠	商阳	阴谷	足通谷	大敦	足临泣	大敦	足临泣	少府	阳谷
子经	肾经	膀胱经	肝经	胆经	心经	小肠经	脾经	胃经	脾经	胃经	肺经	大肠经
子穴	阴谷	足通谷	大敦	足临泣	少府	阳谷	太白	足三里	太白	足三里	经渠	商阳

（3）按时选用：经脉的气血流注与季节时辰有密切的关系，《难经·七十四难》记载："春刺井，夏刺荥，季夏刺输，秋刺经，冬刺合。"另外，子午流注针法也是结合十二经脉气血盛衰开合的规律，不同的时辰选用不同的五输穴。

（二）原穴

1. 概念 原穴是脏腑原气输注、经过和留止的部位，又称"十二原穴"。

2. 分布特点 十二经原穴多分布于腕、踝关节附近。

3. 内容 六阴经原穴就是其五输穴中的输穴，即"阴经之输并于原"；阳经原穴则是在其五输穴中的输穴、经穴之间独置的一穴。如表 1–11 所示。

表 1–11　十二经原穴

经脉	原穴	经脉	原穴
手太阴肺经	太渊	手阳明大肠经	合谷
手少阴心经	神门	手太阳小肠经	腕骨
手厥阴心包经	大陵	手少阳三焦经	阳池
足太阴脾经	太白	足阳明胃经	冲阳
足少阴肾经	太溪	足太阳膀胱经	京骨
足厥阴肝经	太冲	足少阳胆经	丘墟

4. 临床应用

（1）治疗所属脏腑病证：原气来源于肾间动气，是人体生命活动的原动力，通过三焦运行于脏腑，是十二经的根本。原气布散于原穴，故针灸原穴能通达三焦原气，调整脏腑功能。"十二原者主治五脏六腑之有疾"，如咳嗽、气喘，可配取肺经的原穴太渊；肠鸣、泄泻，可配取脾经的原穴太白等。

（2）诊断所属脏腑病证：原穴是脏腑原气输注、经过和留止的部位，脏腑发生病变时，会在相应的原穴上出现异常反应，如压痛、敏感、电阻改变、温度改变等。临床上，通过诊察原穴的反应变化，并结合临床，可推断脏腑的病情。

（三）络穴

1. 概念 络脉从经脉分出的部位各有一个腧穴，称为络穴。

2. 分布特点 十二经脉的络穴皆位于肘、膝关节以下；任脉络穴位于腹部，督脉络穴位于骶尾部，脾之大络穴位于胸胁部。

3. 内容 十二经脉各有一个络穴，加上任脉络穴、督脉络穴和脾之大络穴，合计十五络穴。如表 1–12 所示。

表 1-12　十五络穴

	经脉	络穴	经脉	络穴	经脉	络穴
手三阴经	肺经	列缺	心经	通里	心包经	内关
手三阳经	大肠经	偏历	小肠经	支正	三焦经	外关
足三阴经	脾经	公孙	肾经	大钟	肝经	蠡沟
足三阳经	胃经	丰隆	膀胱经	飞扬	胆经	光明
任、督、脾大络	任脉	鸠尾	督脉	长强	脾大络	大包

【附】原络穴歌

肺原太渊络列缺，大肠合谷偏历穴，胃经冲阳络丰隆，脾原太白公孙也，

心原神门络通里，小肠腕骨支正别，膀胱京骨络飞扬，肾原太溪大钟歇，

心包大陵络内关，三焦阳池外关里，胆原丘墟光明络，肝原太冲蠡沟穴，

督络长强任鸠尾，脾之大络大包确。

4. 临床应用

（1）治疗络脉病证：当十五络脉脉气异常，发生病变，可取相应的络穴来治疗。如根据《灵枢·经脉》记载，手少阴络脉"实则支膈，虚则不能言"，手少阴络穴通里可治疗胸膈支撑胀满、中风失语等。

（2）兼治表里两经病证：十二经络脉具有联络表里两经的作用，即"一络通二经"，所以，络穴能治疗表里两经病证。如列缺为手太阴肺经的络穴，既可治疗手太阴肺经的咳喘、胸痛、喉咙痛等病证，又可治疗手阳明大肠经的牙痛、面瘫、鼻塞、头痛等病证。

另外，在表里两经同病时，络穴经常配合原穴使用，即所谓原络配穴法或"主客原络配穴"。应用时，以先发病经脉为主，取其原穴，后发病的相表里经脉为客，取其络穴。如心火下移小肠，可取手少阴心经原穴神门，配手太阳小肠经络穴支正。依此类推，如表 1-13 所示。

表 1-13　十二经原络配穴

经脉	原穴	表里经络穴	表里经脉
肺经	太渊	偏历	大肠经
大肠经	合谷	列缺	肺经
胃经	冲阳	公孙	脾经
脾经	太白	丰隆	胃经
心经	神门	支正	小肠经

经脉	原穴	表里经络穴	表里经脉
小肠经	腕骨	通里	心经
膀胱经	京骨	大钟	肾经
肾经	太溪	飞扬	膀胱经
心包经	大陵	外关	三焦经
三焦经	阳池	内关	心包经
胆经	丘墟	蠡沟	肝经
肝经	太冲	光明	胆经

（四）背俞穴

1.概念 背俞穴是指脏腑之气输注于背腰部膀胱经的特定腧穴，简称俞穴。"俞"，有转输之意，即脏腑气血由内向外转输注入于此，主要是气。

2.分布特点 背俞穴均位于背腰部足太阳膀胱经第一侧线上，大体依脏腑位置而排列。

3.内容 十二脏腑各有一个背俞穴，共计十二个背俞穴。如表1-14所示。

4.临床应用

（1）治疗相应脏腑及其组织器官的病证：由于背俞穴与各自所属脏腑有密切的关系，所以常用于治疗相应脏腑及其组织器官的病证。如肝之背俞穴肝俞可治疗肝病所致之胁痛、黄疸。另外，肝开窍于目，肝俞还可治疗目疾。根据"从阳引阴"及"阴病行阳"等原则，位于属阳的背腰部的背俞穴临床多用于治疗属阴的脏的病证。因此，背俞穴为治疗脏病，尤其是脏虚证之主穴。

（2）诊断相应脏腑的病证：由于背俞穴与各自所属脏腑有密切的关系，所以当脏腑发生病变时，常在相应的背俞穴出现疼痛或过敏等阳性反应，可协助诊断。

表1-14 背俞穴、募穴

六脏	背俞穴	募穴	六腑	背俞穴	募穴
肺	肺俞	中府	大肠	大肠俞	天枢
心	心俞	巨阙	小肠	小肠俞	关元
心包	厥阴俞	膻中	三焦	三焦俞	石门
脾	脾俞	章门	胃	胃俞	中脘
肾	肾俞	京门	膀胱	膀胱俞	中极
肝	肝俞	期门	胆	胆俞	日月

（五）募穴

1. 概念 募穴是指脏腑之气结聚于胸腹部的腧穴，又称腹募穴。"募"，有汇集之意，即脏腑气血由内向外汇聚、集结于此。

2. 分布特点 募穴位置大体与其相关脏腑所处部位相接近。其分布有在本经者，有在他经者；有为双穴者，有为单穴者。如表1-14与表1-15所示。

3. 内容 十二脏腑各有一个募穴，共计十二募穴。如表1-15所示。

表1-15　十二募穴分布

脏腑	募穴	归属经脉	单穴/双穴
肺	中府	本经	双穴
大肠	天枢	他经（足阳明胃经）	双穴
胃	中脘	他经（任脉）	单穴
脾	章门	他经（足厥阴肝经）	双穴
心	巨阙	他经（任脉）	单穴
小肠	关元	他经（任脉）	单穴
膀胱	中极	他经（任脉）	单穴
肾	京门	他经（足少阳胆经）	双穴
心包	膻中	他经（任脉）	单穴
三焦	石门	他经（任脉）	单穴
胆	日月	本经	双穴
肝	期门	本经	双穴

【附】募穴歌

大肠天枢肺中府，小肠关元心巨阙，膀胱中极肾京门，肝募期门胆日月，

胃募中脘脾章门，三焦募在石门穴，膻中气会何脏募，心主包络厥阴也。

4. 临床应用

（1）治疗相应脏腑的病证：由于募穴与各自所属脏腑有密切的关系，所以常用于治疗相应脏腑的病证。如胃之募穴中脘治疗胃痛、脘腹胀满；大肠之募穴天枢治疗泄泻、便秘。同时，根据"从阴引阳"及"阳病行阴"等原则，位于属阴的胸腹部的募穴临床多用于治疗属阳的腑的病证。因此，募穴为治疗腑病，尤其是腑实证之主穴。

（2）诊断相应脏腑的病证：由于募穴与各自所属脏腑有密切的关系，所以当脏腑发生病变时，常在相应的募穴出现疼痛或过敏等阳性反应，可协助诊断。

另外，募穴还经常配合背俞穴使用，即俞募配穴，以加强治疗相应脏腑及其组织器官病证的效果。

（六）八脉交会穴

1. 概念 八脉交会穴是指十二经脉与奇经八脉经气相通处的八个腧穴，又称"交经八穴"。八脉交会穴始见于金元时代窦汉卿的《针经指南》。

2. 分布特点 八脉交会穴均分布于腕、踝关节附近。

3. 内容 八脉交会穴共计八个。如表 1-16 所示。

4. 临床应用 八脉交会穴既可治疗所属十二经脉的病证，又可治疗所通奇经的病证。如手太阳小肠经的后溪穴通督脉，既可治疗手太阳小肠经病证，又可治疗脊柱强痛、角弓反张等督脉病证。另外，八脉交会穴按一定原则上下相配，可治疗四条经脉相合部位的病证。如公孙配内关，治疗脾经、心包经、冲脉与阴维脉相合部位心、胸、胃等的病证，具体配合应用如表 1-16 所示。八脉交会穴还可运用于按时取穴中，即"灵龟八法"和"飞腾八法"。它是将奇经八脉纳于八卦以计时取穴，与子午流注针法类似，是针灸时间治疗学的主要内容之一。

表 1-16 八脉交会穴及主治

八穴	所属经脉	所通八脉	主治病证
公孙	足太阴	冲脉	心、胸、胃疾病
内关	手厥阴	阴维	
外关	手少阳	阳维	目锐眦、耳后、颊、颈、肩部疾病及寒热往来证
足临泣	足少阳	带脉	
后溪	手太阳	督脉	目内眦、项、耳、肩部疾病及发热恶寒等表证
申脉	足太阳	阳跷	
列缺	手太阴	任脉	肺系、咽喉、胸膈疾病和阴虚内热
照海	足少阴	阴跷	

【附】八法交会八穴歌

公孙冲脉胃心胸，内关阴维下总同。临泣胆经连带脉，阳维锐眦外关逢。

后溪督脉内眦颈，申脉阳跷络亦通。列缺任脉行肺系，阴跷照海膈喉咙。

（七）八会穴

1. 概念 八会穴是指人体脏、腑、气、血、筋、脉、骨、髓等精气聚会处的八个腧穴。

2. 分布特点 八会穴分布于躯干和四肢部。

3. 内容 八会穴共有八个，具体如表1-17所示。

表1-17　八会穴

八会穴		主治
脏会	章门	脏病
腑会	中脘	腑病
髓会	绝骨	髓病
筋会	阳陵泉	筋病
骨会	大杼	骨病
血会	膈俞	血病
气会	膻中	气病
脉会	太渊	脉病

【附】八会穴歌

脏会章门腑中脘，髓筋绝骨阳陵泉，骨会大杼血膈俞，气会膻中脉太渊。

4. 临床应用 八会穴与其所属的八种脏腑组织的生理功能有着密切的关系。临床多用于治疗相应的脏腑组织的病证。如各种血证，可取血会膈俞；各种气证，可取气会膻中。另外，据《难经·四十五难》记载，八会穴可以治疗相关脏腑组织的热病。

（八）郄穴

1. 概念 郄穴是各经经气深聚在四肢部的腧穴。

2. 分布特点 郄穴大多分布于四肢肘、膝关节以下。

3. 内容 十二经脉各有一个郄穴，奇经八脉中的阴维脉、阳维脉、阴跷脉、阳跷脉也各有一个郄穴，共计十六郄穴。如表1-18所示。

【附】郄穴歌

郄是孔隙义，气血深藏聚；病症反应点，临床能救急。
阳维郄阳交，阴维筑宾居；阳跷走跗阳，阴跷交信毕。
肺郄孔最大温溜，脾郄地机胃梁丘，心郄阴郄小养老，
肝郄中都胆外丘，心包郄门焦会宗，膀金门肾水泉求。

表1-18　十六经脉郄穴

阴经	郄穴	阳经	郄穴
手太阴肺经	孔最	手阳明大肠经	温溜
手少阴心经	阴郄	手太阳小肠经	养老

阴经	郄穴	阳经	郄穴
手厥阴心包经	郄门	手少阳三焦经	会宗
足太阴脾经	地机	足阳明胃经	梁丘
足少阴肾经	水泉	足太阳膀胱经	金门
足厥阴肝经	中都	足少阳胆经	外丘
阴维脉	筑宾	阳维脉	阳交
阴跷脉	交信	阳跷脉	跗阳

4. 临床应用

（1）治疗本经循行部位及所属脏腑的急性病证：郄穴主要治疗本经循行部位及所属脏腑的急性病证。其中，阴经郄穴多治血证，如手太阴肺经郄穴孔最治疗咳血；足太阴脾经郄穴地机治疗月经不调、崩漏。阳经郄穴多治急性疼痛，如足阳明胃经郄穴梁丘治疗急性胃痛；手太阳小肠经郄穴养老治疗肩背腰腿痛等。

（2）郄会配穴：郄穴临床常配合八会穴使用，如：手太阴肺经郄穴孔最配血会膈俞治疗肺病咳血；足阳明胃经郄穴梁丘配腑会中脘治疗急性胃脘痛。

（3）诊断本经所属脏腑的病证：当某脏腑有病变时，可反映于相应的郄穴上，切、循、扪、按郄穴可协助诊断。

（九）下合穴

1. 概念　下合穴是指六腑之气下合于足三阳经的六个腧穴，又称"六腑下合穴"。

2. 分布特点　下合穴主要分布在下肢膝关节附近。

3. 内容　胃、胆、膀胱三腑的下合穴与其本经五输穴中的合穴同名同位。大肠、小肠、三焦的下合穴分布在胃经、膀胱经上。如表 1-19 所示。

4. 临床应用　六腑病证均可选用各自相应的下合穴进行治疗，合治内腑。如：足三里治疗胃脘痛；阳陵泉治疗胁痛、呕吐、黄疸等。具体如表 1-19 所示。

（十）交会穴

1. 概念　交会穴是指两经或数经相交或会合处的腧穴。

2. 分布特点　交会穴多分布于头面、躯干部。

3. 内容　历代文献对交会穴的记载略有不同，但绝大部分内容出自《针灸甲乙经》。具体可参阅相关书籍。

4. 临床应用　既可治疗所属经脉病证，又可治疗所交会经脉病证。如三阴交是足太阴脾经、足少阴肾经与足厥阴肝经的交会穴，故既可治疗脾经病证，又可治疗肾经、肝经病证。

表 1-19　六腑下合穴

六腑	下合穴	主治病症
大肠	上巨虚（足阳明胃经穴）	腹痛、腹泻、便秘、肠痈
小肠	下巨虚（足阳明胃经穴）	泄泻
三焦	委阳（足太阳膀胱经穴）	气化失常之癃闭、遗尿
膀胱	委中（本经穴）	
胃	足三里（本经穴）	胃脘痛、纳差、呃逆、呕吐
胆	阳陵泉（本经穴）	胁痛、黄疸、口苦咽干

第三节　十四经脉及其常用经穴

经脉主要包括十二经脉及奇经八脉，每一条经脉都有一定的循行路线，十四经的循行分布与该经腧穴的主治有着内在的联系，掌握经脉的循行分布，就能更好地了解腧穴的主治作用，特别是肘、膝关节以下腧穴的循经远治作用。十二经脉和奇经八脉中的任脉、督脉皆有本经的腧穴。腧穴是针灸治疗的特定部位，只有掌握其定位、主治和操作，才能为针灸临床打下扎实的基础。

一、督脉及其常用穴

（一）经脉循行

督脉起于小腹内，下出于会阴部，向后上行于脊柱内，沿脊柱上行，至风府穴入脑。上达颠顶，循前额正中，至鼻柱，止于上唇系带与齿龈连接处的龈交穴（图 1-7）。

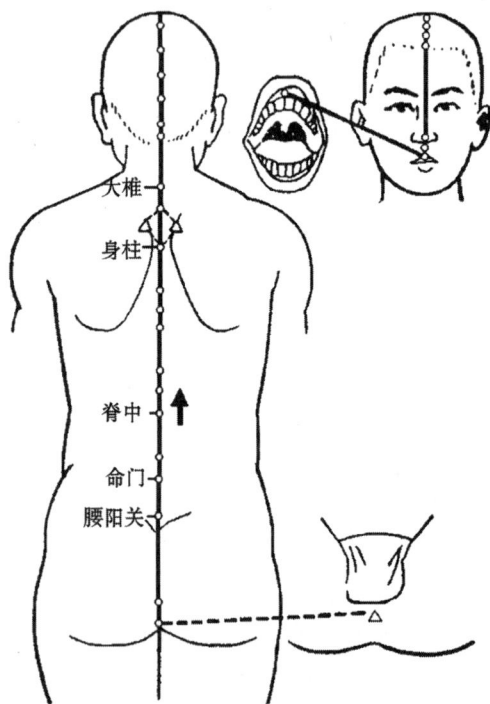

图 1-7　督脉循行示意

（二）经穴主治概要

督脉经穴主治神志病、热病，相应的内脏疾病以及腰骶、背、头项等经脉所过部位的局部病证。

（三）常用经穴

督脉自长强穴至龈交穴，共计28个经穴，常用穴8个。（图1-8）

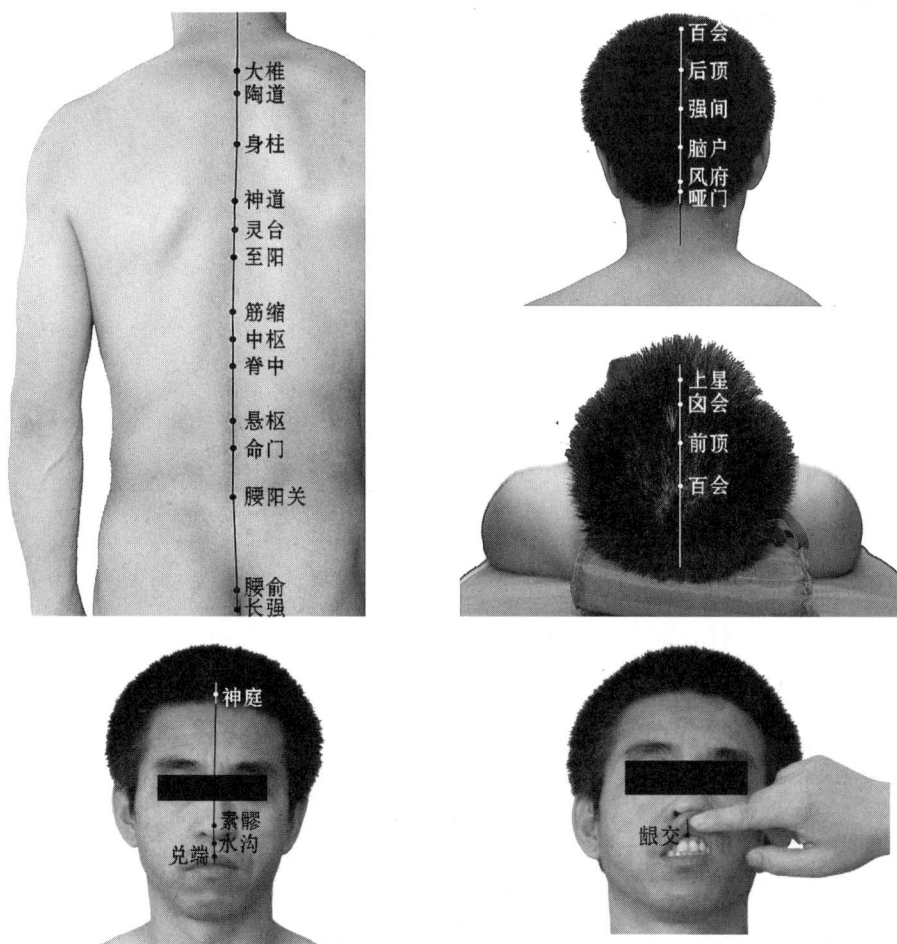

图 1-8　督脉经穴总览

1. 腰阳关（DU3）

【定位】在后正中线上，第4腰椎棘突下凹陷中，约平髂嵴。

【主治】①月经不调、赤白带下；②遗精、阳痿；③腰骶痛、下肢痿痹。

【操作】向上微斜刺0.6～1寸。多用灸法。

2. 命门（DU4）

【定位】在腰部后正中线上，第2腰椎棘突下凹陷中。

【主治】①赤白带下、月经不调、痛经、闭经、不孕；②阳痿、遗精、精冷不育；③遗尿、小便频数；④小腹冷痛、腹泻；⑤手足逆冷；⑥腰脊强痛。

【操作】向上斜刺 0.5～1 寸。多用灸法。

3. 至阳（DU9）

【定位】在背部后正中线上，第 7 胸椎棘突下凹陷中，坐位约平肩胛下角。

【主治】①胸胁胀满、黄疸、胆囊炎、胆石症、胆道蛔虫病；②咳嗽、气喘；③腰背疼痛、脊强；④胃痛、腹痛。

【操作】向上微斜刺 0.5～1 寸。可灸。

4. 大椎（DU14） 督脉与手足三阳经交会穴。

【定位】在背部正中线上，俯卧或正坐低头位，于第 7 颈椎棘突下凹陷中。

【主治】①热病；②咳嗽、气喘、恶寒发热；③风疹、痤疮；④各种虚损；⑤头痛项强、肩背痛、腰背强痛；⑥癫狂、痫证。

【操作】直刺 0.5～1 寸。可灸。

5. 风府（DU16）

【定位】在后发际正中直上 1 寸，枕外隆凸直下，两侧斜方肌上端之间凹陷中。

【主治】①癫狂、中风、癔症；②头痛、眩晕、项强；③咽喉肿痛、失音、目痛、鼻衄。

【操作】正坐位，头微前倾，项部放松，向下颌方向缓慢刺入 0.5～1 寸，不可向上深刺以免刺入枕骨大孔，伤及延髓。可灸。

6. 百会（DU20）

【定位】在头部，前发际正中直上 5 寸，或两耳尖连线的中点处。

【主治】①中风、痴呆、失语、失眠、健忘、癫狂、痫证、癔症；②头痛、头风、眩晕、耳鸣；③脱肛、阴挺、胃下垂、肾下垂，遗尿、久泻。

【操作】前后左右平刺 0.5～0.8 寸。升阳举陷多用灸法。

7. 素髎（DU25）

【定位】在鼻尖的正中央。

【主治】①鼻塞、鼻衄、鼻渊、鼻流清涕；②昏迷、惊厥、新生儿窒息；③喘息。

【操作】向上斜刺 0.3～0.5 寸，或点刺放血。不灸。

8. 水沟（DU26） 别名"人中"；督脉与肝经、任脉、手足阳明经交会穴。

【定位】人中沟上 1/3 与下 2/3 交点处。

【主治】①晕厥、神昏、中风、中暑、癔症、癫狂、痫证、小儿惊风；②鼻塞、鼻衄、面肿、口㖞、齿痛、牙关紧闭；③腰脊强痛。

【操作】向上斜刺 0.3～0.5 寸，或用指甲按掐。不灸。

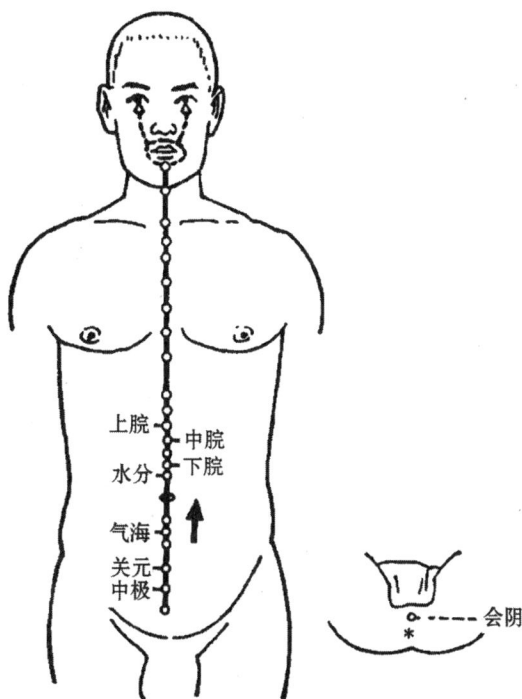

图 1-9　任脉循行示意

二、任脉及其常用穴

（一）经脉循行

任脉起于小腹内，下出会阴部，向前上经阴毛部，循腹部正中线上行，经关元等穴，至咽喉，环绕口唇，循面颊部，进入目眶。

（二）经穴主治概要

任脉经穴主治少腹、脐腹、胃脘、胸颈、咽喉、头面等经脉循行部位局部病证以及相应的内脏疾病；脐以下的腧穴有强壮作用或可治神志病。

（三）常用经穴

任脉自会阴穴至承浆穴，共计 24 个经穴，常用穴 12 个（图 1-10）。

1. 中极（RN3） 膀胱募穴、任脉与足三阴经交会穴。

【定位】在下腹部正中线上，脐中下 4 寸。

【主治】①小便不利、遗尿、癃闭；②遗精、阳痿、不育；③月经不调、崩漏、阴挺、阴痒、不孕、产后恶露不尽、带下；④疝气。

【操作】直刺 1～1.5 寸，针前须排空尿液，治尿潴留要向耻骨联合内侧缘斜刺；可灸。孕妇禁针灸。

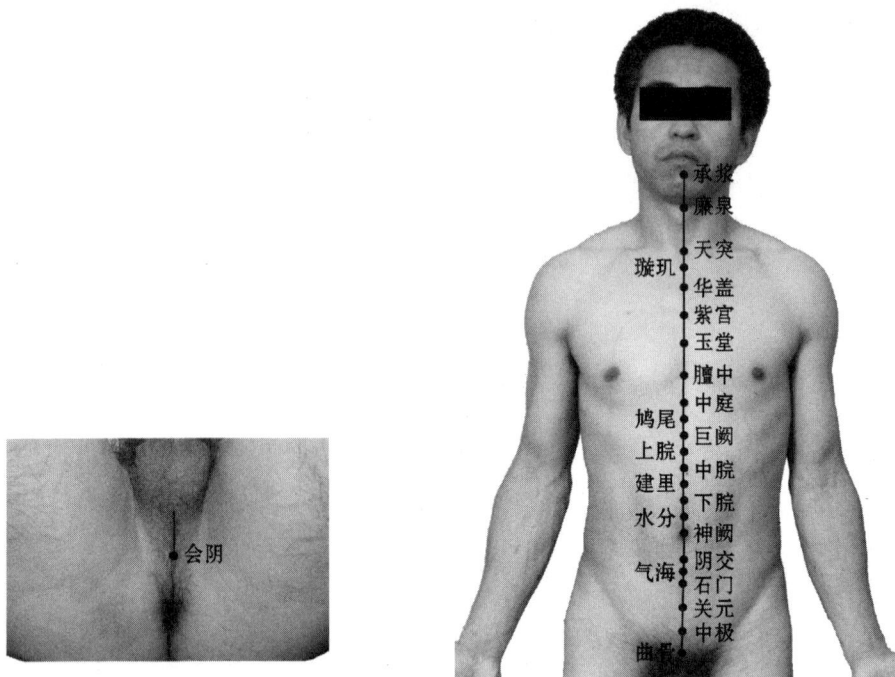

图 1-10　任脉经穴总览

2. 关元（RN4）　小肠募穴、任脉与足三阴经交会穴。

【定位】在下腹部正中线上，脐中下 3 寸。

【主治】①中风脱证、虚劳冷惫、羸瘦无力；②疝气；③腹痛、泄泻、痢疾、脱肛、便血；④尿血、癃闭、小便频数；⑤遗精、阳痿、早泄、白浊；⑥月经不调、痛经、闭经、崩漏、带下、阴挺、不孕、恶露不尽、胎衣不下。

【操作】直刺 1～1.5 寸，针前排空尿液；多用灸法。孕妇禁针灸。

3. 气海（RN6）　肓之原穴。

【定位】在下腹部正中线上，脐中下 1.5 寸。

【主治】①虚脱、形体羸瘦、虚劳、脏气衰惫、乏力；②气滞、脘腹胀满；③水谷不化、绕脐疼痛、腹泻、痢疾、便秘；④癃闭、遗尿；⑤遗精、阳痿、疝气；⑥月经不调、痛经、闭经、崩漏、带下、阴挺、产后恶露不尽、胞衣不下。

【操作】直刺 1～1.5 寸，孕妇禁针。多用灸法。

4. 神阙（RN8）

【定位】脐中央。

【主治】①虚脱、中风脱证；②绕脐腹痛、腹胀、腹泻、痢疾、便秘、脱肛；③水肿、小便不利；④四肢厥冷。

【操作】一般不针，多用隔物灸法。

5. 水分（RN9）

【定位】在上腹部正中线上，脐中上1寸。

【主治】①小便不利、水肿；②腹痛、腹胀、泄泻、呕吐、食谷不化；③痞块。

【操作】直刺1～1.5寸。水病多用灸法。

6. 下脘（RN10）

【定位】在上腹部正中线上，脐中上2寸。

【主治】①腹痛、腹胀、泄泻、呕吐、食谷不化、小儿疳积；②痞块。

【操作】直刺1～1.5寸。可灸。

7. 建里（RN11）

【定位】在上腹部正中线上，脐中上3寸。

【主治】①水肿；②胃痛、呕吐、食欲不振、腹胀、腹痛。

【操作】直刺1～1.5寸。可灸。

8. 中脘（RN12） 胃募穴、八会穴（腑会）。

【定位】在上腹部正中线上，脐中直上4寸。

【主治】①胃痛、纳呆、呕吐、吞酸、呃逆、腹痛、腹胀、泄泻；②黄疸；③癫狂、脏躁。

【操作】直刺1～1.5寸。可灸。

9. 膻中（RN17） 心包募穴、八会穴（气会）。

【定位】在胸部前正中线上，两乳头连线中点，约平第4肋间。

【主治】①咳嗽、气喘；②心悸、心胸痹痛；③呕吐、噎膈、呃逆；④产妇乳少、乳痈、乳癖。

【操作】上下左右平刺0.3～0.5寸。可灸。

10. 天突（RN22）

【定位】在颈部前正中线上，胸骨上窝中央。

【主治】①瘿气、梅核气；②咽喉肿痛、暴喑、咳嗽、气喘、胸痛；③噎膈。

【操作】先直刺0.2～0.3寸，然后将针尖转向下方，紧靠胸骨后方刺入1～1.5寸，不可左右斜刺及深刺。必须严格掌握针刺的角度与深度，以防刺伤气管和有关动、静脉。可灸。

11. 廉泉（RN23）

【定位】微仰头，在颈部喉结上方，舌骨体上缘凹陷处。

【主治】①中风舌强不语、吞咽困难、舌缓流涎、暴喑、喉痹、舌下肿痛、口舌生疮；②消渴。

【操作】向舌根斜刺0.5～0.8寸。可灸。

12. 承浆（RN24） 任脉、足阳明经交会穴。

【定位】在面部颏唇沟的正中凹陷处。

【主治】①口㖞、齿龈肿痛、流涎、暴喑；②癫狂。

【操作】斜刺 0.3 ～ 0.5 寸，可灸。

三、手太阴肺经及其常用穴

（一）经脉循行

手太阴肺经起于中焦，向下络大肠；向上返回经过胃上口（贲门部）；穿过横膈属于肺；循气管至喉咙。然后横行出于腋下，循上臂内侧前缘，行于手少阴心经与手厥阴心包经之前；下肘中，循前臂内侧桡骨尺侧缘，入寸口，循大鱼际桡侧赤白肉际，出大拇指桡侧端。

其分支，从腕后分出，直出食指桡侧端，交于手阳明大肠经（图 1-11）。

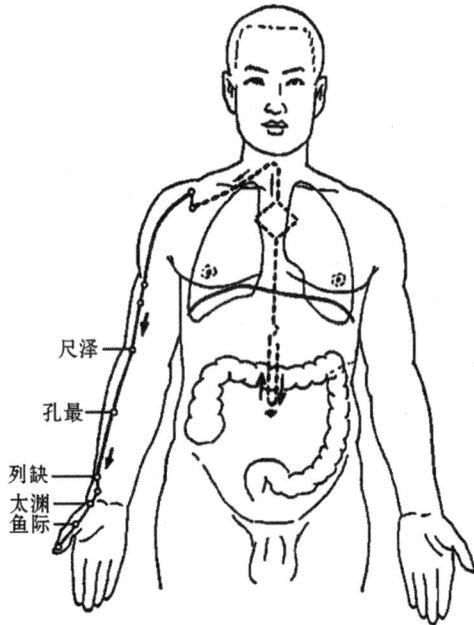

图 1-11　手太阴肺经循行示意

（二）经穴主治概要

手太阴肺经经穴主治咳嗽、气喘、咯血、咽痛等肺胸疾患及经脉循行部位其他病证。

（三）常用经穴

手太阴肺经自中府穴至少商穴，共计 11 个经穴，常用穴 6 个（图 1-12）。

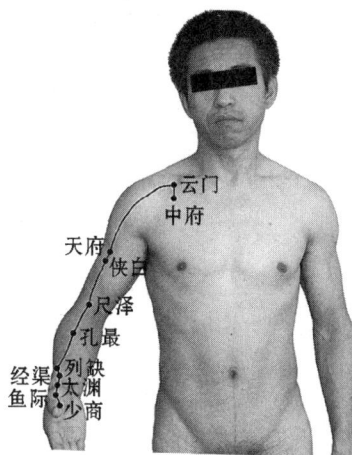

图 1-12 手太阴肺经经穴总览

1. 尺泽（LU5） 别名"鬼受""鬼堂"；合穴。

【定位】在肘横纹中，肱二头肌腱桡侧凹陷处（图 1-13）。

【主治】①咳嗽、气喘、咳血、胸胀满、咽喉肿痛；②呕吐、泄泻、腹痛；③小儿急惊风、癫狂；④肘臂疼痛。

【操作】直刺 0.8～1.2 寸，或刺络放血。可灸。

2. 孔最（LU6） 郄穴

【定位】在前臂掌面桡侧，尺泽与太渊连线上，腕横纹上 7 寸。

【主治】①咳嗽、咳血、气喘、咽喉肿痛；②热病汗不出；③肘臂挛痛。

【操作】直刺 0.5～1.2 寸。可灸。

3. 列缺（LU7） 络穴、八脉交会穴（通任脉）

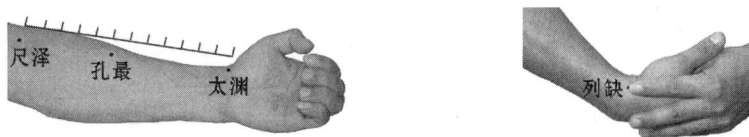

图 1-13 尺泽、孔最、太渊、列缺

【定位】在前臂桡侧缘，桡骨茎突上方，腕横纹上 1.5 寸，肱桡肌腱与拇长展肌腱之间。

【主治】①咽痛、咽干、咽痒、咳喘；②项强、偏正头痛、口眼㖞斜、牙痛；③半身不遂。

【操作】向上或下斜刺 0.3～0.8 寸。可灸。

4. 太渊（LU9） 输穴、原穴、八会穴（脉会）

【定位】在腕掌侧横纹桡侧，桡动脉搏动处桡侧。

【主治】①咳喘、咽痛；②呕吐、呃逆、腹胀；③无脉症；④腕臂疼痛。

【操作】避开桡动脉，直刺 0.3～0.5 寸。可灸。

5. 鱼际（LU10） 荥穴

【定位】在手部第一掌指关节后方，第一掌骨中点桡侧，赤白肉际处（图1-14）。

【主治】①咳喘、咳血、咽喉肿痛、失音；②乳痈；③掌中热。

【操作】直刺 0.5～1 寸。可灸。

6. 少商（LU11） 别名"鬼信"；井穴

【定位】手拇指末节桡侧，指甲根角旁开 0.1 寸。

【主治】①咽喉肿痛、咳嗽、气喘；②热病；③中风昏迷、小儿惊风、癫狂。

【操作】直刺 0.1 寸，或向腕平刺 0.2～0.3 寸，一般常用点刺放血。可灸。

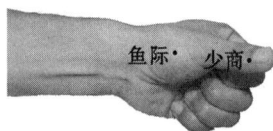

图 1-14　鱼际、少商

四、手阳明大肠经及其常用穴

（一）经脉循行

手阳明大肠经起于食指桡侧端，循食指桡侧上行，经第一、二掌骨之间，进入腕关节处拇长伸肌腱、拇短伸肌腱之间，循行于前臂外侧前缘，过肘外侧，上行上臂外侧前缘，上肩，出肩峰之前，上至第 7 颈椎棘突下（大椎穴），再向前下行入锁骨上窝（缺盆），进入胸腔络肺，向下通过膈肌，属大肠。

其分支，从锁骨上窝上行，经颈部至面颊，入下齿中，还出挟口两旁，左右交叉于督脉人中穴，至对侧鼻翼旁（迎香穴），交于足阳明胃经（图 1-15）。

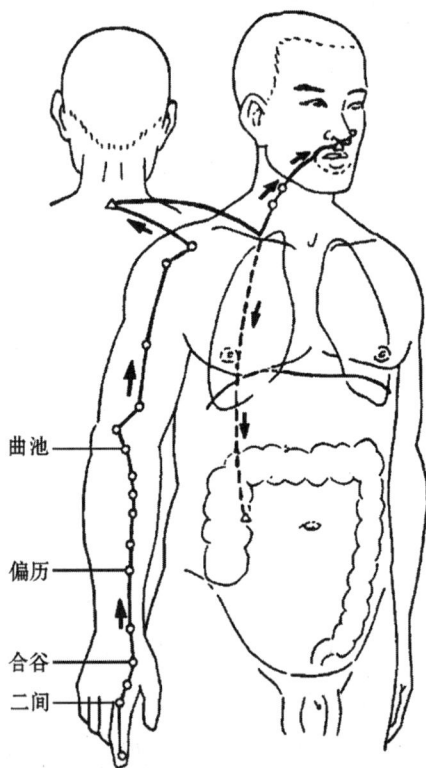

曲池
偏历
合谷
二间

图 1-15　手阳明大肠经循行示意

（二）经穴主治概要

手阳明大肠经经穴主治头面五官病、咽喉病、热病和经脉循行部位的其他病证。

（三）常用经穴

手阳明大肠经自商阳穴至迎香穴，共计20个经穴，常用穴10个（图1-16）。

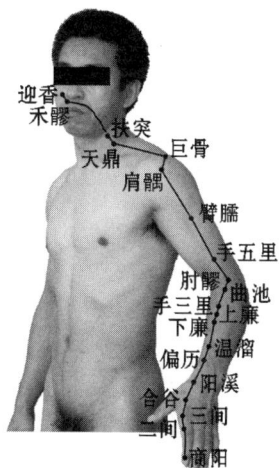

图 1-16　手阳明大肠经经穴总览

1. 商阳（LI1） 井穴

【定位】手食指末节桡侧，指甲根角旁开0.1寸（图1-17）。

【主治】①咽痛、耳聋、耳鸣、下牙痛、颌肿、青盲；②中风昏迷、热病无汗；③手指麻木。

【操作】浅刺0.1寸，点刺出血。

2. 三间（LI3） 输穴

【定位】微握拳，手食指掌指关节后方，桡侧凹陷处。

【主治】①咽喉痛、齿痛；②热病；③腹胀、肠鸣。

【操作】直刺0.3～0.5寸，可灸。

3. 合谷（LI4） 原穴

【定位】手背第1、2掌骨间，第2掌骨桡侧的中点。

【主治】①头痛、齿痛、目赤肿痛、失音、口眼㖞斜、痄腮、鼻衄、耳鸣、耳聋；②恶寒发热、无汗或多汗；③胃痛、腹痛、泄泻；④瘾疹、痤疮；⑤半身不遂、风湿关节痛；⑥闭经、滞产；⑦小儿惊风；⑧戒烟

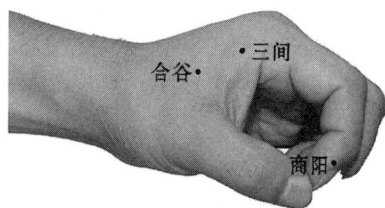

图 1-17　商阳、三间、合谷

戒毒。

【操作】直刺 0.5～1 寸，可向劳宫穴透刺。可灸。

4. 阳溪（LI5） 经穴

【定位】在腕背横纹桡侧，手拇指向上翘时，拇短伸肌腱和拇长伸肌腱之间凹陷中（图 1-18）。

【主治】①头痛、耳鸣、耳聋、咽喉肿痛、齿痛；②腕臂痛。

【操作】直刺 0.5～0.8 寸。可灸。

5. 偏历（LI6） 络穴

【定位】屈肘，在前臂背面桡侧，阳溪与曲池穴连线上，腕横纹上 3 寸。

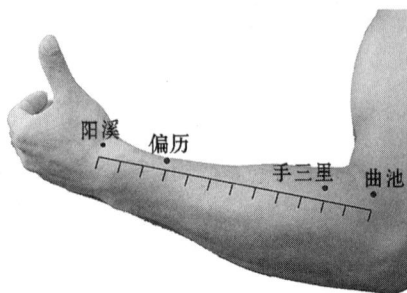

图 1-18 阳溪、偏历、手三里、曲池

【主治】①耳鸣、耳聋、目赤、鼻衄、喉病；②水肿；③手臂酸痛。

【操作】直刺 0.3～0.5 寸，或斜刺 1 寸。可灸。

6. 手三里（LI10）

【定位】在前臂背面桡侧，阳溪与曲池连线上，肘横纹下 2 寸。

【主治】①腹痛、腹泻、腹胀；②齿痛、失音；③肘臂疼痛、上肢不遂。

【操作】直刺 0.8～1.2 寸。可灸。

7. 曲池（LI11） 别名"鬼臣""鬼洼"；合穴

【定位】屈肘，在肘横纹外侧端，尺泽与肱骨外上髁连线中点。

【主治】①上肢痹痛；②咽喉肿痛、齿痛、目赤肿痛；③热病；④腹痛、吐泻、痢疾；⑤风疹、痤疮；⑥高血压；⑦癫狂。

【操作】直刺 1～1.5 寸。可灸。

8. 臂臑（LI14）

【定位】在臂外侧，三角肌止点处，曲池与肩髃连线上，曲池上 7 寸（图 1-19）。

【主治】①肩臂疼痛、颈项拘挛；②目疾；③瘰疬。

【操作】直刺或向上斜刺 0.8～1.5 寸。可灸。

9. 肩髃（LI15）

【定位】在肩部，三角肌上，臂外展或向前平伸时，肩峰前下方凹陷处。

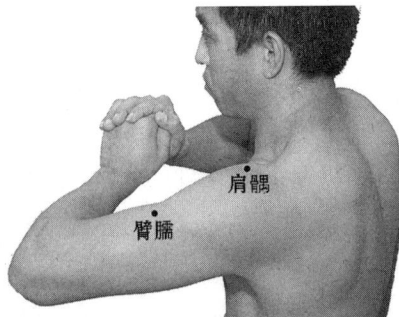

图 1-19 臂臑、肩髃

【主治】①肩臂疼痛、肩周炎、手臂挛急；②半身不遂；③瘾疹；④瘰疬。

【操作】直刺或向下斜刺 0.8 ～ 1.5 寸。可灸。

10. 迎香〔LI20〕 手足阳明交会穴

【定位】在鼻翼外缘中点旁，当鼻唇沟中。

【主治】①鼻塞、鼻衄、鼻炎；②面痒、面瘫；③胆道蛔虫病；④耳鸣、耳胀。

【操作】直刺或向上斜刺 0.2 ～ 0.5 寸。不宜灸。

五、足阳明胃经及其常用穴

（一）经脉循行

足阳明胃经起于鼻旁（迎香穴），上行与督脉交会于鼻根部，向旁折返与足太阳膀胱经交会于睛明穴，向下循行鼻外瞳孔直下，进入上齿中，还出挟口环唇，下至承浆穴与任脉交会，折返循下颌边缘，出大迎穴，循颊车穴，上耳前，过胆经上关穴，沿发际，至前额。

其分支，从大迎穴前方，下人迎穴，顺喉咙，进入缺盆，深入体腔，下行穿过膈肌，属胃络脾。

其直行主干，从缺盆出体表，在胸部沿乳中线下行，至腹部沿腹中线旁开 2 寸，下行至腹股沟处的气冲穴。

其分支，起于胃下口（幽门部），循腹腔内，下至气冲穴与直行主干会合，而后向下行大腿外侧前缘，过髀关穴、伏兔穴，至膝关节髌骨外侧，沿胫骨前缘旁开一横指下行，至足背，入足第二趾外侧端（厉兑穴）（《内经》记载为"中指内间"）。

其分支，自膝下三寸的足三里穴分出，入足中趾外侧。

其分支，自足背动脉搏动处（冲阳穴）分出，前行入足大趾内侧端（隐白穴），交于

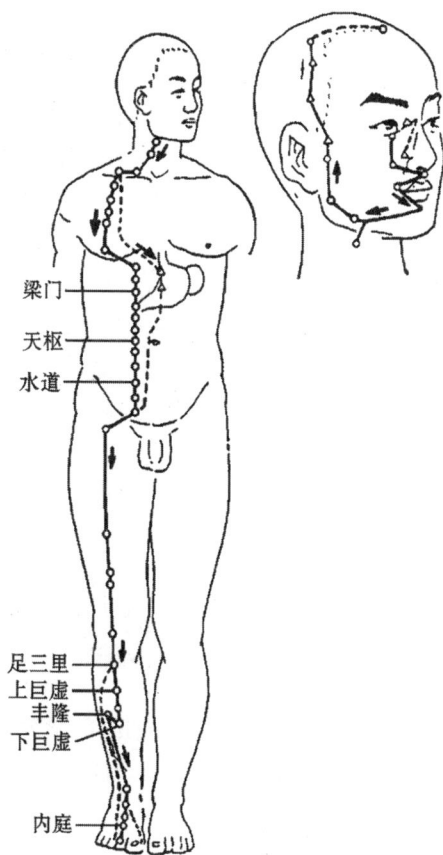

梁门
天枢
水道

足三里
上巨虚
丰隆
下巨虚

内庭

图 1-20 足阳明胃经循行示意

足太阴脾经（图 1-20）。

（二）经穴主治概要

足阳明胃经经穴主治胃肠病、头面五官病、热病、皮肤病、神志病及经脉循行部位的其他病证。

（三）常用经穴

足阳明胃经自承泣穴至厉兑穴，共计 45 个经穴，常用穴 20 个（图 1-21）。

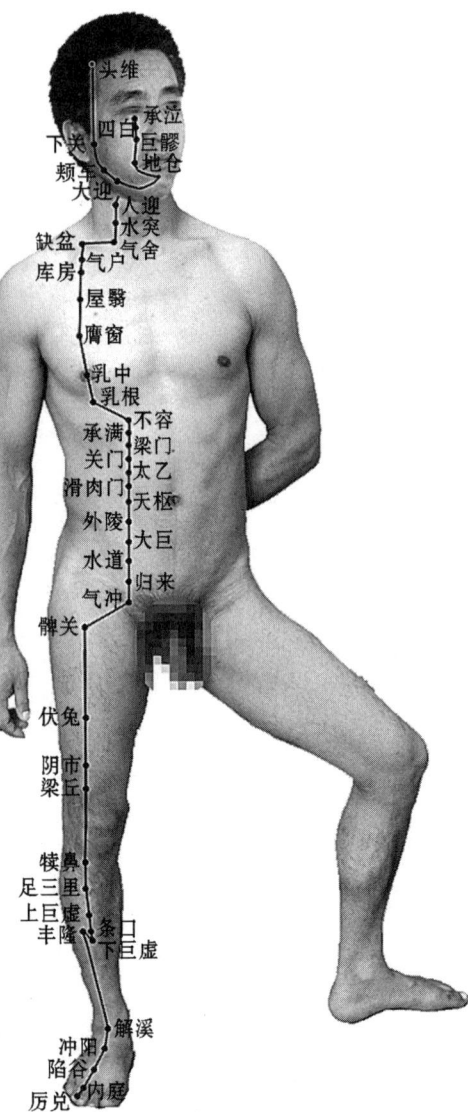

图 1-21　足阳明胃经经穴总览

1. 承泣（ST1）

【定位】在面部瞳孔直下，眼球与眶下缘之间（图 1-22）。

【主治】①迎风流泪、目赤肿痛、眼睑眴动、夜盲；②面瘫、面肌痉挛。

【操作】直刺 0.3 ～ 0.7 寸，用手拇指把眼球往上推，在眼眶边缘缓慢进针，不提插，不捻转，出针时要按压针孔。不宜灸。

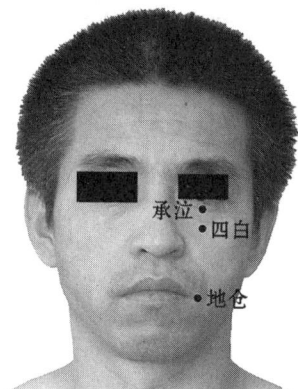

图 1-22 承泣、四白、地仓

2. 四白（ST2）

【定位】在面部瞳孔直下，眶下孔凹陷处。

【主治】①目赤痛痒、目翳、眼睑瞤动、迎风流泪；②面瘫、面痛。

【操作】直刺 0.2 ～ 0.4 寸。不宜灸。

3. 地仓（ST4）

【定位】在面部口角外侧，上直对瞳孔。

【主治】①口角㖞斜、唇缓不收、口疮流涎、齿痛颊肿、眼睑瞤动；②足痿。

【操作】向颊车方向平刺 0.5 ～ 1.5 寸，或直刺 0.2 ～ 0.3 寸。可灸。

4. 颊车（ST6） 别名"鬼床"

【定位】在面颊部，下颌角前上方约一横指，咀嚼时咬肌隆起，按之凹陷处（图 1-23）。

【主治】口眼㖞斜、齿痛、颊肿、牙关紧闭、面肌痉挛。

【操作】直刺 0.3 ～ 0.5 寸；或向地仓方向斜刺 1 ～ 1.5 寸，可灸。

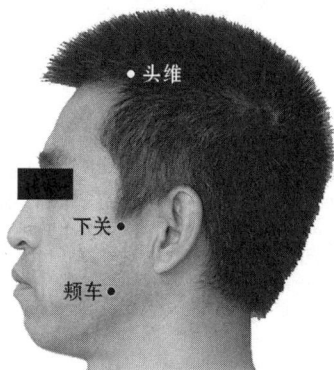

图 1-23 颊车、下关、头维

5. 下关（ST7）

【定位】在面部耳前方，合口在颧弓与下颌切迹所形成的凹陷中。

【主治】①口眼㖞斜、牙关不利、牙痛、三叉神经痛；②耳聋、耳鸣；③足跟痛。

【操作】直刺 0.5～1.2 寸。可灸。

6. 头维（ST8）　足阳明与足少阳经交会穴

【定位】在头侧部，额角发际上 0.5 寸，头正中线旁 4.5 寸。

【主治】①偏正头痛；②目眩、迎风流泪、眼睑眴动、目赤肿痛、视物不清。

【操作】向后平刺 0.5～1 寸。不宜灸。

7. 梁门（ST21）

【定位】在上腹部，脐上 4 寸（中脘穴），旁开 2 寸。

【主治】胃痛、呕吐、腹胀、纳呆、大便溏薄。

【操作】直刺 0.5～0.8 寸。可灸。

8. 天枢（ST25）　大肠募穴

【定位】在腹中部，肚脐旁开 2 寸。

【主治】①腹痛、腹胀、肠鸣泄泻、痢疾、便秘、肠痈；②疝气、水肿；③热病；④痛经、月经不调、闭经。

【操作】直刺 0.8～1.2 寸。可灸。

9. 水道（ST28）

【定位】在下腹部，脐下 3 寸（关元穴），旁开 2 寸。

【主治】①小便不利、水肿；②小腹胀满、便秘；③痛经、难产。

【操作】直刺 0.8～1.2 寸，可捻转，不可反复提插，孕妇禁针。可灸。

10. 归来（ST29）

【定位】在下腹部，脐中下 4 寸（中极穴），旁开 2 寸。

【主治】①阴挺、闭经、痛经、带下、小便不利；②茎中痛、疝气；③少腹痛。

【操作】直刺 0.8～1.2 寸，孕妇禁针。可灸。

11. 伏兔（ST32）

【定位】髂前上棘与髌底外侧端的连线上，髌底上 6 寸（图 1-24）。

【主治】①小腿痛、下肢不遂；②腹胀、疝气；③脚气。

【操作】直刺 1～2 寸。可灸。

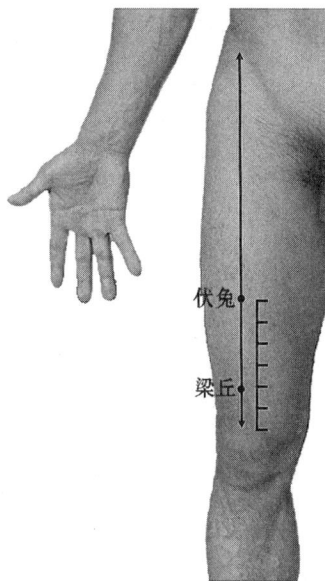

图 1-24　伏兔、梁丘

12. 梁丘（ST34）　郄穴

【定位】屈膝，在大腿前面，髂前上棘与髌底外侧端连线上，髌底上 2 寸。

【主治】①急性胃痛；②膝关节肿痛、屈伸不利；③乳痈。

【操作】直刺 1 ～ 1.5 寸。可灸。

13. 犊鼻（ST35）

【定位】屈膝，在膝部，髌骨与髌韧带外侧凹陷中（图 1-25）。

【主治】膝关节肿痛、屈伸不利。

【操作】向后内斜刺 0.8 ～ 1.5 寸。可灸。

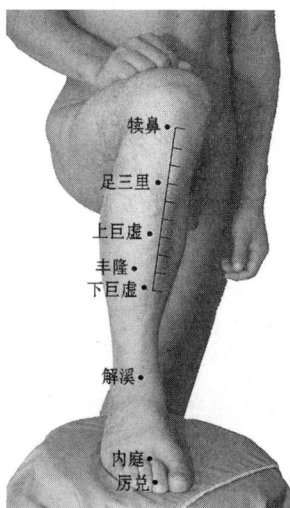

图 1-25　犊鼻、足三里、上巨虚、丰隆、下巨虚、解溪、内庭、厉兑

14. 足三里（ST36） 合穴、胃下合穴；保健要穴

【定位】小腿前外侧，犊鼻下3寸，距胫骨前缘一横指。

【主治】①胃痛、呕吐、消化不良、腹胀、腹鸣、痢疾、泄泻、便秘、小儿疳积；②心痛、心悸气短、癫狂；③高血压、头痛、头晕；④休克、气短；⑤乳痈、乳少；⑥预防流感；⑦鼻热、鼻干、鼻涩、咳嗽痰多；⑧下肢痿痹、下肢不遂、脚气。

【操作】直刺1~2寸。可灸。

15. 上巨虚（ST37） 大肠下合穴

【定位】在小腿前外侧，当犊鼻下6寸，距胫骨前缘一横指。

【主治】①腹胀腹痛、痢疾、便秘、肠痈；②下肢痿痹、脚气、中风瘫痪。

【操作】直刺1~1.5寸。可灸。

16. 下巨虚（ST39） 小肠下合穴

【定位】在小腿前外侧，当犊鼻下9寸，距胫骨前缘一横指。

【主治】①小腹痛、泄泻、大便脓血、小肠疝气；②乳痈；③腰脊痛引睾丸；④下肢痿痹。

【操作】直刺1~1.5寸。可灸。

17. 丰隆（ST40） 络穴

【定位】小腿前外侧，外踝尖上8寸，条口穴外一横指，距胫骨前缘两横指。

【主治】①咳嗽痰多、哮喘、咽痛、胸痛；②癫狂、善笑、痫证；③头晕、目眩、头痛、高血压；④呕吐、便秘；⑤下肢痿痹。

【操作】直刺1~1.5寸。可灸。

18. 解溪（ST41） 经穴

【定位】在足背与小腿交界处的横纹中央凹陷中，踇长伸肌腱与趾长伸肌腱之间。

【主治】①头痛、眩晕、目赤肿痛、牙痛；②胃痛吐酸、腹胀、便秘；③胃热谵语、癫狂。

【操作】直刺0.5~1寸。可灸。

19. 内庭（ST44） 荥穴

【定位】在足背，第2、3趾间，趾蹼缘后方赤白肉际处。

【主治】①胃热牙痛、口喝、喉痹、鼻衄、头痛；②腹胀、腹痛、胃痛吐酸、泄泻、痢疾；③足背肿痛。

【操作】直刺0.3~0.5寸。可灸。

20. 厉兑（ST45） 井穴

【定位】在足第 2 趾末节外侧，趾甲根角旁开 0.1 寸。

【主治】①面肿、齿痛、口㖞、鼻衄、喉痹；②癫狂、多梦；③热病；④胸腹胀满。

【操作】浅刺 0.1 寸，或三棱针点刺放血。可灸。

六、足太阴脾经及其常用穴

（一）经脉循行

足太阴脾经起于足大趾内侧端（隐白穴），沿足内侧赤白肉际，经内踝前缘，沿小腿内侧胫骨后缘上行，在内踝上 8 寸处，交出足厥阴肝经之前，上行沿大腿内侧前缘进入腹部，属脾，络胃。向上穿过膈肌，沿食道两旁，连舌根部，散舌下（另有体表分支：行于腹中线旁开 2 寸，胸中线旁开 4 寸，经锁骨下，止于腋下大包穴）。

其分支，从胃别出，上行通过膈肌，注入心中，交于手少阴心经（图 1–26）。

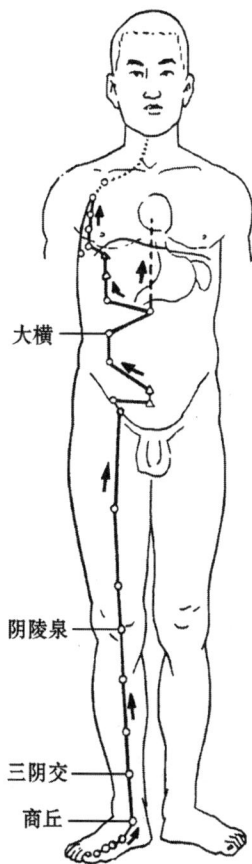

大横

阴陵泉

三阴交

商丘

图 1–26 足太阴脾经循行示意

（二）经穴主治概要

足太阴脾经经穴主治脾胃病、妇科病、前阴病及其经脉循行部位的其他病证。

（三）常用经穴

足太阴脾经自隐白穴至大包穴，共计 21 个腧穴，常用穴 8 个（图 1-27）。

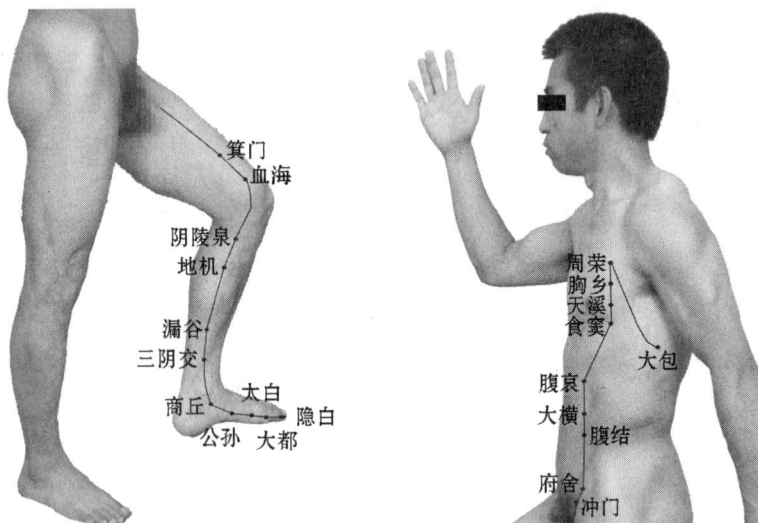

图 1-27 足太阴脾经经穴总览

1. 隐白（SP1） 别名"鬼眼""鬼垒"；井穴

【定位】足大趾末节内侧，趾甲根角旁开 0.1 寸（图 1-28）。

【主治】①腹胀、便血、呕吐；②尿血、崩漏、月经过多；③癫狂、昏厥、梦魇、惊风；④胸痛。

【操作】浅刺 0.1 寸，或三棱针点刺放血。可灸。

2. 太白（SP3） 输穴、原穴

【定位】在足内侧缘，足第 1 跖趾关节后下方赤白肉际凹陷处。

【主治】①胃痛、腹胀、腹痛、肠鸣、呕吐、泄泻、痢疾、便秘、痔疾；②心痛、胸痛；③风湿关节痛。

【操作】直刺 0.8 ～ 1 寸。可灸。

3. 公孙（SP4） 络穴、八脉交会穴（通冲脉）

【定位】在足内缘，第 1 跖骨基底的前下方。

【主治】①胃痛、呕吐、饮食不化、肠鸣腹胀、腹痛、痢疾、泄泻；②发狂妄言、嗜卧；③心烦、失眠、心痛、心悸、胸闷气短；④脚气、水肿；⑤月经不调、胎衣不下。

【操作】直刺 0.5 ～ 1 寸。可灸。

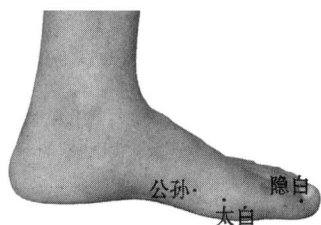

图 1-28　隐白、太白、公孙

4. 三阴交（SP6） 肝、脾、肾三经交会穴

【定位】小腿内侧，内踝尖上 3 寸，胫骨内侧缘后方（图 1-29）。

【主治】①腹胀肠鸣、泄泻、纳差；②月经不调、崩漏、闭经、痛经、不孕、赤白带下、阴挺、难产、产后血晕、恶露不尽；③遗精、阳痿、早泄、茎中痛；④小便不利、水肿；⑤荨麻疹、风疹、湿疹；⑥失眠、高血压；⑦疝气；⑧下肢痿痹、脚气。

【操作】直刺 1 ～ 1.5 寸，孕妇禁针。可灸。

5. 地机（SP8） 郄穴

【定位】小腿内侧，足内踝尖与阴陵泉连线上，阴陵泉下 3 寸。

【主治】①水肿、小便不利；②遗精、月经不调；③腹痛、泄泻、食欲不振。

【操作】直刺 1 ～ 1.5 寸。可灸。

6. 阴陵泉（SP9） 合穴

【定位】在小腿内侧，胫骨内侧髁后下方凹陷处。

【主治】①腹胀、痢疾、黄疸；②水肿、小便不利、尿失禁、茎中痛、妇人阴痛、遗精；③膝痛。

【操作】直刺 1 ～ 2 寸。可灸。

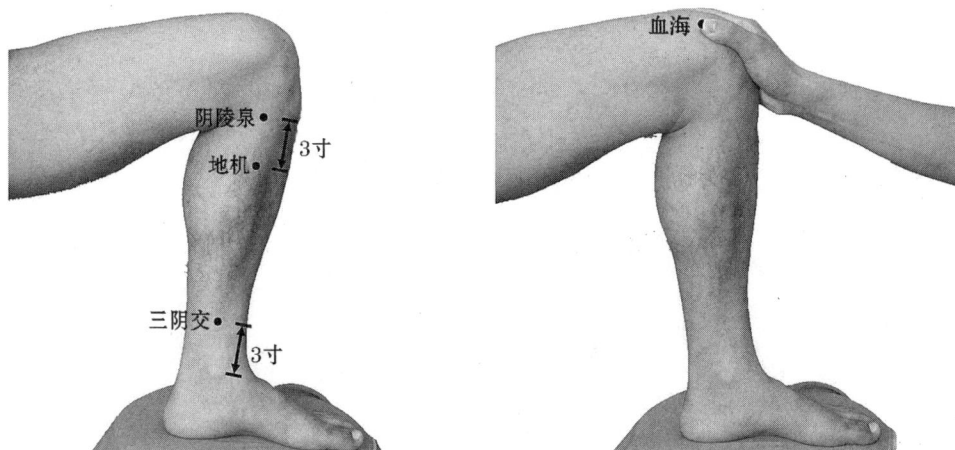

图 1-29　三阴交、地机、阴陵泉、血海

7. 血海（SP10）

【定位】屈膝，在大腿内侧，髌底内侧端上 2 寸，股四头肌内侧头的隆起处。

【主治】①小便淋漓、月经不调、痛经、崩漏、闭经、经期头痛；②湿疹、瘾疹、皮肤瘙痒；③丹毒；④股内侧痛。

【操作】直刺 1～1.2 寸。可灸。

8. 大横（SP15）

【定位】在腹部，肚脐旁开 4 寸。

【主治】①腹痛、腹泻、便秘；②癔症晕厥、抑郁。

【操作】直刺 1～1.5 寸。可灸。

七、手少阴心经及其常用穴

（一）经脉循行

手少阴心经起于心中，出属心系（是指心与各脏相连的组织，主要指与心连接的大血管及其功能性联系），向下穿过膈肌，络小肠。

其分支，从心系分出，挟食道上行，连于目系（指眼后与脑相连的组织）。

其直行主干，从心系出来，上行经过肺，向下浅出腋下（极泉穴），沿上臂内侧后缘，循行于手太阴经、手厥阴经之后，过肘内，经前臂内侧后缘，抵达掌后锐骨（腕骨之豌豆骨）端，进入掌内后廉，沿小指桡侧，出小指桡侧端（少冲穴），交于手太阳小肠经（图 1–30）。

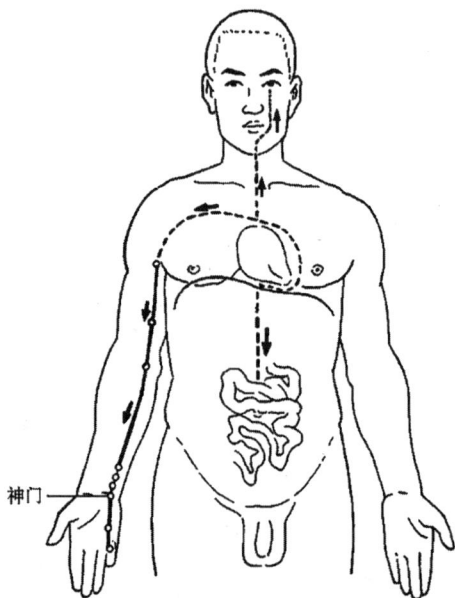

神门

图 1–30　手少阴心经循行示意

（二）经穴主治概要

手少阴心经经穴主治心、胸疾患，神志病及其经脉循行部位的其他病证。

（三）常用经穴

手少阴心经自极泉穴至少冲穴，共计9个经穴，常用穴7个（图1-31）。

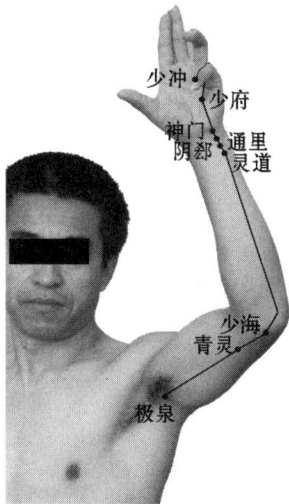

图1-31　手少阴心经经穴总览

1. 极泉〔HT1〕

【定位】在腋窝顶点，腋动脉搏动处。

【主治】①胸闷、心痛、胸胁胀痛、悲愁欲哭；②上肢不遂、肩臂疼痛；③咽干烦渴。

【操作】避开腋动脉，直刺或斜刺0.5～1寸。不灸。

2. 少海〔HT3〕 合穴

【定位】屈肘，在肘横纹内侧端与肱骨内上髁连线的中点处。

【主治】①心痛、健忘、癫狂善笑、腋胁痛；②手臂挛痛、肘臂屈伸不利、手颤；③暴喑。

【操作】直刺0.5～1寸。可灸。

3. 通里〔HT5〕 络穴

【定位】在前臂掌侧，尺侧腕屈肌腱的桡侧缘腕横纹上1寸（图1-32）。

【主治】①心悸怔忡、倦卧懒言；②暴喑、舌强不语；③腕臂痛；④遗尿。

【操作】直刺0.2～0.5寸。可灸。

4. 阴郄〔HT6〕 郄穴

【定位】在前臂掌侧，尺侧腕屈肌腱的桡侧缘，腕横纹上0.5寸。

【主治】①心痛、心悸、惊恐；②失语、暴喑；③吐血、衄血、骨蒸盗汗。

【操作】直刺 0.2 ～ 0.5 寸。可灸。

5. 神门（HT7） 原穴、输穴

【定位】腕部，腕掌侧横纹尺侧端，尺侧腕屈肌腱的桡侧凹陷处。

【主治】①心痛、心烦、惊悸怔忡、失眠健忘；②癫狂、痫证、痴呆；③暴暗、失语；④呕血、吐血；⑤目黄胁痛；⑥头痛、眩晕；⑦掌中热。

【操作】直刺 0.2 ～ 0.5 寸。可灸。

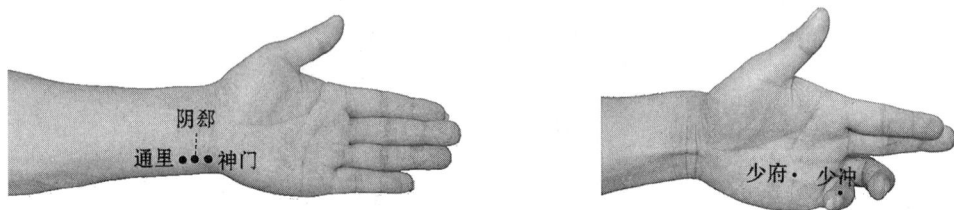

图 1-32 通里、阴郄、神门、少府、少冲

6. 少府（HT8） 荥穴

【定位】第 4、5 掌骨之间，握拳时当小指尖处。

【主治】①心悸、胸痛、善惊；②小便不利、遗尿、阴痒、阴痛；③小指拘急、掌中热。

【操作】直刺 0.3 ～ 0.5 寸。可灸。

7. 少冲（HT9） 井穴

【定位】手小指末节桡侧，指甲根角旁开 0.1 寸。

【主治】①心悸、心痛；②癫狂、中风昏迷；③热病；④臂内后廉痛。

【操作】浅刺 0.1 寸，或点刺出血。可灸。

八、手太阳小肠经及其常用穴

（一）经脉循行

手太阳小肠经起于小指外侧端，沿手外侧后缘上腕，经腕后方尺骨茎突，沿尺骨下廉，至肘部，出肘内侧两骨之间（尺骨鹰嘴和肱骨内上髁），循上臂外后廉，至肩关节后面，绕肩胛部，交肩上（大椎穴），前行入缺盆，深入体腔，络心，沿食道，穿过膈肌，到达胃部，下行属小肠。

其分支，从缺盆出来，沿颈部上行到面颊，至目外眦后，反折进入耳中（听宫穴）。

其分支，从面颊分出，上行于眼下，抵鼻，至目内眦（睛明穴），交于足太阳膀胱经（图 1-33）。

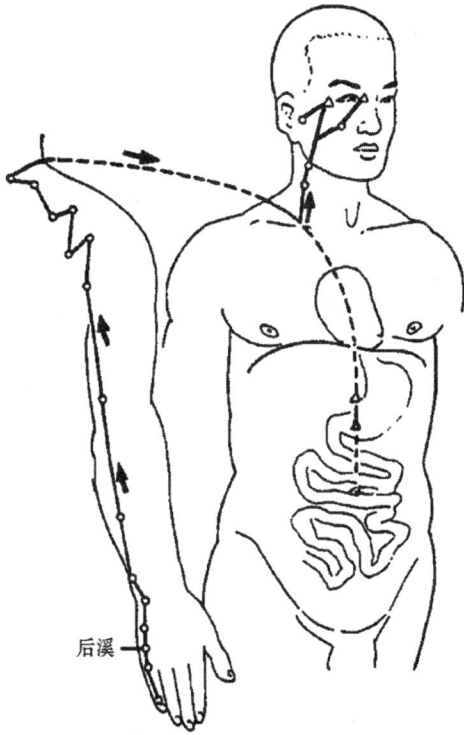

图 1-33　手太阳小肠经循行示意

（二）经穴主治概要

手太阳小肠经经穴主治头、项、耳、目、咽喉病，热病，神志病及其经脉循行部位的其他病证。

（三）常用经穴

手太阳小肠经自少泽穴至听宫穴，共计 19 个经穴，常用穴 10 个（图 1-34）。

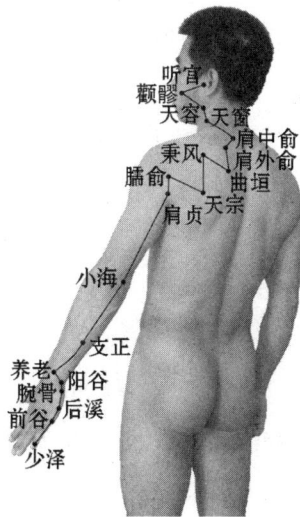

图 1-34　手太阳小肠经经穴总览

1. 少泽（SI1） 井穴

【定位】手小指末节尺侧，指甲根角旁开0.1寸。

【主治】①乳汁少、乳痈；②中风昏迷、热病；③头痛、目痛、咽喉肿痛、耳鸣、耳聋；④肩臂外后侧疼痛。

【操作】浅刺0.1寸，或点刺出血。可灸。

2. 后溪（SI3） 输穴、八脉交会穴（通督脉）

【定位】微握拳，当第5掌指关节尺侧后方，远侧掌横纹头端，赤白肉际处（图1-35）。

【主治】①腰痛、头痛项强、手指及肘臂挛痛；②耳聋、目眩、目赤、咽喉肿痛；③癫狂、痫证；④热病、盗汗、疟疾。

【操作】直刺0.5～1寸。可灸。

3. 腕骨（SI4） 原穴

【定位】第5掌骨基底与钩骨之间凹陷处。

【主治】①头痛项强、指挛腕痛；②目翳、耳鸣耳聋；③热病汗不出、疟疾；④消渴。

【操作】直刺0.3～0.5寸。可灸。

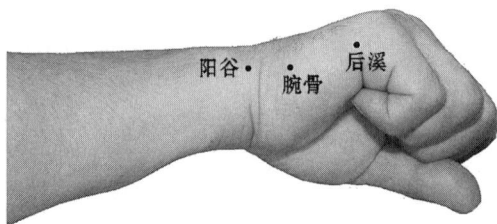

图1-35 后溪、腕骨、阳谷

4. 阳谷（SI5） 经穴

【定位】腕背横纹尺侧端，尺骨茎突与三角骨之间的凹陷处。

【主治】①颈颔肿、臂外侧痛、腕痛；②头痛、目眩、耳鸣、耳聋；③热病；④癫狂痫。

【操作】直刺或斜刺0.3～0.5寸。可灸。

5. 养老（SI6） 郄穴

【定位】前臂背面尺侧，尺骨小头近端桡侧凹陷处（图1-36）。

【主治】①目视不明；②肩臂疼痛。

【操作】直刺或斜刺0.5～0.8寸。可灸。

6. 支正（SI7） 络穴

【定位】在前臂背面尺侧，阳谷与小海的连线上，腕背横纹上5寸。

【主治】①头痛眩晕、肘臂挛痛；②消渴、热病；③好笑善忘、癫狂；④疣症。

【操作】直刺0.3～0.8寸。可灸。

7. 小海（SI8） 合穴

【定位】在肘内侧，尺骨鹰嘴与肱骨内上髁之间凹陷处。

【主治】①肘臂疼痛、麻木；②癫、狂、痫证。

【操作】直刺0.3～0.5寸。可灸。

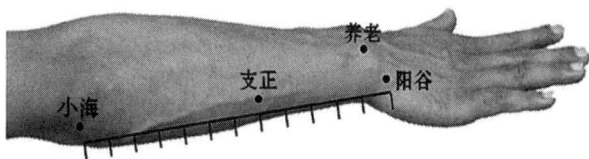

图1-36 阳谷、养老、支正、小海

8. 天宗（SI11）

【定位】在肩胛骨冈下窝中央凹陷处，约当肩胛冈下缘与肩胛下角之间的上1/3等分点处。约与第4胸椎相平（图1-37）。

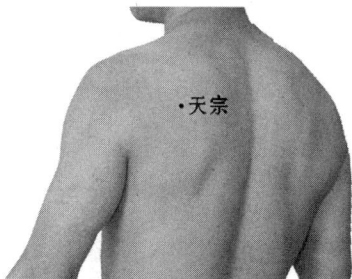

图1-37 天宗

【主治】①肩胛疼痛、肘臂外后侧痛；②气喘；③乳痈。

【操作】直刺或斜刺0.5～1寸。可灸。

9. 颧髎（SI18）

【定位】在面部，目外眦直下，颧骨下缘凹陷处。

【主治】口眼㖞斜、眼睑眮动、面痛、齿痛、唇肿。

【操作】直刺0.3～0.5寸，斜刺0.5～1寸。可灸。

10. 听宫（SI19）

【定位】在面部，耳屏前，下颌骨髁状突后方，张口时呈凹陷处（图1-38）。

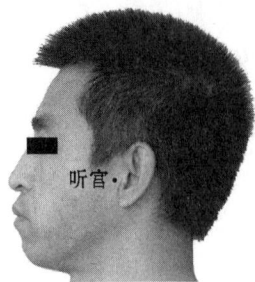

图 1-38　听宫

【主治】①耳鸣、耳聋、聤耳；②牙痛、三叉神经痛；③癫狂、痫证。

【操作】张口，直刺 1 ～ 1.5 寸。可灸。

九、足太阳膀胱经及其常用穴

（一）经脉循行

足太阳膀胱经起于目内眦（睛明穴），上额，左右交会于头顶部（百会穴）。

其分支，从头顶部分出，到耳上角部。

其直行主干，从头顶部进入颅腔，络脑，于枕骨大孔浅出，分别下行到项部（天柱穴），在肩胛内侧，沿脊中线旁 1.5 寸，循行抵达腰部，穿过脊柱两旁的肌肉（膂），深入体腔，络肾，属膀胱。

其分支，从腰部分出，沿脊柱两旁下行，穿过臀部，从大腿后侧外缘下行至腘窝中（委中穴）。

其分支，另从项部（天柱穴）分出下行，沿肩胛内侧脊中线旁 3 寸，下行至髀枢，经大腿后外侧至腘窝中与前一支脉会合，然后下行穿过腓肠肌，出走于足外踝后，沿足背外侧缘至小趾外侧端（至阴穴），交于足少阴肾经（图 1-39）。

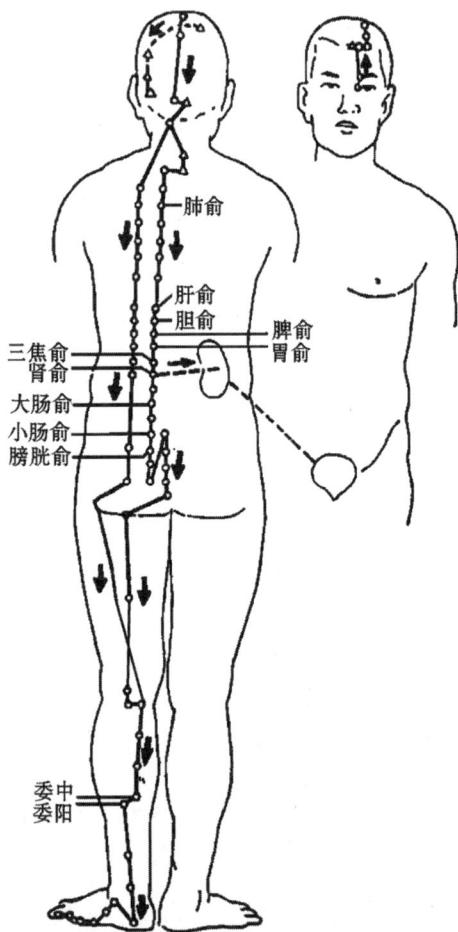

图 1-39　足太阳膀胱经循行示意

（二）经穴主治概要

足太阳膀胱经经穴主治头、项、目、背、腰、下肢等本经循行部位病证，脏腑病证以及神志病。

（三）常用经穴

足太阳膀胱经自睛明穴至至阴穴，共计 67 个经穴，常用穴 27 个（图 1-40）。

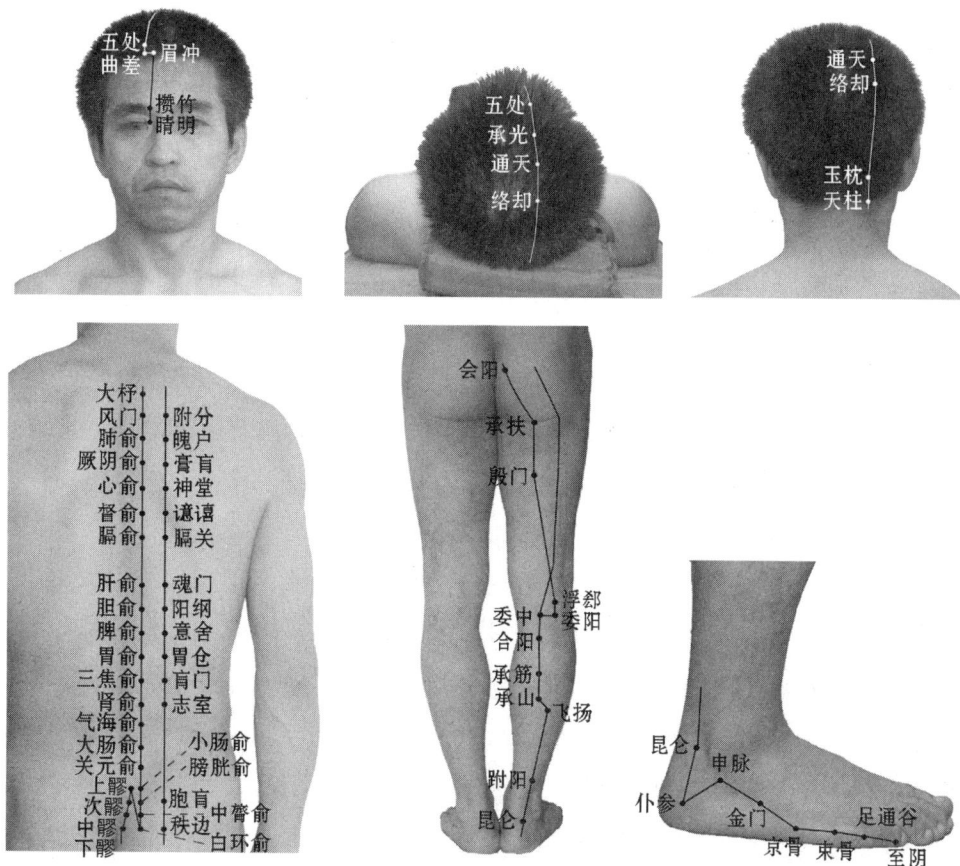

图 1-40　足太阳膀胱经经穴总览

1. 睛明（BL1）

【定位】在面部，目内眦角稍上方凹陷中。

【主治】①目赤肿痛、迎风流泪、内眦痒痛、胬肉攀睛、近视、远视、青盲、色盲、夜盲、目翳、目视不明；②腰腿痛。

【操作】嘱患者闭目，医者押手轻推眼球向外侧固定，刺手缓慢进针，紧靠眼眶边缘直刺 0.3～0.5 寸，出针后按压。不宜灸。

2. 攒竹（BL2）

【定位】在面部，眉头陷中，眶上切迹处。

【主治】①前额痛；②目眩、目视不明、目赤肿痛、近视、眼睑瞤动；③面瘫；

④呃逆。

【操作】平刺 0.5～0.8 寸。不宜灸。

3. 天柱（BL10）

【定位】在颈部后发际上，当斜方肌外缘之凹陷中，正中线旁开约 1.3 寸。

【主治】①后头痛、项强、眩晕、肩背痛；②目赤肿痛、鼻塞；③癫狂痫；④热病；⑤中风。

【操作】直刺或斜刺 0.5～0.8 寸，不可向上方深刺。可灸。

4. 大杼（BL11） 八会穴（骨会）、手足太阳交会穴

【定位】在背部，第 1 胸椎棘突下，旁开 1.5 寸。

【主治】①头痛、肩背痛、颈项拘急；②发热、咳嗽。

【操作】斜刺 0.5～0.8 寸。可灸。

5. 风门（BL12）

【定位】在背部，第 2 胸椎棘突下，旁开 1.5 寸。

【主治】①伤风咳嗽、头痛发热、鼻塞多涕；②项强、胸背痛；③目眩。

【操作】斜刺 0.5～0.8 寸。可灸。

6. 肺俞（BL13） 肺背俞穴

【定位】在背部，第 3 胸椎棘突下，旁开 1.5 寸。

【主治】①背痛；②咳嗽、气喘、胸满、骨蒸、盗汗、潮热、吐血、鼻塞。

【操作】斜刺 0.5～0.8 寸。可灸。

7. 心俞（BL15） 心背俞穴

【定位】在背部，第 5 胸椎棘突下，旁开 1.5 寸。

【主治】①心痛、胸背痛、心烦、惊悸、健忘、失眠、癫狂、痫证；②咳嗽、咳血；③盗汗；④梦遗。

【操作】斜刺 0.5～0.8 寸。可灸。

8. 膈俞（BL17） 八会穴（血会）

【定位】在背部，第 7 胸椎棘突下，旁开 1.5 寸。

【主治】①血虚、吐血、便血、尿血；②荨麻疹、皮肤瘙痒；③呃逆、呕吐、胃脘痛、食不下；④气喘咳嗽、潮热、盗汗。

【操作】斜刺 0.5～0.8 寸。可灸。

9. 肝俞（BL18） 肝背俞穴

【定位】在背部，第 9 胸椎棘突下，旁开 1.5 寸。

【主治】①黄疸、胁痛、眩晕、吐血；②迎风流泪、目赤、目视不明、夜盲、复发性麦粒肿；③癫狂、痫证；④腰背强痛、角弓反张、转筋。

【操作】斜刺 0.5 ～ 0.8 寸。可灸。

10. 胆俞（BL19） 胆背俞穴

【定位】在背部，第 10 胸椎棘突下，旁开 1.5 寸。

【主治】①黄疸、胁痛、胆囊炎、胆绞痛、咽干、口苦；②潮热；③呕吐、饮食不化。

【操作】斜刺 0.5 ～ 0.8 寸。可灸。

11. 脾俞（BL20） 脾背俞穴

【定位】在背部，第 11 胸椎棘突下，旁开 1.5 寸。

【主治】①腹胀、胃痛、纳呆、呕吐、泄泻、水肿；②胁痛、黄疸；③背痛；④记忆力减退、精神颓丧；⑤血虚证、慢性出血证。

【操作】直刺 0.5 ～ 1 寸。可灸。

12. 胃俞（BL21） 胃背俞穴

【定位】在背部，第 12 胸椎棘突下，旁开 1.5 寸。

【主治】①胃脘痛、腹胀、呕吐、完谷不化、肠鸣；②胸胁痛。

【操作】直刺 0.5 ～ 0.8 寸。可灸。

13. 三焦俞（BL22） 三焦背俞穴

【定位】在腰部，第 1 腰椎棘突下，旁开 1.5 寸。

【主治】①胃脘痛、腹胀肠鸣、呕吐、完谷不化、腹泻痢疾；②水肿、小便不利；③胸胁痛、腰背强痛。

【操作】直刺 0.5 ～ 1 寸。可灸。

14. 肾俞（BL23） 肾背俞穴

【定位】在腰部，第 2 腰椎棘突下，旁开 1.5 寸。

【主治】①月经不调、带下、不孕，不育、遗精、阳痿、早泄；②水肿、小便不利、遗尿；③腰背酸痛、耳聋耳鸣、头昏；④喘咳少气；⑤洞泄不止。

【操作】直刺 0.5 ～ 1 寸。可灸。

15. 大肠俞（BL25） 大肠背俞穴

【定位】在腰部，第 4 腰椎棘突下，旁开 1.5 寸。

【主治】①腹痛、腹胀、泄泻、便秘、痢疾、痔疾；②腰腿疼痛。

【操作】直刺 0.8 ～ 1.2 寸。可灸。

16. 小肠俞（BL27） 小肠背俞穴

【定位】在骶部，骶正中嵴旁 1.5 寸，平第 1 骶后孔。

【主治】①小腹胀痛、泄泻、痢疾；②遗精、遗尿、尿血、尿痛、带下；③腰腿痛。

【操作】直刺 0.8 ～ 1.2 寸。可灸。

17. 膀胱俞（BL28） 膀胱背俞穴

【定位】在骶部，骶正中嵴旁 1.5 寸，平第 2 骶后孔。

【主治】①遗尿、小便不利；②腹泻、便秘；③遗精；④腰骶部疼痛。

【操作】直刺 0.8 ～ 1.2 寸。可灸。

18. 次髎（BL32）

【定位】在骶部，髂后上棘内下方，正对第 2 骶后孔处。

【主治】①月经不调、痛经、带下；②遗精；③遗尿、小便不利、疝气；④腰痛、下肢痿痹。

【操作】直刺 1 ～ 1.5 寸。可灸。

19. 承扶（BL36）

【定位】在大腿后面，臀横纹的中点。

【主治】腰骶臀股部疼痛，痔疾。

【操作】直刺 1 ～ 2.5 寸。可灸。

20. 委中（BL40） 合穴、膀胱下合穴

【定位】在腘横纹中点，股二头肌肌腱与半腱肌腱的中间。

【主治】①腰背痛、下肢痿痹、半身不遂；②腹痛、急性吐泻；③小便不利、遗尿；④丹毒；⑤中风昏迷。

【操作】直刺 1 ～ 1.5 寸，或三棱针刺络放血。

21. 膏肓（BL43）

【定位】在背部，第 4 胸椎棘突下，旁开 3 寸。

【主治】①咳嗽、气喘、咳血、盗汗、肺痨；②健忘、遗精；③肩胛背痛。

【操作】斜刺 0.5 ～ 0.8 寸。可灸。

22. 志室（BL52）

【定位】在腰部，第 2 腰椎棘突下，旁开 3 寸。

【主治】①遗精、阳痿、阴痛；②小便不利、水肿；③腰背强痛。

【操作】直刺 0.5 ～ 1 寸。可灸。

23. 秩边（BL54）

【定位】在臀部，平第 4 骶后孔，骶正中嵴旁开 3 寸。

【主治】①腰腿痛、下肢痿痹；②癃闭、阴痛；③痔疾、脱肛。

【操作】直刺 1.5 ～ 3 寸。可灸。

24. 承山（BL57）

【定位】在小腿后面正中，委中与昆仑之间，当伸直小腿或足跟上提时腓肠肌两肌腹之间凹陷的顶端处。

【主治】①腰背痛、小腿转筋；②痔疾、便秘；③腹痛、疝气。

【操作】直刺 1 ～ 2 寸。可灸。

25. 昆仑（BL60） 经穴

【定位】在足外踝后方，外踝尖与跟腱后缘之间凹陷中。

【主治】①后头痛、项强、目眩、鼻衄；②肩背拘急、腰痛、足跟痛；③小儿痫证；④难产。

【操作】直刺 0.5 ～ 0.8 寸，孕妇禁针。可灸。

26. 申脉（BL62） 八脉交会穴（通阳跷脉）

【定位】足外侧部，外踝直下方凹陷中。

【主治】①癫狂、痫证（昼发者）；②头痛、项强、眩晕、失眠、嗜睡、目赤肿痛、复视；③足内翻、足胫寒。

【操作】直刺 0.3 ～ 0.5 寸。可灸。

27. 至阴（BL67） 井穴

【定位】足小趾末节外侧，趾甲根角旁开 0.1 寸。

【主治】①头痛、鼻塞、鼻衄、目痛；②腰扭伤；③胎位不正、难产、胎衣不下。

【操作】浅刺 0.1 寸，孕妇禁针。可灸。

十、足少阴肾经及其常用穴

（一）经脉循行

足少阴肾经起于足小趾下，斜行足心（涌泉穴），出于舟骨粗隆之下，沿内踝后，进入足跟，向上沿小腿内侧后缘，至腘内侧，上股内侧后缘，入脊内，穿过脊柱，属肾，络膀胱。

直行主干，从肾上行，穿过肝和膈肌，进入肺，沿喉咙，到舌根两旁（另有体表分支：行于腹中线旁开 0.5 寸，胸中线旁开 2 寸，止于锁骨下）。

其分支，从肺中分出，络心，注于胸中，交于手厥阴心包经（图 1-41）。

（二）经穴主治概要

足少阴肾经经穴主治肾、肺、咽喉病，泌尿生殖系统疾病及其经脉循行部位的其他病证。

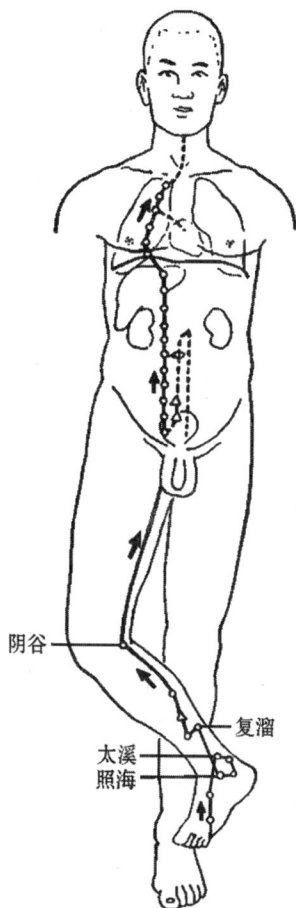

阴谷

复溜

太溪
照海

图 1-41 足少阴肾经循行示意

（三）常用经穴

足少阴肾经自涌泉穴至俞府穴，共计 27 个经穴，常用穴 6 个（图 1-42）。

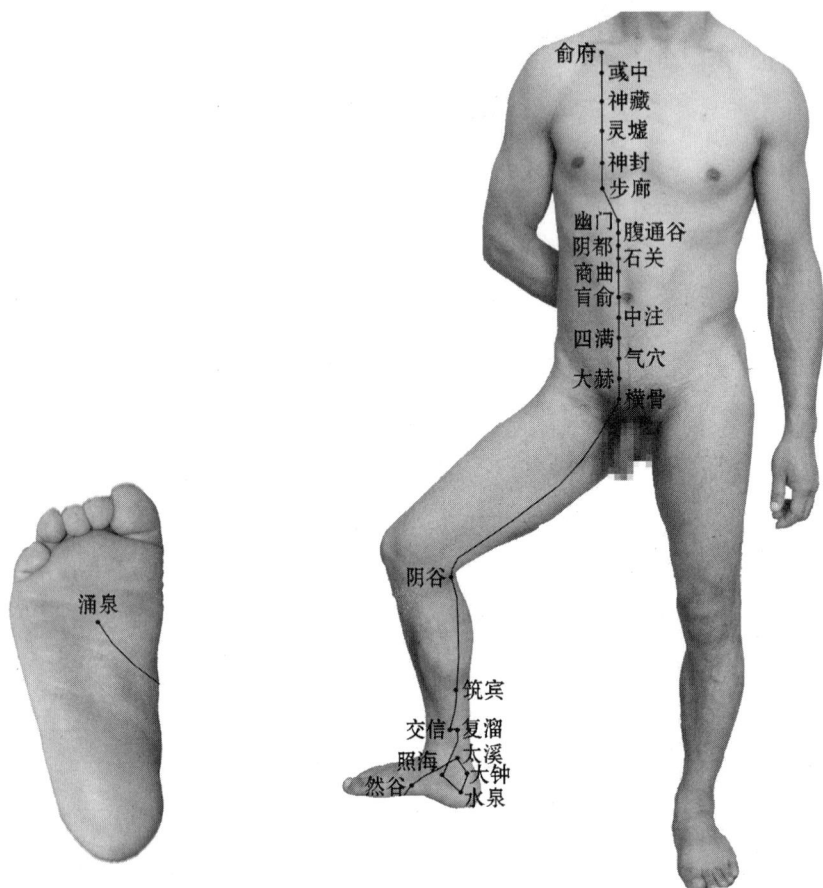

图 1-42　足少阴肾经经穴总览

1. 涌泉（KI1）　井穴

【定位】足底部，跖屈时足底前部凹陷处，约当足底第 2、3 趾趾缝纹头端与足跟连线的前 1/3 与后 2/3 交点上（图 1-43）。

【主治】①昏厥、中暑、癫狂、痫证、小儿惊风；②头颠顶痛、头晕、目眩、失眠；③咯血、咽喉肿痛、喉痹；④小便不利、便秘；⑤奔豚气；⑥足心热。

【操作】直刺 0.5 ～ 1 寸。可灸。

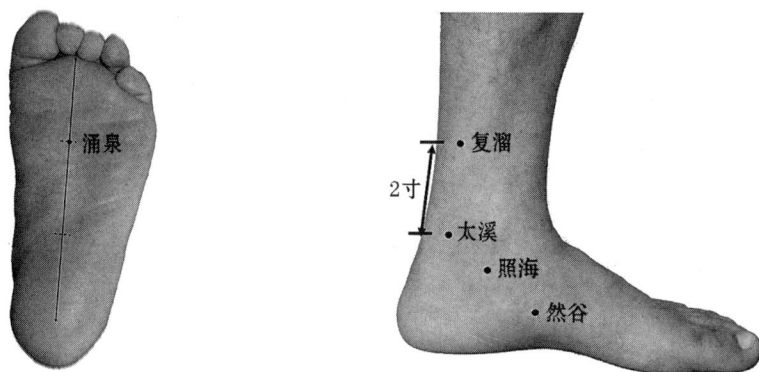

图 1-43 涌泉、然谷、太溪、照海、复溜

2. 然谷（KI2） 荥穴

【定位】足内侧缘，足舟骨粗隆下方，赤白肉际处。

【主治】①月经不调、带下、阴挺、阴痒，遗精、阳痿；②小便不利；③胸胁胀痛、咳血、咽喉肿痛、消渴；④腹泻；⑤小儿脐风、口噤不开；⑥下肢痿痹、足跗痛。

【操作】直刺 0.5 ～ 0.8 寸。可灸。

3. 太溪（KI3） 输穴、原穴

【定位】在足内侧内踝后方，内踝尖与跟腱之间凹陷处。

【主治】①头痛目眩、耳聋耳鸣、失眠健忘、咽喉肿痛、齿痛；②月经不调、遗精、阳痿；③咳嗽、气喘、胸痛、咯血；④消渴、小便频数，便秘；⑤腰背痛、下肢厥冷、内踝肿痛。

【操作】直刺 0.5 ～ 1 寸。可灸。

4. 照海（KI6） 八脉交会穴（通阴跷脉）

【定位】足内侧，内踝尖下方凹陷处。

【主治】①咽痛、咽干、暗哑、目赤肿痛；②痫证（夜发）、癫狂；③小便不利、小便频数；④月经不调、痛经、赤白带下；⑤失眠、嗜睡。

【操作】直刺 0.5 ～ 1 寸。可灸。

5. 复溜（KI7） 经穴

【定位】在小腿内侧，太溪直上 2 寸，跟腱的前方。

【主治】①水肿、汗证（多汗、无汗）；②腹胀肠鸣、泄泻；③腰脊强痛、腿肿、足痿；④口渴；⑤无脉症。

【操作】直刺 0.5 ～ 1 寸。可灸。

6. 大赫（KI12）

【定位】在下腹部，当脐下 4 寸，前正中线旁开 0.5 寸。

【主治】①遗精；②阴挺、带下、月经不调、痛经；③泄泻。

【操作】直刺 1～1.5 寸。可灸。

十一、手厥阴心包经及其常用穴

（一）经脉循行

手厥阴心包经起于胸中，出属心包络，向下穿过膈肌，依次络于上、中、下三焦。

其分支，从胸中分出，自胁肋部浅出，经腋下三寸处（天池穴），向上至腋窝中，沿上臂内侧中线，循行于手太阴肺经与手少阴心经之间，入肘，下前臂，沿桡侧腕屈肌腱和掌长肌腱之间，过腕部，入掌中（劳宫穴），沿中指出其尖端（中冲穴）。

其分支，从掌中分出，沿无名指出其尺侧端（关冲穴），交于手少阳三焦经（图 1-44）。

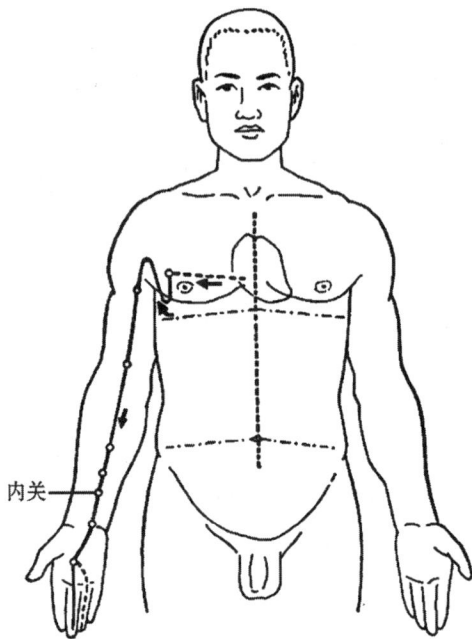

内关

图 1-44　手厥阴心包经循行示意

（二）经穴主治概要

手厥阴心包经经穴主治心、胸、胃病证，神志病及其本经循行部位的其他病证。

（三）常用经穴

手厥阴心包经自天池穴至中冲穴，共计9个经穴，常用穴7个（图1-45）。

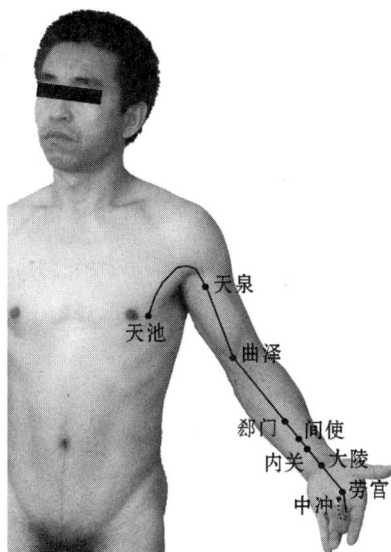

图 1-45　手厥阴心包经经穴总览

1. 曲泽（PC3）　合穴

【定位】肘横纹中，肱二头肌腱的尺侧缘（图1-46）。

【主治】①心痛、心悸、善惊；②胃痛、呕血、呕吐、泄泻；③暑热病；④肘臂挛痛。

【操作】直刺0.8～1寸，或三棱针刺络放血。

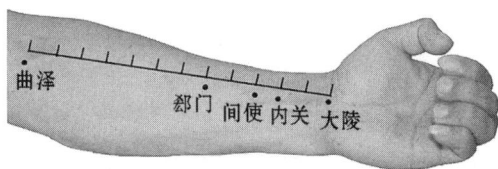

图 1-46　曲泽、郄门、间使、内关、大陵

2. 郄门（PC4）　郄穴

【定位】前臂掌侧，曲泽与大陵的连线上，腕横纹上5寸。

【主治】①心痛、心悸、心烦、胸痛；②咯血、呕血、衄血；③疔疮；④癫狂。

【操作】直刺0.5～1寸。可灸。

3. 间使（PC5）　经穴

【定位】前臂掌侧，曲泽与大陵的连线上，腕横纹上3寸。掌长肌腱与桡侧腕屈肌腱之间。

【主治】①心痛、心悸；②热病、疟疾；③癫狂、痫证；④胃痛、呕吐；⑤肘臂挛痛。

【操作】直刺 0.5～1 寸。可灸。

4. 内关（PC6） 络穴、八脉交会穴（通阴维脉）

【定位】前臂掌侧，曲泽与大陵的连线上，腕横纹上 2 寸。掌长肌腱与桡侧腕屈肌腱之间。

【主治】①心痛、心悸、胸闷、胸痛；②呕吐、胃痛、呃逆；③中风；④癫痫、癔症、失眠；⑤热病；⑥眩晕；⑦偏头痛、上肢痹痛。

【操作】直刺 0.5～1 寸。可灸。

5. 大陵（PC7） 输穴、原穴

【定位】腕掌横纹中点处，掌长肌腱与桡侧腕屈肌腱之间。

【主治】①心痛、心悸、胸胁痛；②胃痛、呕吐、口臭；③喜笑悲恐、癫狂；④疮疡；⑤臂、手挛痛，桡腕关节疼痛。

【操作】直刺 0.3～0.5 寸。可灸。

6. 劳宫（PC8） 荥穴

【定位】在手掌心，第 2、3 掌骨之间，偏于第 3 掌骨，握拳屈指时中指尖处（图 1-47）。

【主治】①中风昏迷、中暑；②心痛、烦闷、癫狂、痫证；③呕吐；④口疮、口臭；⑤鹅掌风。

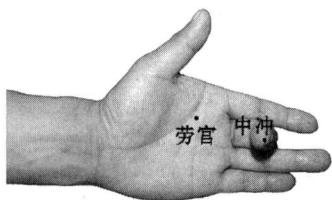

图 1-47 劳宫、中冲

【操作】直刺 0.3～0.5 寸。可灸。

7. 中冲（PC9） 井穴

【定位】在手中指尖端中央。

【主治】①心痛；②中风昏迷、中暑、晕厥、小儿惊风；③热病；④小儿夜啼；⑤舌强不语、舌强肿痛。

【操作】浅刺 0.1 寸，或三棱针点刺放血。

十二、手少阳三焦经及其常用穴

（一）经脉循行

手少阳三焦经起于无名指尺侧端（关冲穴），向上沿无名指尺侧至手腕背面，沿前臂外侧尺骨与桡骨之间，贯穿肘部，沿上臂外侧中线向上至肩部，前行入缺盆，入胸腔，布于膻中，散络心包，穿过膈肌，依次属上、中、下三焦。

其分支，从膻中分出，上行出缺盆，至肩部，左右交会于督脉大椎穴，上项，沿耳后直上，出耳上角，然后屈曲向下经面颊部至目眶下。

其分支，从耳后分出，进入耳中，出走耳前，经上关穴，在面颊部与前一分支相交，至目外眦（瞳子髎穴），交于足少阳胆经（图1-48）。

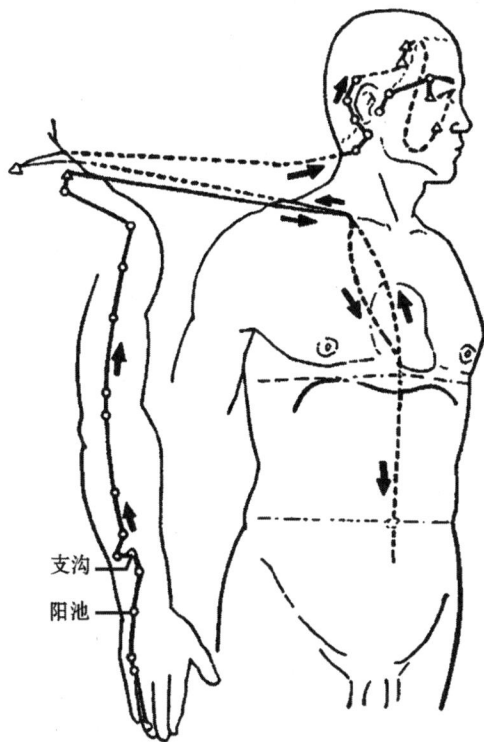

图1-48 手少阳三焦经循行示意

（二）经穴主治概要

手少阳三焦经经穴主治头、耳、胸胁、咽喉病和热病，以及经脉循行部位的其他病证。

（三）常用经穴

手少阳三焦经自关冲穴至丝竹空穴，共计23个经穴，常用穴10个（图1-49）。

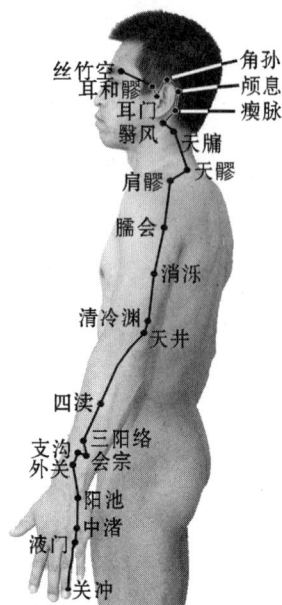

图 1-49　手少阳三焦经经穴总览

1. 关冲（SJ1） 井穴

【定位】在手无名指末节尺侧，指甲根角旁开 0.1 寸（图 1-50）。

【主治】①热病；②中暑、昏厥；③头痛、目赤、耳聋耳鸣、喉痹、舌强。

【操作】浅刺 0.1 寸，或三棱针点刺出血。

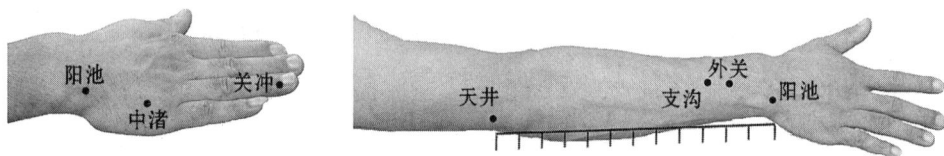

图 1-50　关冲、中渚、阳池、外关、支沟、天井

2. 中渚（SJ3） 输穴

【定位】手背部，无名指掌指关节后方，第 4、5 掌骨之间的凹陷处。

【主治】①头痛、目赤、耳聋、耳鸣、喉痹；②疟疾；③手臂痛、手指不能屈伸。

【操作】直刺 0.3～0.5 寸。可灸。

3. 阳池（SJ4） 原穴

【定位】腕背横纹中，指伸肌腱的尺侧缘凹陷处。

【主治】①目赤肿痛、耳聋、喉痹；②疟疾；③消渴、口干；④腕痛、肩臂痛。

【操作】直刺 0.3～0.5 寸。可灸。

4. 外关（SJ5） 络穴、八脉交会穴（通阳维脉）

【定位】在前臂背侧，阳池与肘尖的连线上，腕背横纹上 2 寸，尺骨与桡骨之间。

【主治】①热病、疟疾；②头痛、颊痛、目赤肿痛、耳聋耳鸣；③瘰疬；④胁肋痛、上肢痹痛、落枕。

【操作】直刺 0.5～1 寸。可灸。

5. 支沟（SJ6） 经穴

【定位】在前臂背侧，阳池与肘尖的连线上，腕背横纹上 3 寸，尺骨与桡骨之间。

【主治】①便秘；②耳鸣、耳聋、暴喑；③胁肋痛；④热病。

【操作】直刺 0.5～1 寸。可灸。

6. 天井（SJ10） 合穴

【定位】在臂外侧，屈肘时，肘尖直上 1 寸凹陷中。

【主治】①偏头痛、耳鸣、耳聋；②瘰疬、瘿气；③癫痫；④胸胁痛、颈项肩臂痛。

【操作】直刺 0.5～1 寸。可灸。

7. 肩髎（SJ14）

【定位】在肩部，臂外展时，于肩峰后下方呈现凹陷处（图 1-51）。

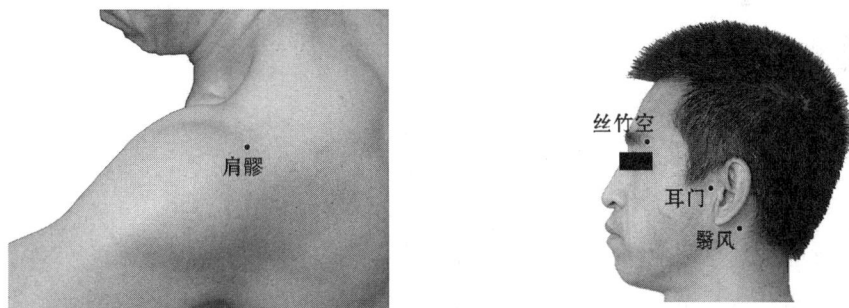

图 1-51　肩髎、翳风、耳门、丝竹空

【主治】臂痛，肩重不能举。

【操作】向肩关节直刺 1～1.5 寸。可灸。

8. 翳风（SJ17）

【定位】耳垂后方，当乳突与下颌角之间的凹陷处。

【主治】①耳聋、耳鸣；②口眼㖞斜、牙关紧闭、齿痛、颊肿；③失眠、颈椎病、头晕。

【操作】直刺 0.8～1.2 寸。可灸。

9. 耳门（SJ21）

【定位】在面部，耳屏上切迹的前方，下颌骨髁状突后缘，张口有凹陷处。

【主治】①耳聋、耳鸣、聤耳；②齿痛、颈颌痛。

【操作】张口，直刺 0.5～1 寸，不留针，如留针则令患者轻缓微闭口。可灸。

10. 丝竹空（SJ23）

【定位】在面部，眉梢凹陷处。

【主治】①目赤肿痛、眼睑瞤动；②头痛、齿痛；③癫狂、痫证。

【操作】平刺 0.5～1 寸。禁灸。

十三、足少阳胆经及其常用穴

（一）经脉循行

足少阳胆经起于目外眦（瞳子髎穴），上至额角（颔厌穴），再下行至耳后，循颈行于手少阳经之前，至肩上，却交出手少阳经之后方，左右交会于大椎穴，前行入缺盆。

其分支，从耳后进入耳中，出走于耳前，到目外眦后方。

其分支，从目外眦分出，下行至大迎穴，同手少阳经面颊部的支脉相合，行至目眶下，折向下覆盖于颊车穴部，下行至颈部，与前脉会合于缺盆后，进入体腔，穿过膈肌，络肝，属胆，沿胁里浅出气街（气冲穴），绕毛际，横行至环跳穴处。

直行主干，自缺盆下行至腋，沿胸侧，过季肋，下行至环跳穴处与前脉会合，再向下沿大腿外侧、膝关节外缘，行于腓骨前面，直下至腓骨下端，浅出外踝之前，沿足背出于足第四趾外侧端（足窍阴穴）。

其分支，从足背（足临泣穴）分出，前行出足大趾外侧端，折返穿过爪甲，分布于足大趾爪甲后丛毛处，交于足厥阴肝经（图 1-52）。

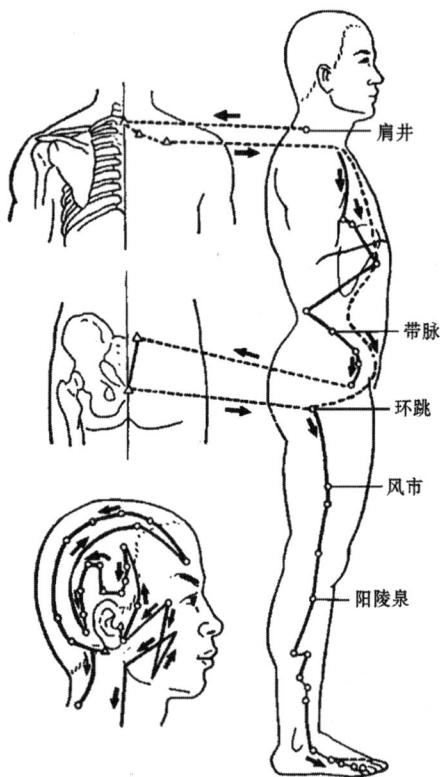

图 1-52 足少阳胆经循行示意

（二）经穴主治概要

足少阳胆经经穴主治侧头、目、耳、咽喉病和神志病、热病，以及经脉循行部位的其他病证。

（三）常用经穴

足少阳胆经自瞳子髎穴至足窍阴穴，共计 44 个经穴，常用穴 15 个（图 1-53）。

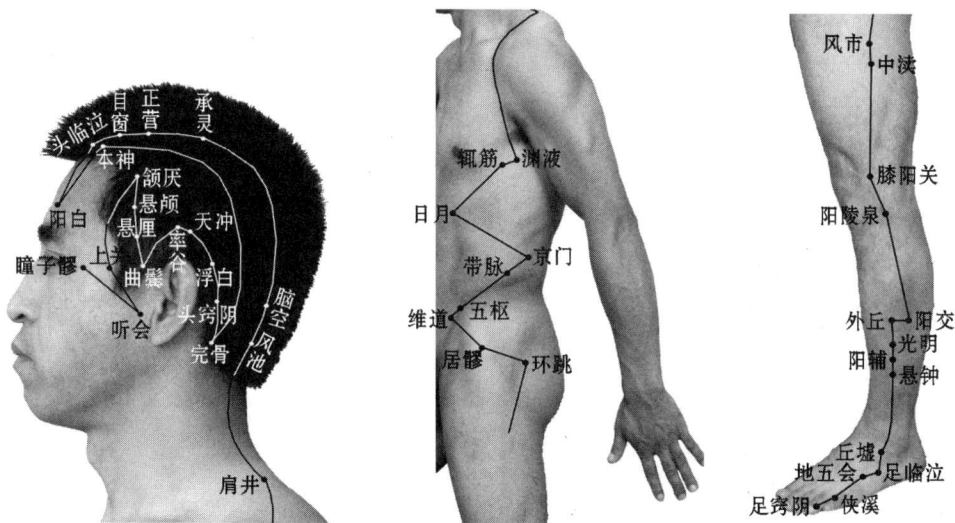

图 1-53　足少阳胆经经穴总览

1. 瞳子髎〔GB1〕

【定位】在面部目外眦旁，眶外侧缘处。

【主治】头痛、目赤肿痛、目翳、青盲。

【操作】平刺 0.3 ～ 0.5 寸，三棱针点刺放血。不灸。

2. 率谷〔GB8〕

【定位】在头部耳尖直上，入发际 1.5 寸。

【主治】①偏头痛、眩晕；②小儿急、慢惊风。

【操作】平刺 0.5 ～ 0.8 寸。可灸。

3. 阳白〔GB14〕

【定位】在前额部，瞳孔直上，眉上 1 寸。

【主治】①头痛；②目眩、目痛、视物模糊、眼睑𬌗动。

【操作】平刺 0.5 ～ 0.8 寸。可灸。

4. 头临泣〔GB15〕

【定位】在头部，当瞳孔直上入前发际 0.5 寸，神庭与头维连线中点处。

【主治】①头痛；②目痛、目眩、流泪、目翳；③鼻塞、鼻渊；④小儿惊痫。

【操作】平刺 0.5 ～ 0.8 寸。可灸。

5. 风池（GB20） 足少阳与阳维脉交会穴

【定位】在项部枕骨之下，胸锁乳突肌与斜方肌上端之间的凹陷中，平风府穴。

【主治】①中风、癫痫、眩晕；②鼻塞、鼻渊、鼻衄、目赤肿痛、口眼㖞斜、耳鸣、耳聋；③头痛、颈项强痛；④热病；⑤疟疾；⑥瘿气。

【操作】针尖微下，向鼻尖斜刺 0.8 ～ 1.2 寸，或平刺透风府穴。深部为延髓，必须严格掌握针刺角度与深度，严禁向内上方深刺。可灸。

6. 肩井（GB21）

【定位】在肩上，前直乳中，大椎与肩峰连线的中点。

【主治】①头项强痛、肩背疼痛、上肢不遂；②难产、乳痈、乳汁不下、乳癖。

【操作】直刺 0.5 ～ 0.8 寸，深部正当肺尖，不可深刺，孕妇禁针。可灸。

7. 日月（GB24） 胆募穴

【定位】上腹部，乳头直下第 7 肋间隙，前正中线旁开 4 寸。

【主治】黄疸、胁痛、呕吐、吞酸、呃逆。

【操作】斜刺或平刺 0.5 ～ 0.8 寸，不可深刺。可灸。

8. 带脉（GB26） 足少阳与带脉交会穴

【定位】在侧腹部，章门下 1.8 寸，第 11 肋游离端下方垂线与脐水平线的交点上。

【主治】①闭经、月经不调、赤白带下；②腹痛、腰胁痛；③疝气。

【操作】直刺 1 ～ 1.5 寸。可灸。

9. 环跳（GB30）

【定位】在股外侧部，侧卧屈股，股骨大转子最凸点与骶管裂孔连线的外 1/3 与中 1/3 交点处。

【主治】①腰胯疼痛、半身不遂、下肢痿痹；②风疹。

【操作】直刺 2 ～ 3 寸。可灸。

10. 风市（GB31）

【定位】大腿外侧部的中线上，腘横纹上 7 寸，或直立垂手时中指尖处。

【主治】①下肢痿痹、麻木及半身不遂、脚气；②遍身瘙痒。

【操作】直刺 1 ～ 1.5 寸。可灸。

11. 阳陵泉（GB34） 合穴、胆下合穴、八会穴（筋会）

【定位】小腿外侧，腓骨小头前下方凹陷中。

【主治】①黄疸、胁痛、口苦、呕吐、吞酸；②膝肿痛、下肢痿痹及麻木、脚气；③小儿惊风。

【操作】直刺 1 ～ 1.5 寸。可灸。

12. 光明（GB37） 络穴

【定位】小腿外侧，外踝尖上 5 寸，腓骨前缘（图 1-54）。

【主治】①目痛、夜盲、近视、目眩、视物昏花；②胸乳胀痛；③下肢痿痹。

【操作】直刺 0.5 ～ 0.8 寸。可灸。

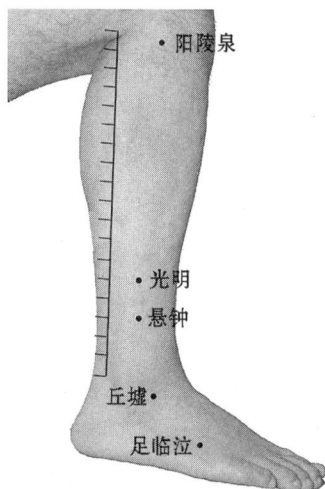

图 1-54　阳陵泉、光明、悬钟、丘墟、足临泣

13. 悬钟（GB39） 别名"绝骨"；八会穴（髓会）

【定位】在小腿外侧，外踝尖上 3 寸，腓骨前缘。

【主治】①痴呆、中风；②颈项强痛、胸胁胀痛；③下肢痿痹、脚气。

【操作】直刺 0.5 ～ 0.8 寸。可灸。

14. 丘墟（GB40） 原穴

【定位】在足外踝的前下方，趾长伸肌腱的外侧凹陷处。

【主治】①目赤肿痛、目翳；②颈项痛、腋下肿、胸胁胀痛、外踝肿痛；③下肢痿痹、中风偏瘫、足内翻、足下垂；④疟疾。

【操作】直刺 0.5 ～ 0.8 寸。可灸。

15. 足临泣（GB41） 输穴、八脉交会穴（通带脉）

【定位】足背外侧，足第 4 跖趾关节的后方，小趾伸肌腱外侧凹陷处。

【主治】①偏头痛、目赤肿痛、胁肋疼痛、足跗疼痛；②月经不调、乳痈；③疟疾。

【操作】直刺 0.5 ～ 0.8 寸。可灸。

十四、足厥阴肝经及其常用穴

（一）经脉循行

足厥阴肝经起于足大趾爪甲后丛毛处，向上沿足背至内踝前一寸处（中封穴），向上沿胫骨内缘，在内踝上八寸处交出足太阴脾经之后，上行过膝内侧，沿大腿内侧中线进入阴毛部，环绕外生殖器，抵小腹，挟胃两旁，属肝，络胆，向上穿过膈肌，分布于胁肋部，沿喉咙的后方，向上进入鼻咽部，上行连接目系，出于额，上行与督脉会于头顶部。

其分支，从目系（指眼后与脑相连的组织）分出，下行于面颊里，环绕口唇内。

其分支，从肝分出，另行穿过膈肌，向上注入肺内，交于手太阴肺经（图 1-55）。

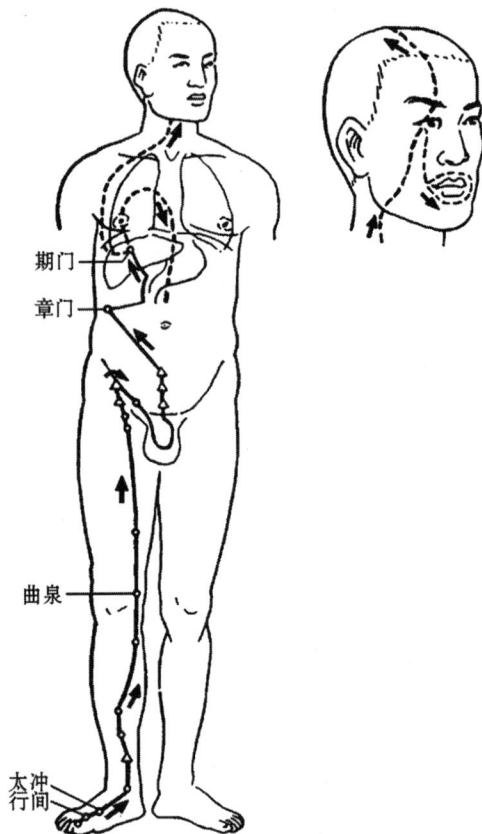

图 1-55 足厥阴肝经循行示意

（二）经穴主治概要

足厥阴肝经经穴主治肝病、妇科病、前阴病及其经脉循行部位的其他病证。

（三）常用经穴

足厥阴肝经自大敦穴至期门穴，共计 14 个经穴，常用穴 7 个（图 1-56）。

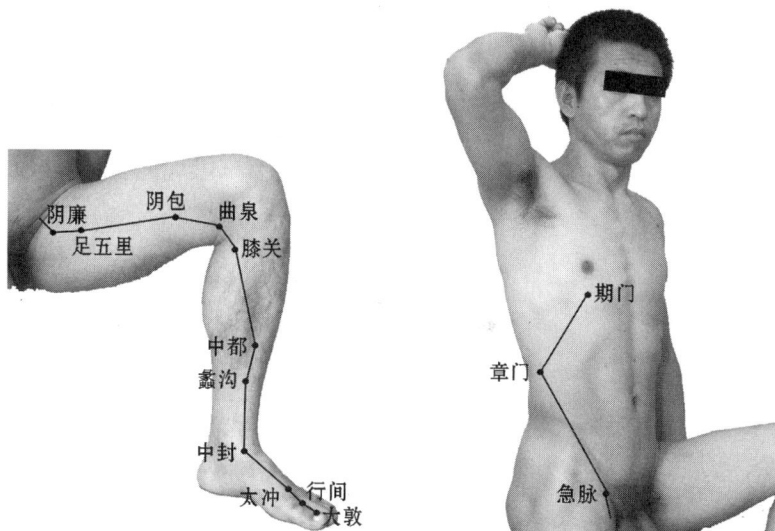

图 1-56　足厥阴肝经经穴总览

1. 大敦（LR1）　井穴

【定位】足大趾末节外侧，趾甲根角旁开 0.1 寸。

【主治】①少腹痛、疝气；②遗尿、癃闭、尿血；③月经不调、闭经、崩漏、阴挺、阴中痛等；④癫痫、善寐。

【操作】浅刺 0.1 ～ 0.2 寸，或点刺出血。可灸。

2. 行间（LR2）　荥穴

【定位】足背侧，第 1、2 趾间，趾蹼缘的后方赤白肉际处。

【主治】①中风、癫痫；②头痛、目眩、目赤肿痛、青盲、口㖞、鼻衄；③阴中痛、带下、闭经、痛经、崩漏、月经不调；④遗尿、癃闭、小便不利；⑤疝气；⑥胁痛。

【操作】直刺 0.5 ～ 0.8 寸。可灸。

3. 太冲（LR3）　输穴、原穴

【定位】在足背侧，第 1、2 跖骨结合部的前方凹陷处。

【主治】①中风、癫狂痫、小儿惊风；②头痛、眩晕、耳鸣耳聋、目赤肿痛、口㖞、咽痛；③月经不调、痛经、闭经、崩漏、带下；④黄疸、胁痛、腹痛、呕吐、呃逆；⑤癃闭、遗尿；⑥疝气；⑦下肢痿痹、足跗肿痛。

【操作】直刺 0.5 ～ 0.8 寸。可灸。

4. 中封（LR4） 经穴

【定位】在足背侧，当足内踝前，胫骨前肌腱的内侧凹陷处。

【主治】①遗精、小便不利；②疝气、腹痛；③内踝肿痛。

【操作】直刺 0.5 ～ 0.8 寸。可灸。

5. 曲泉（LR8） 合穴

【定位】屈膝，当膝关节内侧面横纹头上方，股骨内侧髁后缘，半腱肌、半膜肌止端的前缘凹陷处。

【主治】①月经不调、痛经、带下、阴挺、阴痒、产后腹痛；②遗精、阳痿；③小便不利；④疝气、腹痛；⑤膝髌肿痛、下肢痿痹。

【操作】直刺 1 ～ 1.5 寸。可灸。

6. 章门（LR13） 脾募穴、八会穴（脏会）

【定位】在侧腹部，当第 11 肋游离端的下方。

【主治】①腹胀、腹痛、呕吐、肠鸣、泄泻；②胁痛、黄疸、痞块。

【操作】斜刺 0.5 ～ 0.8 寸，左章门在脾下方，右章门则在肝前叶附近，所以不能深刺，注意少提插。可灸。

7. 期门（LR14） 肝募穴

【定位】胸部，乳头直下，第 6 肋间隙，前正中线旁开 4 寸。

【主治】①胸胁胀痛、呕吐、吞酸、呃逆、腹胀、腹泻；②奔豚气；③乳痈。

【操作】斜刺或平刺 0.5 ～ 0.8 寸。可灸。

第四节　常用的经外奇穴

一、头颈部穴

1. 四神聪（EX-HN1）

【定位】在头顶部，百会前后左右各 1 寸，共 4 穴（图 1-57）。

【主治】①头痛、眩晕、失眠、健忘、癫痫、偏瘫、脑积水等头脑部疾患；②目疾。

【操作】平刺 0.5 ～ 0.8 寸。可灸。

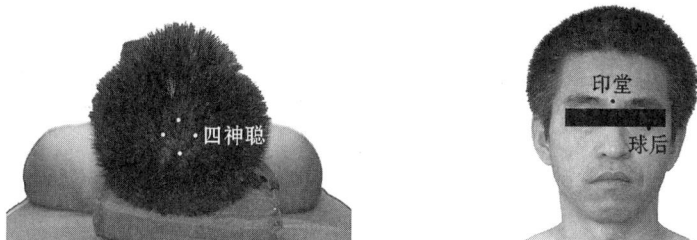

图 1-57　四神聪、印堂、球后

2. 印堂（EX-HN3）

【定位】在额部，两眉头的中间。

【主治】①痴呆、痫证、失眠、健忘；②头痛、眩晕；③鼻衄、鼻塞多涕、鼻渊；④小儿惊风；⑤产后血晕、子痫；⑥失眠。

【操作】提捏局部皮肤，平刺 0.3 ～ 0.5 寸，或用三棱针点刺出血。可灸。

3. 太阳（EX-HN5）

【定位】在颞部，眉梢与目外眦之间，向后约一横指的凹陷处（图 1-58）。

【主治】①头痛；②目疾；③高血压。

【操作】直刺或斜刺 0.3 ～ 0.5 寸，或点刺出血。不灸。

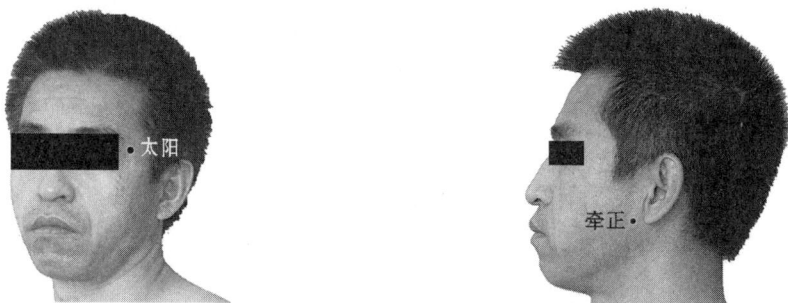

图 1-58　太阳、牵正

4. 牵正

【定位】在面颊部，耳垂前 0.5 ～ 1 寸敏感点处。

【主治】口㖞、口疮。

【操作】向前斜刺 0.5 ～ 0.8 寸。可灸。

二、胸腹部穴

1. 子宫（EX-CA1）

【定位】在下腹部，脐中下 4 寸（中极穴），旁开 3 寸（图 1-59）。

【主治】阴挺、月经不调、痛经、崩漏、不孕等妇科病证。

【操作】直刺 0.8 ～ 1.2 寸。可灸。

2. 三角灸（EX-CA2）

【定位】以患者两口角之间的长度为边长，脐心做顶角，做一等边三角形，两底角处是该穴（图 1-68）。

【主治】疝气、腹痛。

【操作】艾炷灸 5 ～ 7 壮。

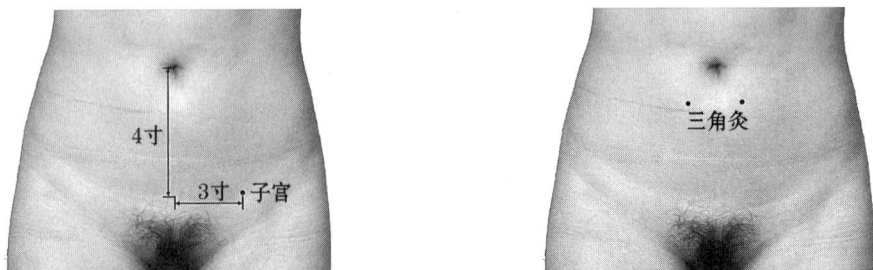

图 1-59　子宫、三角灸

三、背部穴

1. 定喘（EX-B1）

【定位】在背部，第 7 颈椎棘突下，旁开 0.5 寸（图 1-60）。

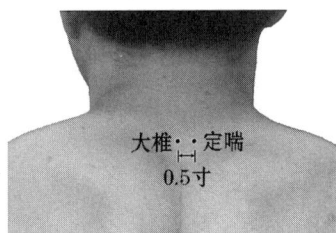

图 1-60　大椎、定喘

【主治】①哮喘、咳嗽；②肩背痛、落枕。

【操作】直刺 0.5 ～ 0.8 寸。可灸。

2. 夹脊（EX-B2）

【定位】在背腰部，第 1 胸椎至第 5 腰椎棘突下两侧，后正中线旁开 0.5 寸，一侧 17 穴，左右共 34 穴（图 1-61）。

【主治】适用范围较广，其中，上胸部的穴位治疗心肺、上肢疾病；下胸部的穴位治疗胃肠疾病；腰部的穴位治疗腰腹及下肢疾病。

【操作】直刺 0.3 ～ 0.5 寸，或用梅花针叩刺。可灸。

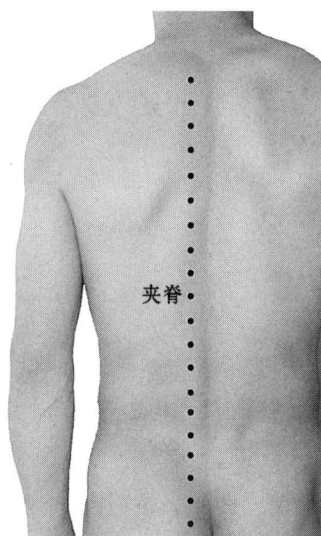

图 1-61　夹脊

3. 腰眼（EX-B7）

【定位】在腰部，第 4 腰椎棘突下，旁开约 3.5 寸凹陷中（图 1-62）。

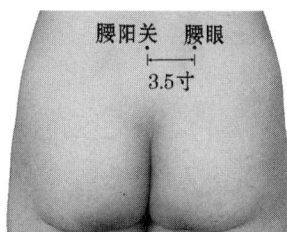

图 1-62　腰眼、腰阳关

【主治】①腰痛；②月经不调、带下；③虚劳。

【操作】直刺 1 ～ 1.5 寸，可灸。

四、上肢穴

1. 腰痛点（EX-UE7）

【定位】在手背侧，第 2、3 掌骨及第 4、5 掌骨之间，当腕横纹与掌指关节中点处，一侧 2 穴，左右共 4 穴（图 1-63）。

【主治】急性腰扭伤。

【操作】由两侧向掌中斜刺 0.5 ～ 0.8 寸，行针的同时，嘱患者活动患部。

2. 外劳宫（EX-UE8） 别名"落枕穴"

【定位】在手背侧，第 2、3 掌骨间，掌指关节后约 0.5 寸处。

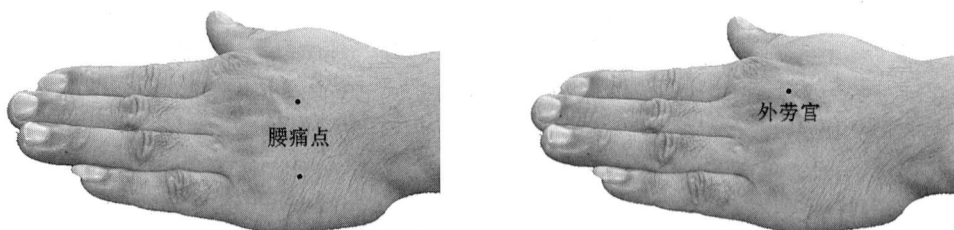

图 1-63　腰痛点、外劳宫

【主治】①落枕，手臂肿痛；②脐风；③胃痛。

【操作】直刺或斜刺 0.5 ～ 0.8 寸。

3. 八邪（EX-UE9）

【定位】在手背侧，微握拳，第 1 至第 5 指间，指蹼缘后方赤白肉际处，左右共 8 穴（图 1-64）。

【主治】①手背肿痛、手指麻木；②烦热、目痛；③毒蛇咬伤。

【操作】斜刺 0.5 ～ 0.8 寸，或点刺出血。

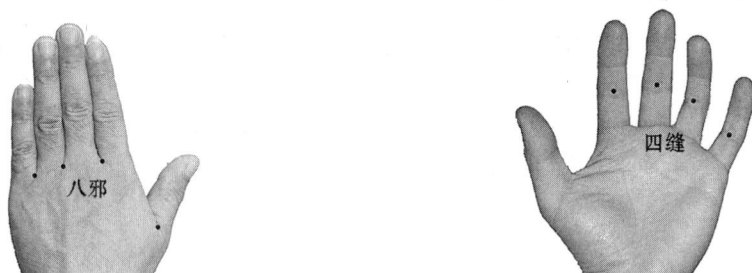

图 1-64　八邪、四缝

4. 四缝（EX-UE10）

【定位】在第 2 至第 5 指掌侧，近端指间关节的中央，一手 4 穴，左右共 8 穴。

【主治】①小儿疳积；②百日咳。

【操作】点刺出血或挤出少许黄色透明黏液。

5. 十宣（EX-UE11）

【定位】在手十指尖端，距指甲游离缘 0.1 寸，左右共 10 穴（图 1-65）。

【主治】①昏迷、癫痫；②高热、咽喉肿痛；③手指麻木。

【操作】浅刺 0.1 ～ 0.2 寸，或点刺出血。

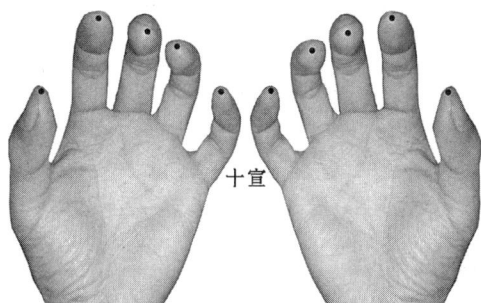

图 1-65　十宣

五、下肢穴

1. 膝眼（EX-LE5）

【定位】屈膝，在髌韧带两侧凹陷处。在内侧的称内膝眼，在外侧的称外膝眼（图 1-66）。

【主治】①膝痛，腿痛；②脚气。

【操作】向膝中斜刺 0.5～1 寸，或透刺对侧膝眼。可灸。

2. 胆囊（EX-LE6）

【定位】在小腿外侧上部，阳陵泉穴直下 1～2 寸范围内压痛最明显处。

【主治】①急慢性胆囊炎、胆石症、胆道蛔虫病等胆腑疾患；②下肢痿痹。

【操作】直刺 1～2 寸。可灸。

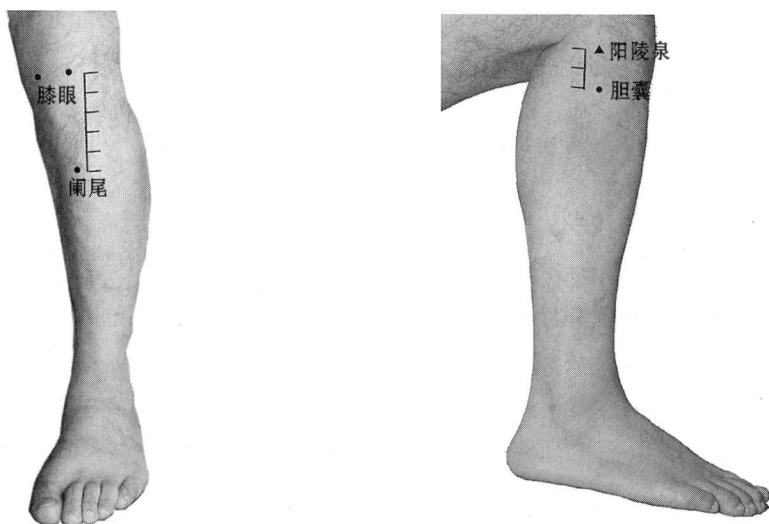

图 1-66　膝眼、阑尾、胆囊、阳陵泉

3. 阑尾（EX-LE7）

【定位】在小腿前侧上部，足三里穴直下 1～2 寸范围内压痛最明显处。

【主治】①急慢性阑尾炎；②消化不良；③下肢痿痹。

【操作】直刺 1.5～2 寸。可灸。

4. 八风（EX–LE10）

【定位】在足背侧，第 1 至第 5 趾间，趾蹼缘后方赤白肉际处，一足 4 穴，左右共 8 穴（图 1–67）。

【主治】①足跗肿痛、趾痛；②毒蛇咬伤；③脚气。

【操作】斜刺 0.5～0.8 寸，或点刺出血。

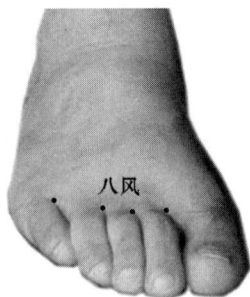

图 1-67　八风

第五节　选穴原则及配穴方法

穴位的临床应用要经过选穴与配穴两个过程，一个完整的针灸处方应是在中医理论尤其是经络学说的指导下，依据选穴原则和配穴方法，选取腧穴并进行配伍，确立刺灸方法而形成的治疗方案。

一、选穴原则

一般以脏腑经络学说为指导，以循经取穴为主，并根据不同证候选取不同腧穴。

（一）近部选穴

近部选穴是指选取病痛所在部位或邻近部位的腧穴。这是因为腧穴普遍具有近治作用的特点。凡其症状在体表部位反映较为明显或较为局限的病证，均可近部取穴。如耳病取听宫、耳门；鼻病取迎香；胃痛取中脘。可单取一经，亦可数经同用，旨在就近调整受病经络、脏腑的阴阳气血，使之平衡。

（二）远部选穴

远部选穴又称远道取穴，是指选取距离病痛较远处部位的腧穴，具体应用时有本经取穴与异经取穴之分。

1.本经取穴：病变属何脏何经，即可选该经有关穴，如肺病取太渊、鱼际，脾病取太白、三阴交，面口疾病取合谷等。

2. 异经取穴：许多疾病的病理变化，在脏腑之间，彼此关联，相互影响，十二经脉之间又阴阳相贯，手足相接，治疗时可以相互为用。如肩周炎取条口等。

（三）辨证取穴

辨证取穴是指针对疾病的病因病机而选取腧穴。如胃痛证属肝气犯胃者，除取中脘、足三里外，还应辨证选取太冲、肝俞等。

（四）对症取穴

对症取穴是指针对某些全身症状，或疾病的某个症状而选取腧穴。以腧穴主治功能为依据，属于治标范畴。如大椎能退热、人中可苏厥、神门能安神等。

二、配穴方法

是在选穴原则的基础上，选取主治相同或相近，具有协同增效作用的腧穴加以配伍应用的方法，它是选穴原则的具体应用。配穴时还要处理好主次关系，坚持少而精和随症加减的原则。

（一）按经脉配穴法

1. 本经配穴法　某一经、某一脏腑病变时，则选其经腧穴，配成处方，如肺病咳嗽取中府、尺泽、列缺等。

2. 表里经配穴法　以脏腑、经脉的阴阳表里关系作为依据。如胃痛取足三里、公孙，主客原络配穴也属此法。

3. 同名经配穴法　基于同名的手、足阳经经脉相连、经气相通的理论，此法适用于六阳经。如阳明头痛取合谷、内庭；落枕取后溪、昆仑等。

（二）按部位配穴法

1. 上下配穴法　指将腰部以上腧穴和腰部以下腧穴配合应用的方法。此法临床应用最广，如牙痛取合谷、内庭。此外八脉交会穴配合应用，也属本法。

2. 前后配穴法　前指胸腹，后指腰背。选前后部位腧穴配合应用的方法亦称为腹背阴阳配穴法，如胃痛取梁门、胃仓。俞募配穴也属此法。

3. 左右配穴法　指选取肢体左右两侧腧穴配合应用的方法。本法基于十二经脉左右对称分布和部分经脉左右交叉的特点。多用于病变局限于一侧时的头面疾患，如左侧面瘫，取右侧合谷；右侧头角痛，取左侧阳陵泉、侠溪。另外，脏腑病左右穴位同取，加强协调作用，如胃痛取双侧足三里、胃俞等。

（习题）

第二章　社区中医适宜技术的基本功训练

第一节　毫针刺法的基本功训练

一、持针法训练

（一）刺手与押手

毫针操作时，将医者持针施术的手（一般为右手）称为刺手，按压掐切穴位局部、协助进针的手（一般为左手）称为押手（图 2-1）。刺手的作用主要是操控毫针，进针时将指力集于针尖，使针快速透入皮肤；完成主要的行针、补泻手法并出针。押手的作用主要是固定穴位部位皮肤，协助毫针能准确地刺中腧穴；或使针身有所依靠，保持针身垂直，力达针尖，利于进针，减轻针刺痛感；协助调整和加强针感。进针时，刺手与押手应协同操作，配合得当，动作协调。

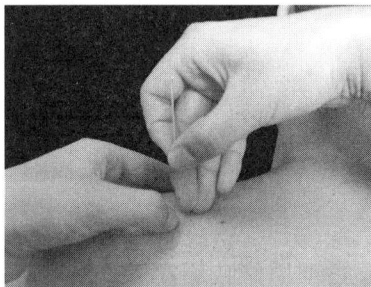

图 2-1　押手

（二）持针姿势

持针法，即医者操持毫针并保持其坚挺端直的方法。持针的姿势有多种，如执毛笔式持针法、二指持针法、多指持针法等。医者可根据需要或自身习惯选取，但必须全神贯注，心手合一，确保针身坚挺端直，不可弯曲等。

1. 常规持针法　一般用刺手的拇、食指夹持针柄，中指抵住针身，其状如执持毛笔，故称为执毛笔式持针法。一般适用于 1.5～2.5 寸短针，浅刺、深刺均可（图 2-2）。

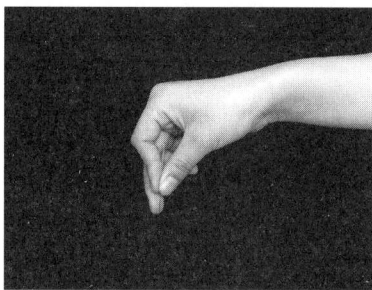

图 2-2　常规持针法

2. 二指持针法　用刺手拇、食或拇、中两指指腹夹持针柄，针身与拇指呈 90°角。一般用于短针针刺浅层腧穴（图 2-3）。

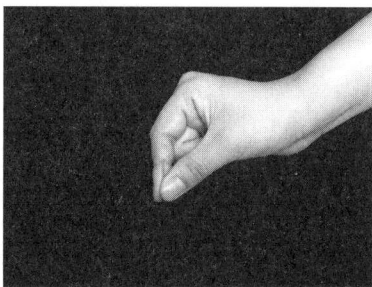

图 2-3　二指持针法

3. 多指持针法　即用右手拇、食、中、无名指指腹执持针柄，小指指尖抵于针旁皮肤，支持针身垂直。一般用于长针的深刺（图 2-4）。

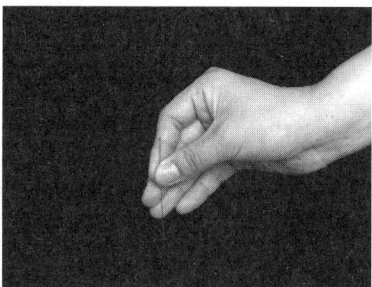

图 2-4　多指持针法

二、指力训练

指力是指整个针刺过程中医者刺手手指操控的力度和技巧，包括进针时的力度方向及角度、行针力度、频率及手指的耐力等。良好的指力是掌握针刺手法的基础，而熟练的针刺手法是针刺疗效的保证。指力和手法训练达到熟练程度后，医者集中精神，将指力作用于针尖，且用力方向与进针方向保持一致，稍加用力就可以轻捷而无痛苦地将针尖穿透皮肤。施术时进针快、透皮不痛，行针时补泻手法运用自如。反之，指力与手法不熟练，则在施术时难以控制针体，进针困难，痛感明显，行针时动作不协调，影响针刺治疗效果。因此，指力训练是初学针刺者的重要基本技能训练。

指力训练一般在纸垫或仿真皮肤针包（市售）上进行（图2-5、图2-6）：①纸垫制作：用松软的细草纸或毛边纸，折叠成长8cm，宽约5cm，厚2～3cm的纸块，用线如"井"字形扎紧，做成纸垫。②练针时，押手控制纸垫或仿真皮肤针包，刺手拇、食、中三指持针柄，如持笔状地持1～1.5寸毫针，使针尖垂直地抵在纸垫或仿真皮肤针包上，刺手拇指与食指快速加力，待针尖刺透纸垫或仿真皮肤针包表面并进入适当深度后，再另换一处练习。同时，也可以练习捻转手法和出针。③反复练习至能灵活、迅速刺入为度。练习用毫针长度要适宜，一般选用0.5～1.5寸毫针，最好先以短毫针反复练习，待掌握了一定的指力基础和技巧后，再用长毫针练习。

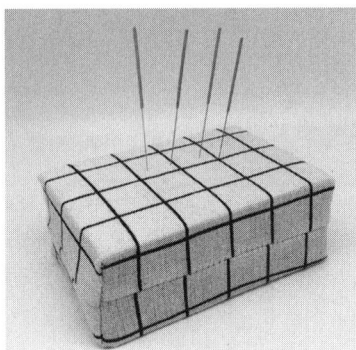

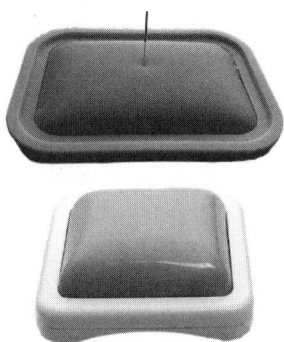

图2-5　纸垫　　　　　　　　　　　图2-6　仿真皮肤针包

从临床实践可知，能否顺利进针主要取决于手指力量是否作用在针尖上，取决于用力方向是否与进针方向一致。如果方向一致，则稍一用力就可轻巧地进针，若方向不一致，用力方向与针体之间有一夹角，则作用力分散，针尖受力小，难以透过皮肤，且容易弯针并导致疼痛。因此，在进行指力训练时，一定要掌握其精髓，将重点放在持针、进针和行针技巧的训练上。要点在于精神内守，将指力作用于针尖，用力方向与进针方向保持一致，同时还应注意耐力和双手配合的训练。

三、针法训练

针法训练是在指力训练达到一定水平的基础上进行的，包括进针手法和行针手法训练。前者主要在纸垫和仿真皮肤针包上进行；后者主要在棉团上进行。棉团制作：取棉花适量，用棉线缠绕，外紧内松，做成直径6～7cm的圆球，外包白布一层缝制而成。因棉团松软，故主要练习提插、捻转及进针、出针等各种毫针操作手法。

（一）进针手法训练

进针法是指毫针在刺手与押手的密切配合下，运用各种手法将针刺入穴位皮下的方法，是毫针刺法的首要操作技术。进针时要注意指力与腕力的协调一致，要求做到无痛或微痛进针。主要分为单手进针法、双手进针法和针管进针法。

1. 单手进针法　用刺手的拇、食指夹持针柄，中指指端紧靠穴位，指腹抵住针身下段和针尖，当拇、食指向下用力按压时，中指随势屈曲，将针刺入穴位，直刺至所要求的深度（图2-7）。也可用刺手的拇、食指夹持针身下端，针尖露出少许，进针时针尖对准穴位快速刺入皮下，然后拇、食指沿针身上移夹持针身上段或针柄，将针刺入深层。此法多用于短针进针。

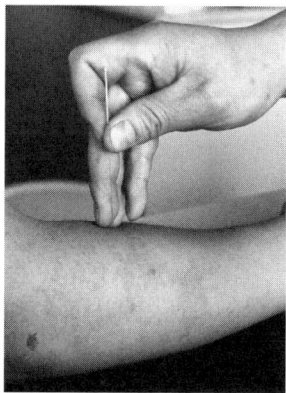

图2-7　单手进针法

2. 双手进针法　包括以下四种。

（1）指切进针法：又称爪切进针法，用押手拇指或食指端切按在腧穴位置上，刺手持针，紧靠押手指甲面将针刺入腧穴。此法适宜于短针的进针（图2-8）。

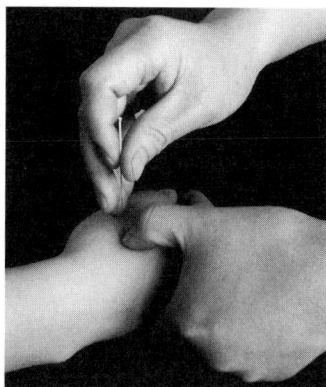

图2-8　指切进针法

（2）夹持进针法：即用严格消毒的押手拇、食二指夹住针身下端，将针尖固定在所刺腧穴的皮肤表面位置，刺手捻动针柄，将针刺入腧穴。此法适用于长针的进针（图2-9）。

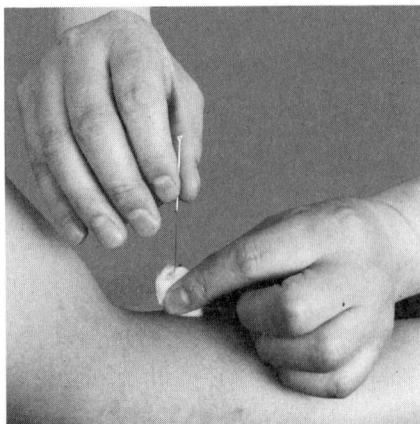

图 2-9　夹持进针法

（3）舒张进针法：用押手食、中二指或拇、食二指将所刺腧穴部位的皮肤向两侧撑开，使皮肤绷紧，刺手持针，使针从押手食、中二指或拇、食二指的中间刺入。此法主要用于皮肤松弛或皱纹较深部位的腧穴（图 2-10）。

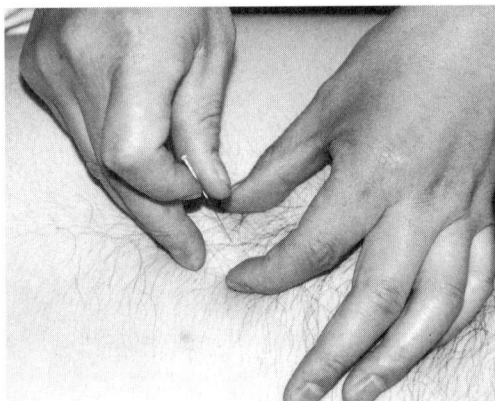

图 2-10　舒张进针法

（4）提捏进针法：用押手拇、食二指将所刺腧穴部位的皮肤提起，刺手持针，从捏起的上端将针刺入，此法主要用于皮肉浅薄部位的腧穴，如印堂穴（图 2-11）。

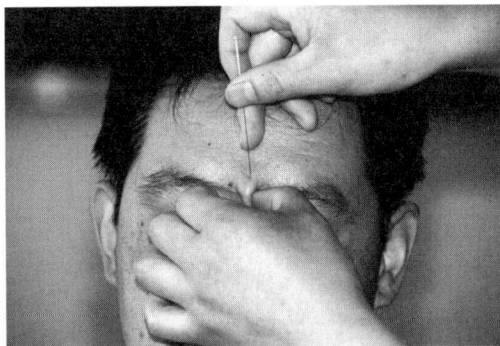

图 2-11　提捏进针法

以上各种进针方法在临床上应根据腧穴所在部位的解剖特点、针刺深浅和手法的要求灵活选用，以便于进针和减轻患者的疼痛。

3. 针管进针法 将针先插入用玻璃、塑料或金属制成的比针短 3 分左右的小针管内，放在穴位皮肤上，左手压紧针管，右手食指对准针柄一击，使针尖迅速刺入皮肤，去掉针管，再将针刺入腧穴内。此法进针不痛，多用于儿童和惧针者。也有用安装弹簧的特制进针器进针。

（二）行针手法训练

1. 提插法训练 提插法是将针刺入腧穴一定深度后，施以上提下插的操作手法。使针由浅层向下刺入深层的操作谓之插，从深层向上引退至浅层的操作谓之提，如此反复地做上下纵向运动就构成了提插法。

提插法练习时，要求指力一定要均匀一致，幅度不宜过大，一般以 3～5 分为宜，频率不宜过快，每分钟 60 次左右，保持针身垂直，不改变针刺角度、方向。

提插幅度的大小、层次的变化、频率的快慢和操作时间的长短，应根据患者的体质、病情、腧穴部位和针刺目的等灵活掌握。通常认为行针时提插的幅度大，频率快，刺激量就大；反之，提插的幅度小，频率慢，刺激量就小。

2. 捻转法训练 捻转法即将针刺入腧穴一定深度后，施向前向后捻转动作使针在腧穴内反复前后来回旋转的行针手法。捻转角度的大小、频率的快慢、时间的长短等，需根据患者的体质、病情、腧穴的部位、针刺目的等具体情况而定。

捻转练习时，要求指力要均匀，角度要适当，一般应掌握在 180°左右，不能单向捻针，否则针身易被肌纤维等缠绕，引起局部疼痛和导致滞针而使出针困难。

捻转角度的大小、频率的快慢和操作时间的长短，应根据患者的体质、病情、腧穴部位和针刺目的等灵活掌握。一般认为捻转角度大，频率快，其刺激量就大；捻转角度小，频率慢，其刺激量则小。

指力和针刺手法练到一定程度后，可将进针、行针手法综合起来练习，使之浑然一体。

四、自身试针训练

通过指力和针法训练后，掌握了一定的指力和行针技巧，便可以在自己身上选择一些穴位进行试针，也可彼此相互试针，以体会进针时皮肤的韧性和进针需要用力的大小，以及针刺的各种感觉。要求能逐渐做到进针无痛或微痛，针身挺直不弯，刺入顺利，提插、捻转自如，指力均匀，手法熟练。自身试针时，要仔细体会手法与针感的关系，针尖刺达不同组织结构以及得气时持针手指的感觉。

通过以上基本功训练，方可确保临床毫针操作时，进针不痛，针身不弯，刺入顺利，行针自如，指力均匀，手法熟练，指感敏锐，针感出现快。

第二节 推拿的基本功训练

一、肌肉力量训练

肌肉力量是指人体运动时，肌肉舒张或收缩克服阻力或对抗阻力的能力。表现为可以使机体发生位移和一定的动作快慢，持续时间、幅度等。肌肉力量是各种运动的技术基础，也是推拿基本功的基础。当然，力量也与其他身体素质紧密相关。肌肉力量可分为多种不同性质的力量，如动力性和静力性力量；一般力量和专项力量；速度力量、爆发力、弹跳力等。推拿基本功主要和上肢，特别是手、指等部位肌肉力量关系密切，所以要重点练习。肌肉力量训练可以徒手，也可以借助器械，主要方法有以下几种。

1. 俯卧撑 在躯干和下肢做直线固定姿势下进行，包括撑起和降落两个阶段。做俯卧撑可以有以下几种形式：双掌扶墙、扶桌椅等进行；把大腿、脚尖放在高物上，双掌扶地面进行；用手掌或手指撑地进行；双掌撑地，同伴抓住脚踝进行等。此训练可以锻炼和发展胸大肌、背阔肌、肱二头肌、前臂肌群和手部肌群等。

2. 瓷坛 选择坛口大小适合五指抓拿的瓷坛，通过盛入坛中的水或沙来调节重量，由轻到重，逐渐增加。五指抓坛可有效提高医者的指力和腕力。

3. 沙袋 沙袋以耐磨的织物纳入沙子缝制而成，可依据用途制成不同形状和重量。沙袋可绑定在肢体上进行力量锻炼，也可以五指抓拿、拳掌击打及投掷进行锻炼。本法可以锻炼众多部位的肌肉力量。

4. 哑铃 包括前平举、侧平举、俯立侧平举、前弯举和仰卧上举等形式。前平举时两脚开立直立，双手握哑铃从体前低位上举至与肩同高，注意肘关节不要弯曲，此法可以锻炼斜方肌；侧平举时双手握哑铃从体侧低位上举至与肩同高，此法可以锻炼斜方肌、三角肌力量；俯立侧平举即躯干前屈90°直立，向两侧做水平上举哑铃，可以锻炼斜方肌、背阔肌、肱三头肌；前弯举即在肩关节基本固定情况下，做肘弯举动作以锻炼肱二头肌；仰卧上举时仰卧位直臂上举哑铃于胸部上方，做水平屈伸，可以锻炼胸大肌、三角肌、前锯肌和胸小肌。

5. 杠铃 杠铃可配合不同重量的铃片，双手可通过坐姿正握、站姿反握弯举杠铃来锻炼，主要加强桡侧腕屈肌、尺侧腕屈肌力量；也可屈臂上拉杠铃锻炼肱三头肌。

6. 单杠 在单杠等设备上练习引体向上。双手正、反向握紧器械悬垂身体后，引体向上再稍停顿，尽量不要晃动。此训练可以锻炼菱形肌、胸小肌、背阔肌和肱二头肌的力量。

7. 拉力器 两手握紧拉力器直臂平举至胸前，做扩胸运动，可通过增减弹簧的根数来进行力量调节。此训练锻炼肱二头肌、胸大肌、背阔肌及肱桡肌、肱肌、大圆肌、斜方肌、菱形肌等肌肉的效果明显。

8. 铅 / 铁球 抓握起重量适度的铅 / 铁球后做屈肘动作并反复练习。此法主要通过屈肘、屈腕、屈指来锻炼前臂肌群和手部肌群力量。

二、肌肉耐久力训练

肌肉耐久力也称肌肉支持力，是指人体长时间连续活动的能力，或指肌肉抗疲劳的能力等。分类比较复杂。一般分为有氧耐力和无氧耐力。耐力是人体健康和体质强弱的主要标志，也是推拿基本功所要求的必备要素之一。

1. 肌肉有氧耐力训练 主要包括持续性和间歇性训练。持续性训练是时间较长的、不间断的、强度较低训练。如持续较长距离（如 5000m）慢跑、持续较长距离（如 1500m）慢游等。间歇性训练是严格规定每次练习的距离、强度和间歇时间的训练。如 40m 快跑与 60m 慢跑交替进行训练。两种方法都是锻炼心肺功能的最常用的方法。

2. 肌肉无氧耐力训练 此法训练时人体处于氧供应不足的情况下，最常用的方法是间歇性训练和重复性训练。间歇性训练常采用快间歇跑和快间歇游泳。如用接近极量无氧强度下的速度快跑 500m，再慢跑（以最大跑速的 80%）1000m。重复性训练即反复多次的进行大强度的同一距离或动作的练习，提高体内糖无氧酵解能力。如 400m 多组快跑训练，各组之间间歇时在心率恢复至 120 次 / 分时再进行下一组。

三、身体协调性训练

身体协调性表现为人体各运动器官、系统之间在时间和空间中配合完成一个较复杂动作的能力，是动作的力量、反应、速度、稳定性、节奏等方面结合而成的综合体现。身体协调性在不断变化的复杂动作中维持身体的平衡和控制动作的稳定性、准确性方面起到重要作用。身体协调性的发展有助于发挥机体的力量、耐力等能力。推拿就是一种在协调性要求非常高的治疗技术，身体协调性直接关系到是否能使推拿手法达到其要求和保护医者自身不受不必要的损伤。常用太极拳、太极剑、易筋经、八段锦等训练。

四、推拿手法训练

手法是一种技巧性很强的动作，必须认真、刻苦地训练。手法练习时必须做到全神贯注，认真地按照手法动作要领、要求，一丝不苟地进行练习，做到手到、眼到、心到，这样才能学好手法，否则不仅学不好手法，还会出现伤筋、破皮等现象。手法练习时要顽强刻苦，只有不怕苦，不怕累，才能克服酸、胀、痛等现象，练出一手好手法。手法练习时要持之以恒，手法的成功，功力的深厚，非一朝一夕之功，而要经过一个较长时间的练习，才能获得。手法练习时要循序渐进，手法的练习，其时间、手法种类的增加，用力的大小等均须逐渐提高，不可急于求成，功到自然成。手法练习时要劳逸结合，冰冻三尺，非一日之寒。功夫积累的同时，须注意练养结合，劳逸得当，把握两者的关系，运动过量则有害于身体。

目前，借助于器械练习手法的方法很多，不同的流派在手法运用上各有所长，因而在手法的练习上也各有偏重，下面介绍一些常用的训练方法。

1. 米袋（沙袋）练习 准备一个长约 26cm，宽约 20cm 的布袋，内装大米或黄沙（需洗净），一般装至 4/5 满左右，然后将袋口缝合，另备用同样大小的布袋，作为套子，以便拆卸经常洗涤，使布袋保持清洁，同时也可防止布袋磨损后，米、沙不致流出袋外。开始练习时，米袋可扎得紧一些，这对练指力、掌力、腕力、臂力有好处。以后随着手法的逐渐熟练，米袋可渐渐放松，或者改用沙袋，沙粒较米粒为细，这对手法的柔和、均匀有益。最后再改用装有碎海绵的布袋，这种布袋有弹性，为下一步人体操作，打下基础。练习方法主要有以下几种。

（1）平放式：把米袋或沙袋平放在桌面上，根据各手法的动作要领及要求，在米袋（沙袋）上练习。练习一指禅推法类手法、㨰法类手法，揉法类手法、摩法、振法等。通过练习掌握手法的动作要领和操作技巧，同时增加手法的功力和力度。训练时要注意以下几点。

①姿势：手法操作时可采用坐势与站势，一般㨰法采用的是站势，一指禅推法、摩法等采用的是坐势。无论站势与坐势，身体与桌子都要保持一定的距离，不要离得太远，也不要靠得太近，以免影响正确的操作，同时要求含胸舒臂、沉肩垂肘、收腹吸臀、呼吸自然，从开始就养成良好的操作姿势的习惯。

②要领：在手法练习初期，要以掌握动作要领为主，从而使手法正确地运用，不要急于加力，因为在动作不正确的情况下，一味地加重手法的压力，会引起手部肌肉的僵硬，而有碍于手法正确动作姿势的获得，还有发生关节、韧带损伤的可能。通过一段时间的认真训练，手法正确、规范、熟练后，只要手法启动，就会自

动地达到最佳的力学状态，力度也就会自然产生。

③持久：每次手法的练习，都要注意锻炼手法的耐力。即手法练习要按操作要求连续一定的时间，不能停顿，并且逐渐延长手法操作的时间。一般要使单式手法操作时间达到 10 ～ 20 分钟。

④交替：为了在治疗疾病时，使用手法方便，以及左右手交替使用，以减少疲劳度。所以练习时要注意两手的交替练习，不可只偏重于一手。

（2）悬吊式：把一个长约 50cm、宽约 33cm 的布袋，袋内装满黄沙后，封口扎紧，空悬在木架上，沙袋悬挂的高度以平肩为宜。这种方法主要用来练习拳击法、掌击法、指击法和搓法等。

2. 纸块练习 用草纸约 300 张，理齐后，用线呈"井"字形扎紧，主要用来练习叩击法、点击法。练习叩击法时，将纸块放在桌上，取坐势，一手扶持纸块的一角，另一手屈五指成爪形，用指端不断地叩击纸块，或用一手中指指端点击纸块。也可将纸块四角固定于墙壁上，与肩等高，练习者取站势，用中指指端点击纸块，此法也可用来练习弹击法等。

3. 抓坛练习 用空酒坛一只，酒坛的大小及重量可随练习者的手劲而定。练习者可取马裆势、大裆势以及悬裆势，上肢微屈，五指分开弯曲成爪形，抓住坛口，运劲提起，并维持一定的时间后放下，如此反复进行，觉坛轻而动作自如时，可在坛内放水或其他重物以增加重量，再行练习，双手交替进行，这种方法对增加拿法的指力、腕力、臂力有益。

4. 踩踏练习

（1）用手扶墙、攀扶横木或扶悬吊钢管，双足前掌着地，原地上下弹跳，弹跳时双足尖不要离开地面，经过一段时间练习，可用左足踩在右足上，右足掌着地进行弹跳，此种方法用于练习踩跷。

（2）双手叉腰站在运动垫上，用一足着地，另一足足跟在垫子上踩动，双足可交替进行。此种方法用于练习揉法。

（3）双手背后，用双足前掌或双足在垫子上慢慢移动进行踩踏，此法用于练习踩法。

5. 棒击练习 练习者取弓箭裆势，用右手执棒（桑枝棒），棒击右下肢，右腿前弓时，则用左手执棒，棒击左下肢。或用手执棒，棒击同侧大腿前股四头肌以及小腿外侧等。此法均用于练习桑枝棒棒击法。

除了上面一些基本训练方法之外，还有不少方法，如绞毛巾练习、绞棒练习、俯撑练习、推手练习，将黄豆、沙粒、铁沙等放置在桶内，用食、中两指或五指并拢，不断地插入桶内。再如用中药煎汤稍冷后，将手浸入，起手拭干，以掌击桩。

还有用木桩外裹棉絮，以拳、掌或指击之。各种流派都有其各自的练习方法，因而在进行基本训练时也不尽相同，均可相互参考，有条件者也可配合其他训练方法以及推拿功法的训练。

（习题）

第三章 社区中医适宜技术的常用工具

第一节 针 具

（PPT）

一、毫针

毫针是用金属制作而成的，以不锈钢材料最为常用。不锈钢毫针，具有较高的强度和韧性，针体挺直滑利，能耐高热、防锈，不易被化学物品腐蚀，目前临床广泛采用（图3-1）。也有用其他金属制作的毫针，如金针、银针，其传热、导电性能虽优于不锈钢针，但针体较粗，强度、韧性不及后者，加之价格昂贵，除特殊需要外，一般临床很少应用。至于普通钢针、铜针、铁针，因其容易锈蚀，弹性、韧性、牢固性差，临床已不采用。

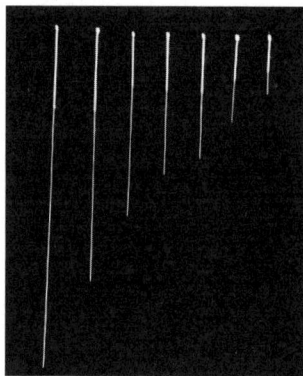

图3-1 毫针

（一）毫针的构造

毫针的构造分为针尖、针身、针根、针柄、针尾5个部分。

针尖是针身的尖端锋锐部分，亦称针芒，是刺入腧穴肌肤的关键部位；针身是针尖至针柄间的主体部分，又称针体，是毫针刺入腧穴内相应深度的主要部分；针根是针身与针柄连接的部位，是观察针身刺入穴位深度和提插幅度的外部标志；针柄是用金属丝缠绕呈螺旋状，为针根至针尾的部分，是医者持针、运针的操作部位，也是温针灸法装置艾绒之处；针尾是针柄的末端部分，亦称针顶。

根据毫针针柄与针尾的构成和形状不同可分为：环柄针（又称圈柄针），即针柄用镀银或经氧化处理的金属丝缠绕成环形者；花柄针（又称盘龙针），即针柄中间用两根金属丝交叉缠绕呈盘龙形者；平柄针（又称平头针），即针柄用金属丝缠绕，其尾部平针柄者；管柄针，即针柄用金属薄片制成管状者（图 3-2）。上述 4 种毫针，平柄针和管柄针主要在进针器和进针管的辅助下使用。

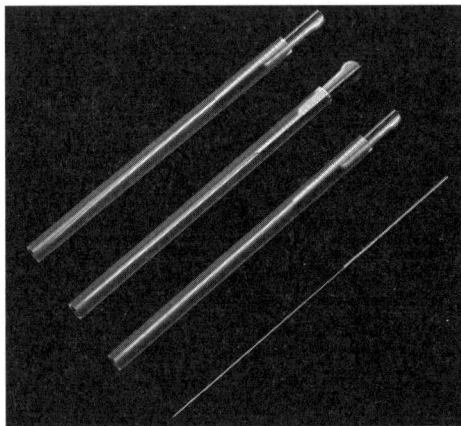

图 3-2　管柄针

（二）毫针的规格

毫针的规格，是以针身的直径和长度区分，长度具体见表 3-1。

表 3-1　毫针的长度规格

寸	0.5	1.0	1.5	2.0	2.5	3.0	4.0	5.0
毫米（mm）	13	25	40	50	65	75	100	125

一般临床针灸针直径 0.25mm、0.30mm、0.35mm、0.40mm 为常见，直径 0.25mm、0.30mm 和长短 1 ～ 2 寸（25 ～ 50mm）者最为常用。短毫针主要用于耳穴和浅在部位的腧穴做浅刺之用，长毫针多用于肌肉丰厚部位的腧穴做深刺以及某些腧穴做横向透刺之用。

（三）毫针的检查

毫针是治病的工具，在使用前，要对毫针进行检查，以免影响进针和治疗效果。检查时要注意：针尖要端正不偏，无毛钩，光洁度高，尖中带圆，圆而不钝，形如"松针"，锐利适度，使进针阻力小而不易钝涩；针身要光滑挺直，圆正匀称，坚韧而富有弹性；针根要牢固，无剥蚀、伤痕；针柄的金属丝要缠绕均匀、牢固而不松脱或断丝，针柄的长短、粗细要适中，便于持针、运针和减轻患者的疼痛。

二、三棱针

三棱针是一种用不锈钢制成，针长约 6cm，针柄稍粗呈圆柱形，针身呈三棱状，尖端三面有刃，针尖锋利的针具（图 3-3）。三棱针古称"锋针"，是放血疗法常用工具之一。

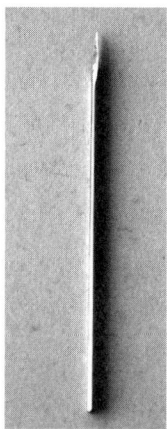

图 3-3　三棱针

三、皮肤针

皮肤针，又有梅花针、七星针、罗汉针之分，是以多支短针组成，用来叩刺人体一定部位或穴位的一种针具（图 3-4）。皮肤针法源于古代的"半刺""毛刺""扬刺"等刺法。皮肤针的针头呈小锤形，针柄一般长 15 ～ 19cm，一端附有莲蓬状的针盘，针盘下面散嵌着不锈钢短针。根据所嵌不锈钢短针的数目不同，可分别称为梅花针（5 支针）、七星针（7 支针）、罗汉针（18 支针）等。针尖不宜太锐，呈松针形，针柄要坚固具有弹性，针头平齐，防止偏斜、钩曲、锈蚀和缺损。

图 3-4　皮肤针

四、皮内针

皮内针的针具有两种。一种呈颗粒形，或称麦粒形，一般长 1cm，针柄形似麦粒；一种呈揿钉形，或称图钉形，长 0.2 ～ 0.3cm，针柄呈环形。前一种针身与针柄成一直线，而后一种针身与针柄呈垂直状（图3-5）。操作时将特制的小型针具固定于腧穴部位的皮内做较长时间留针的一种方法，又称"埋针法"，针刺部位多以不妨碍正常的活动处腧穴为主，一般多选用背俞穴、四肢穴和耳穴等。

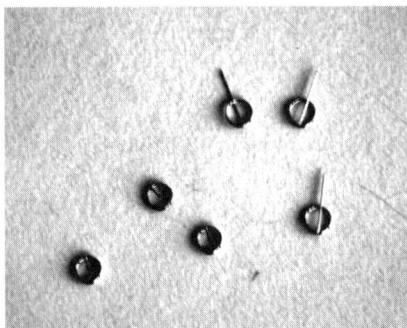

图 3-5　皮内针

五、电针器

电针器的种类很多，主要有交流、直流可调电针机，脉动感应电针机，音频振荡电针机，晶体管电针机等（图3-6）。目前蜂鸣式电针机、电子管式电针机已被半导体电针机取代。半导体电针机是用半导体元件制作的电针仪器，交直流电两用，不受电源限制，且具有省电、安全、体积小、携带方便、耐震、无噪音、易调节、性能稳定、刺激量大等特点。它采用振荡发生器，输出接近人体生物电的低频脉冲电流，既可做电针，又可用点状电极或板状电极直接放在穴位或患处进行治疗，在临床广泛应用。以临床常用的调制脉冲式电针仪为例：G6805型电针仪是交直流电两用，能输出连续波（波形规律，连续不变）、疏密波（电脉冲的频率周而复始地由慢变快）、断续波（呈周期性间断的连续波）。仪器除应用于电针及电针麻醉、穴位电极疗法外，尚可将断续波通过毫针的针体传导至人体膈神经附近，刺激膈神经引起被动的呼吸运动，代替常用的人工呼吸器。

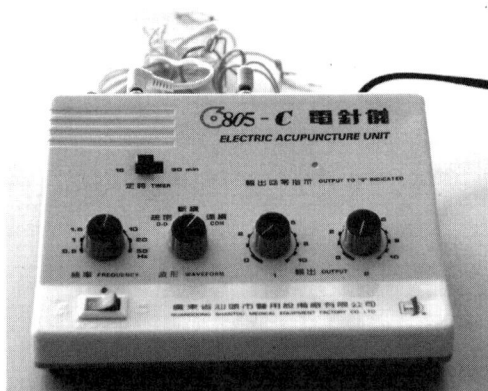

图 3-6　电针机

六、穴位注射针具

一般根据使用药物的剂量大小及针刺腧穴部位的深度选用不同的一次性消毒注射器和针头。常用的注射器为 1mL（用于耳穴和眼区穴位）、2mL、5mL，若肌肉肥厚部位可使用 10mL、20mL；常用针头为 4 ～ 6 号普通注射针头，牙科用 5 号长针头，封闭用长针头（图 3-7）。

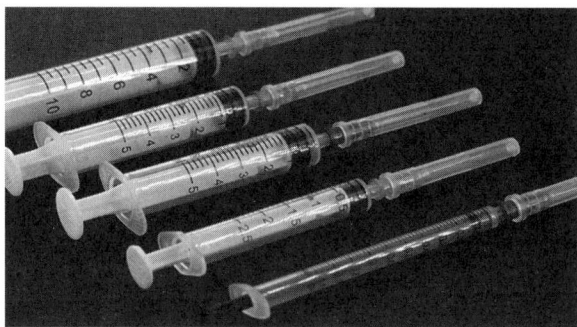

图 3-7　穴位注射针具

七、穴位埋线用具

常用的埋线用具有皮肤消毒用品、洞巾、镊子、埋线针、8 号注射针头、28 号 2 寸毫针、0 ～ 1 号羊肠线、蛋白线、剪刀、消毒纱布、敷料等。目前已有一次性埋线针（图 3-8）。

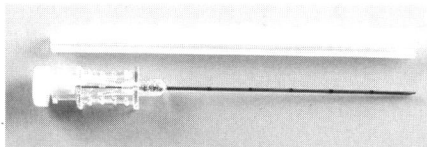

图 3-8　穴位埋线用具

第二节　灸　材

一、艾

艾属草菊科多年生草本植物，我国各地均有生长，以蕲州产者为佳，故有"蕲艾"之称。艾叶气味芳香，辛温味苦，容易燃烧，火力温和，故为施灸佳料。《本草纲目》载："艾叶能灸百病。"《本草从新》载："艾叶苦辛，生温熟热，纯阳之情，能回垂绝之阳，通十二经，走三阴，理气血，逐寒湿，以之灸火，能透诸经而除百病。"《名医别录》载："艾味苦，微温，无毒，主灸百病。"一般 3～5 月采集新鲜肥厚的艾叶暴晒后捣碎，再筛去梗砂，反复几次后即可制成淡黄色纯净细软的艾绒，储藏，备用。临床应用必须使用陈艾，而且一般越陈越好。新鲜艾，含有挥发油较多，燃烧时，不易熄灭，令人有灼痛的感觉。相反陈艾则温和易燃，可以减少灼痛。艾绒可制作为艾炷、艾条等（图 3-9）。

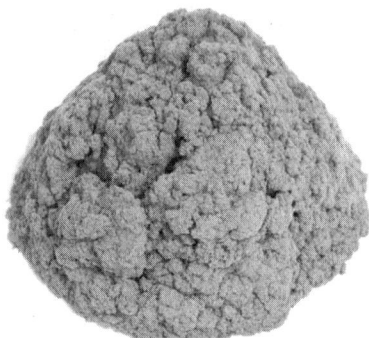

图 3-9　艾绒

（一）艾炷

将纯净的艾绒放在平板上，用手搓捏成大小不等的圆锥形艾炷，置于施灸部位点燃而治病。常用的艾炷大小或如麦粒，或如苍耳子，或如莲子，或如半截橄榄等（图 3-10）。

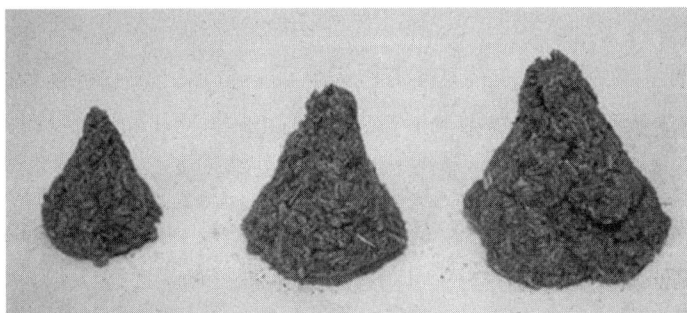

图 3-10　艾炷

（二）艾条

即将艾绒制作成圆柱形长条状用于施灸，包括清艾条和药艾条。

（1）清艾条：一般制作方法：取纯净细软的艾绒 24g，平铺在 26cm 长，20cm 宽的细草纸上，将其卷成直径约 1.5cm 的圆柱形艾卷，要求卷紧，外裹以质地柔软疏松而又坚韧的桑皮纸，用胶水或浆糊封口而成（图 3-11）。

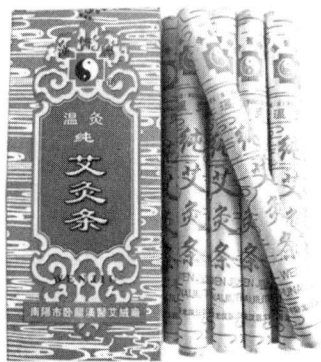

图 3-11 清艾条

（2）药艾条：是在艾绒中酌情掺入肉桂、干姜、丁香、独活、细辛、白芷、雄黄、苍术、没药、乳香、川椒各等分的细末制成（图 3-12）。

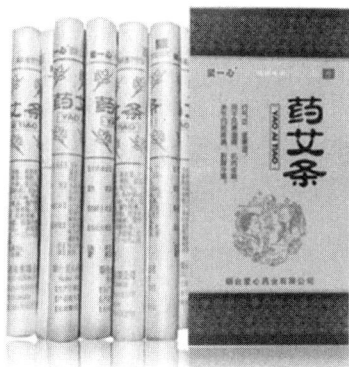

图 3-12 药艾条

另外，古代常用还有太乙神针和雷火神针。施灸时，将太乙神针的一端烧着，用布 7 层包裹其点燃的一端，立即紧按于应灸的腧穴或患处，进行灸熨，针冷则再燃再熨。如此反复灸熨 7～10 次为度。

①太乙神针：用纯净细软的艾绒 150g 平铺在 40cm 见方的桑皮纸上。将人参 125g，穿山甲 250g，山羊血 90g，千年健 500g，钻地风 300g，肉桂 500g，小茴香 500g，苍术 500g，甘草 1000g，防风 2000g，麝香少许，共为细末，取药末 24g 掺入艾绒内，卷紧成爆竹状，外用鸡蛋清封固，阴干后备用。

②雷火神针：其制作方法与"太乙神针"相同，只是药物处方有异，用纯净细软的艾绒 125g，沉香、乳香、羌活、干姜、穿山甲各 9g，麝香少许，共为细末。

二、间接灸材

隔物灸即间接灸，指用药物或其他材料将艾炷与施灸腧穴部位的皮肤隔开进行施灸，所用间隔药物或材料众多，常用如生姜、蒜、食盐、附子饼等。

1. 姜 隔姜灸时，将鲜姜切成直径 2 ~ 3cm，厚 0.2 ~ 0.3cm 的薄片，中间以针刺数孔，然后将姜片置于应灸的腧穴部位或患处，再将艾炷放在姜片上点燃施灸。当艾炷燃尽，再易炷施灸。灸完所规定的壮数，以使皮肤红润而不起疱为度（图 3-13）。

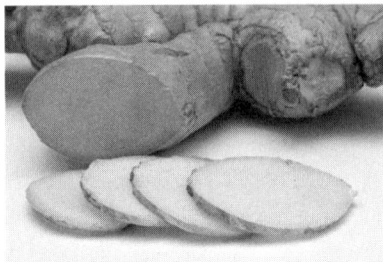

图 3-13 姜

2. 蒜 隔蒜灸时，用鲜大蒜头，切成厚 0.2 ~ 0.3cm 的薄片，中间以针刺数孔（捣蒜如泥亦可），置于应灸腧穴或患处，然后将艾炷放在蒜片上，点燃施灸。待艾炷燃尽，易炷再灸，直至灸完规定的壮数（图 3-14）。

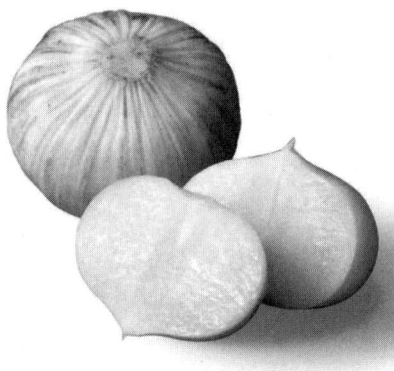

图 3-14 蒜

3. 盐 隔盐灸时，用干燥的食盐（以青盐为佳）填敷于脐部，或于盐上再置一薄姜片，上置大艾炷施灸。但须连续施灸，不拘壮数，以期脉起、肢温、证候改善（图 3-15）。

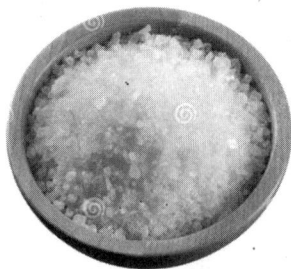

图 3-15 盐

4. 附子饼 隔附子饼灸时，将附子研成粉末，用酒调和做成直径约 3cm，厚约 0.8cm 的附子饼，中间以针刺数孔，放在应灸腧穴或患处，上面再放艾炷施灸，直至灸完所规定的壮数为止（图 3-16）。

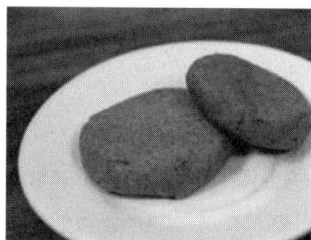

图 3-16　附子饼

三、温灸器

温灸器又名灸疗器，是一种专门用于施灸的器具，用温灸器施灸的方法称温灸器灸。临床常用的有温灸盒、温灸箱和温灸棒等，类型丰富（图 3-17 ～图 3-20）。有的可放置在施术部位，有的可手持式移动操作，有的为穿戴式，应用方便。施灸时，将艾绒（或加掺药物）装入温灸器，点燃后，即可置于腧穴或施灸部位治疗，一般以所灸部位的皮肤红润为度。

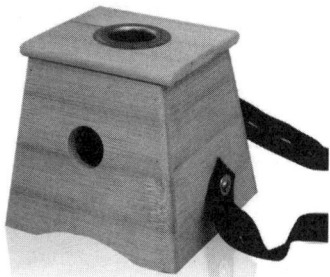

图 3-17　温灸盒

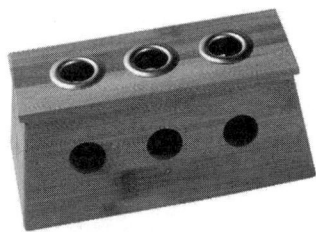

图 3-18　长形温灸盒

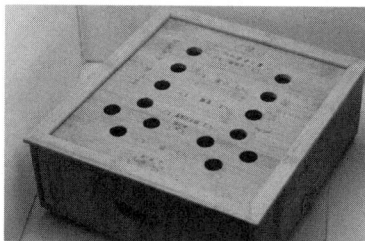

图 3-19　方形温灸箱

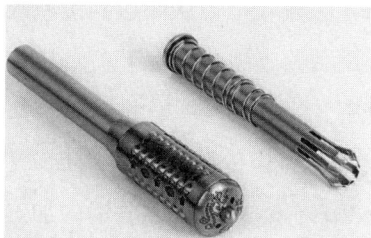

图 3-20　温灸棒

第三节　穴位贴敷常用药物和处方

穴位贴敷疗法，除有良好的治疗效果外，尚有独特的预防作用，如对慢性支气管炎、支气管哮喘、过敏性鼻炎等呼吸道病症，如采取冬病夏治之法，常能收到事半功倍之效。目前，本法已渗透到内、外、妇、儿、五官、皮肤各科，覆盖了大部分针灸有效病种。

一、常用剂型

1. 散剂　又称粉剂，是将多种药物经粉碎为末，过 80～100 目细筛，混合均匀而制成。具有制法简便、增减随意、稳定性高、储存方便、疗效迅速等优点。且药物经粉碎后，接触面较大，刺激性增强，易于发挥作用。使用时，取适量药末用水调和成团，涂在 3～8cm^2 的胶布面上，贴于治疗穴位，然后用膏药或胶布固定，并定期换药，或将药末散布在普通黑膏药中间贴于穴位。如治疗疟疾的"疟疾散"，是将药粉散布脐中。

2. 糊剂　是将粉碎后过筛的药物，用黏合剂如酒、醋、鸡蛋清等，将药末调匀涂于穴位，外盖纱布，胶布固定。具有药性逐渐释放，延长药效，缓和药物毒性等优点。且能借助不同黏合剂的作用，增强疗效，如醋能软坚散结、化瘀止痛；酒能活血散瘀，宣通经络，祛风除湿，二者外用，可使人体血管扩张，皮肤充血，从而改善循环功能，有利于渗透和吸收。如治虚寒腹痛的"腹疼糊"，就是将药末加醋调成糊状，涂敷穴位，从而达到治愈腹痛的目的。治疗妇女月经不调的"调经糊"，是将药末用酒调成糊状，涂于穴位之上。

3. 膏剂

（1）**硬膏**　是传统的固体制剂。将治疗疾病应贴的药物，放入麻油或豆油内浸泡 1～2 日，然后先将油放锅内加热，药物炸枯后过滤，油再加热煎熬至滴水成珠时，加入铅粉或广丹，收成固体膏剂，摊贴穴位。此法具有作用持久，用法简单，保存方便的特点，有些膏还可内服。一般用于多种慢性病的治疗。如"寒泄膏""滑精膏"等。这种膏不仅治外科疾病，对全身性疾患也有一定疗效。

（2）**软膏**　将穴位应贴的药物，粉碎为末过筛后备用。使用时有两种方法：

①将药末放入醋或酒内（根据病情选用），入锅加热，熬如膏状，用时摊贴穴

位，定时换药。具有渗透性较强，药物释放缓慢，黏着性和扩展性好等优点。如用醋熬成的"肩痛膏"，具有活血散瘀止痛作用。

②取药末适量，加入葱、姜或蜂蜜，摊贴穴位，定时更换。可同时发挥药物和黏合剂的作用，如蜂蜜，不仅营养丰富，有润滑黏合，矫味等作用，还有镇咳、缓下、解毒，调和百药的功效，具还原性，可防止某些药物氧化变质。葱、姜可以温中止呕、散寒通阳，易于激发穴位功能，发挥疗效。如"咳嗽膏"加蜂蜜制成；"哮喘膏"加生姜制成；"头痛膏"加葱白捣膏制成等。

4. 饼剂 将所选药物经粉碎过筛后，加入适量的面粉糊搅拌，压成小饼状，放笼上蒸熟后，趁热摊贴穴位，冷后及时更换。如果所选的药物具有黏腻性，也可直接捣碎成饼，贴敷腧穴上。饼剂体积大小应根据疾病轻重，与腧穴部位而定。如"疟疾饼""瘫痪饼"等。

5. 丸剂 将所选药物经粉碎过筛后，拌和适量的黏糊剂如蜂蜜等，制成如绿豆至黄豆大的小型药丸，进行穴位贴敷。丸剂多剂型较小，因具毒性，使用上有局限性。如"噎嗝丸""头痛丸""久痢丸"等。

6. 水渍剂 将所选的药物，加水煎熬，一般水位高于药物 1.5cm，熬至原水量的二分之一时，以纱布两块，浸透药液，轮换渍溻穴位，每次 2～3 小时，每日 1～2 次。此法具有透药于内的优点。能畅达气机、疏通经络、养阴生津、濡润器官。如"腰痛渍"。

7. 锭剂 锭剂是将药物研极细末，并经细筛筛后，加水或面糊适量，制成锭形，烘干或晾干备用。用时加冷开水磨成糊状，以此涂布穴位。锭剂多用于需长期应用同一方药的慢性病症，可以减少配药制作的麻烦，便于随时应用。锭剂药量较少，故常用对皮肤有一定刺激作用的药物。如治疗痰饮的"痰饮锭"。

8. 酊剂 亦称酒剂，将药物粉碎成细末，加入 75% 医用酒精、白酒或 3% 碘酒内浸泡 5～10 天，过滤去渣，入瓶密封备用。使用时可用棉球蘸湿，涂敷穴区或病灶。

9. 生药剂 采集天然的新鲜生药，洗净捣烂，或切成片状，直接贴敷于穴位之上。如将桃仁、杏仁、栀子、胡椒、糯米捣烂，加蛋清，敷穴位治高血压。此法民间应用较多，近来也在一些医院中应用，其价格低廉，获得较容易，方法简便，可嘱患者自己进行治疗。

二、常用药物

1. 多为辛窜开窍、通经活络之品，即刺激性较强的一些药物，如冰片、丁香、麝香、花椒、白芥子、姜、葱、蒜、韭之类。

2. 多为厚味力猛、有毒之品，且多生用，如生南星、生半夏、甘遂、斑蝥、巴豆等。

3. 一般选择适当溶剂调和贴敷药物或熬膏，以达药力专、吸收快、收效速的目的。醋调贴敷药，可起解毒、化瘀、敛疮等作用，虽用猛药，可缓其性；酒调贴敷药，则起行气、通络、消肿、止痛等作用，虽用缓药，可激其性；水调贴敷药，专取药物性能；油调贴敷药，可润肤生肌。常用溶剂有水、白酒或黄酒、醋、姜汁、蜂蜜、蛋清、凡士林等。

三、常用处方

1. 蒜泥贴敷 将大蒜（紫皮蒜为佳）捣成泥状，取 3～5g 贴敷在穴位上。敷鱼际穴治疗咽喉肿痛；敷合谷穴治疗扁桃体炎；敷养老穴治疗牙痛；敷涌泉穴治疗咳血、衄血；用大蒜擦脊背治疗肺结核。

2. 斑蝥贴敷 斑蝥对皮肤刺激作用强，发疱大，将斑蝥浸于醋中，10 天后擦抹患处，或取斑蝥适量研末，以甘油调和敷于穴位或患处。用于治疗牛皮癣、神经性皮炎等。

3. 白芥子贴敷 将白芥子研末，加水或醋调为膏状，每次用 5～10g 贴敷穴位上，油纸覆盖，胶布固定；或将白芥子细末 1g，放置直径为 5cm 的圆形胶布中央，直接贴敷在穴位上。发疱作用显著，用于治疗阴疽、哮喘等。

4. 威灵仙贴敷 取威灵仙叶（以嫩为佳）捣烂成糊状，加入少量红糖搅匀备用。治痔疮下血贴足三里；治急性结膜炎贴太阳穴；治扁桃体炎贴天容穴；治百日咳贴身柱穴等。

5. 毛茛叶贴敷 毛茛又名老虎爪草。取其鲜叶揉烂，敷于穴位或患处。初感局部热辣、充血，经时即发生水疱。如以小块敷于寸口或内关、大椎，可治疗疟疾；风湿性关节炎可敷于局部。发疱后，局部有色素沉着，经久消退。

6. 旱莲草贴敷 取鲜旱莲草捣烂敷穴位上。如敷大椎治疗疟疾。

7. 甘遂贴敷 取甘遂适量研成粉末，敷穴上用胶布固定。敷大椎穴，主治疟疾。

8. 吴茱萸贴敷 取吴茱萸制成粉末，用陈醋调和。敷涌泉穴，1 日换 1 次，治小儿水肿。

9. 蓖麻子贴敷 取蓖麻子适量去外壳，捣烂备用。敷涌泉穴，治疗滞产；敷百会穴，治疗子宫脱垂。

第四节　推拿介质

一、介质的作用

手法操作时应用介质，除了利用与发挥药物的辅助作用，增强手法的作用，提高治疗效果外，同时还有利于手法的操作，还能增强润滑作用，以减少对皮肤的摩擦，保护患者皮肤，防止造成皮肤破损。

二、介质的种类

在临床治疗中，运用某些手法的同时，常应用各种介质，种类丰富，既有单方，也有复方，有药膏、药散、药丸、药酒、药油、药汁等多种剂型。

1. 药膏　用药物加适量赋形剂（如凡士林等），调制而成的膏剂。根据药物组成的功效，产生各种不同的治疗作用。有冬青膏、野葛膏、治千金膏、华伦虎骨膏、赤膏、连膏、万灵膏等。如冬青膏，由冬青油、薄荷脑、凡士林和少许麝香配制而成，该剂具有温经散寒和润滑作用，常用于治疗小儿虚寒性腹泻及软组织损伤，用擦法、按揉法可加强透热效果。

2. 药散　把药物曝干，捣细，研末。其作用根据药物组成的功效，有摩头散、摩腰散、摩项散等。如附子摩头散，以"两手摩药囟上，令药力行，一方用麻油和加稀汤摩之"。

3. 药丸　把药物曝干，捣碎为末、炼蜜为丸，如小豆或半枣大。其作用根据药物组成的功效而定，有摩腹丸、摩项丸等。如摩腹丸治五种腹痛，肾脏久冷。

4. 药油　把植物、药物提炼成油剂，根据药物的功效产生不同的临床效果，常用有麻油、红花油、冬青油、传导油等。如麻油，运用擦法时涂上少许麻油，可加强手法的透热效果，提高疗效，多用于刮痧疗法中。红花油由冬青油、桃仁、红花、薄荷脑配成，有消肿止痛等作用，主要用于急慢性软组织损伤。冬青油有温经散寒的作用，主要用于小儿虚寒性腹泻和软组织损伤。传导油，由玉树油、甘油、松节油、酒精、蒸馏水等量配合而成，用时摇匀，有消肿止痛，祛风散寒的作用，适用于一切慢性劳损和风寒湿痹证。

5. 药汁　即把新鲜植物、药物根茎或果实洗净，捣碎取汁。如秋冬季常用葱姜汁，春夏季用薄荷汁，具有发汗解表、温通发散的功效。如将葱白和生姜捣碎取汁使用。

6. 滑石粉　是临床上最常用的一种介质，适用于各种病症，尤以在小儿推拿中运用最广。一般在夏季应用，夏季易出汗，在出汗部位运用手法操作，容易造成皮肤破损，局部敷以滑石粉，可保护患者或医者皮肤。

7. 白酒　适用于成人推拿时使用，有活血散风，祛寒除湿，通经活络的作用，对发热的患者，尚有降温作用，一般用于急性扭挫伤和小儿虚寒性腹泻。

8. 薄荷水　取5%薄荷脑5g加至100mL75%酒精内配制而成。主要用于夏季风热外感，小儿夏季热及软组织损伤，具有辛凉解表、清暑退热、温经散寒的作用。

9. 葱姜水　将葱白和生姜切片加入75%酒精浸泡使用，能加强温热散寒作用，常用于冬春季感冒和小儿虚寒证。

10. 水　即清水，有增强清凉、退热和防止手法操作时皮肤破损的作用。如小儿推法时常用手蘸水后操作。常用于外感热证。

11. 外用药酒　把各种草药浸泡于上等的白酒中，2周后使用。常选用有行气活血、化瘀通络之功效的中药，适用于各种急慢性损伤，骨和软骨病的治疗。常用的配方为归尾30g，乳香、没药各20g，血竭10g，马前子20g，广木香10g，生地黄10g，桂枝30g，川乌、草乌各20g，冰片1g，用上等白酒1500g浸泡2周。

12. 精油　即植物精华，为现代科技产品。应用蒸馏法、冷浸法或溶剂提取法，从植物中萃取的高浓度、高挥发性芳香物质加工而成，与膏类和油类不同，因其浓度过高，须稀释使用。精油成分可渗透进皮肤，进入血液循环，有舒缓精神、调理机体的作用。可用于精神和神经类疾病及保健。

推拿介质在临床使用中，以摩擦类手法运用比较多，其中以摩、擦推等手法运用尤为突出。介质的正确选用，可根据具体的病情和季节，在应用时亦要干湿得宜、多少恰当。正如《小儿推拿广意》中说："春夏用热水，秋冬用葱姜水，以手指蘸水推之，水多须以手试之，过于干则有伤皮肤，过于湿则难于着实，以干湿得宜为妙。"

第五节　刮痧工具与介质

刮痧疗法是指应用光滑的硬物器具或手指、金属针具、瓷匙、古钱、玉石片等，蘸上食油、凡士林、白酒或清水，在人体表面特定部位，反复进行刮、挤、揪、捏、刺等物理刺激，造成皮肤表面瘀血点，瘀血斑或点状出血，通过刺激体表皮肤及经络，改善人体气血流通状态，从而达到扶正祛邪、调节阴阳、活血化瘀、清热消肿、软坚散结等功效。

现在刮痧使用的工具很多。比较常用的为刮痧板和润滑剂。刮痧板可用水牛角或木鱼石制作而成，要求板面洁净，棱角光滑。一般用宽 5cm、长 10cm、厚 0.5cm 的水牛角进行制作（图 3-21）。因为水牛角质地坚韧，光滑耐用，药源丰富，加工简便。其味辛、咸，性寒，具有发散行气、清热解毒、活血化瘀的作用。亦可用硬币、铜钱、汤勺、银元等作为刮具。润滑剂多选用具有清热解毒、活血化瘀、消炎镇痛作用，同时又没有毒副作用的药物及渗透性强、润滑性好的植物油加工而成。目前常用的润滑剂有活血润肤脂和刮痧活血剂两种。亦可用冬青膏、麻油、葱姜汁、鸡蛋清、石蜡油、白酒、滑石粉、薄荷水、跌打万花油、红花油等作为润滑剂。操作时手持刮痧板，蘸上润滑剂，然后在患者体表的一定部位按一定方向进行刮拭，至皮下呈现痧痕为止。刮痧时要求用力要均匀，一般采用腕力，同时要根据患者的病情及反应调整刮动的力量。

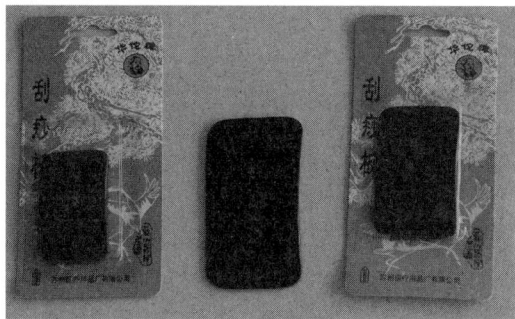

图 3-21　刮痧板

第六节　罐　具

罐的种类很多，临床使用中可分为传统型罐具和新型罐具两大类。

1. 传统型罐具　根据其制作材料而命名，分为角罐（牛、羊角）、竹罐（青竹管）、陶瓷罐（陶土）、玻璃罐（玻璃）、橡胶罐（橡胶）、塑料罐（塑料）、金属罐（铁、铝、铜）7 种。目前基层医疗单位和民间仍普遍使用竹罐、陶罐、玻璃罐和抽气罐 4 种罐具，角罐在边远山区仍有少数人使用，而金属罐因其有导热快等缺点，已被淘汰。

2. 新型罐具 近年来，随着现代医学技术的高度发展，拔罐疗法的罐具也随之不断革新，临床应用的有电热罐、磁疗罐、红外线罐、紫外线罐、激光罐、离子罐等，但这些罐具因造价高，使用复杂，目前还未能全面普及和推广。

目前常用的罐有以下几种：

一、竹罐

用直径 3～5cm 坚固无损的竹子，制成 6～8cm 或 8～10cm 长的竹管，一端留节作底，另一端作罐口，用刀刮去青皮及内膜，制成形如腰鼓的圆筒（图 3-22）。用砂纸磨光，使罐口光滑平整。竹罐根据排气方法的不同在选材和制作时也有区别，竹制火罐因火力排气，要选择老熟的竹材来制作。老熟的竹材质地坚实，经得起火烤而不变形、不漏气。竹制水罐，因为要用水或药液煮罐，蒸气排气，故要选择尚未老熟但也不青嫩的质地坚实的竹子制作。竹罐的优点是取材方便、制作简单、轻便耐用、携带方便、经济实惠、不易摔碎；缺点是容易燥裂漏气，不透明，吸附力不大，无法观察罐内皮肤的变化。

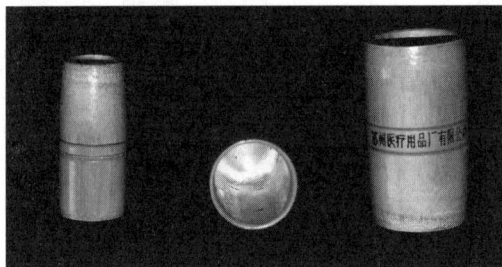

图 3-22　竹罐

二、陶罐

用陶土先做成罐坯后烧制而成，里外光滑、厚薄均匀，有大有小，罐口光整，肚大而圆，口、底较小，其状如腰鼓（图 3-23）。适用于火力排气法。优点是造价低、吸拔力大、易保管；缺点是较重、易摔碎、携带不便，无法观察罐内皮肤的变化。

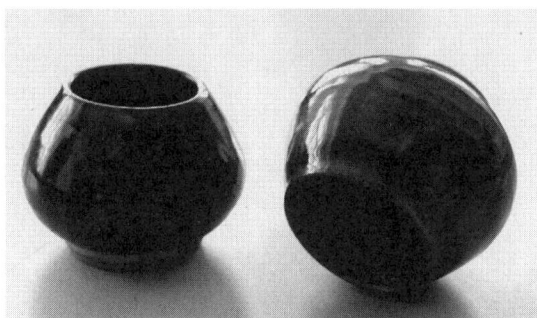

图 3-23　陶罐

三、玻璃罐

玻璃罐是目前临床上最常用的，是在陶罐的基础上，用耐热玻璃吹制加工而成，腹大口小，口边外翻，平直而光滑，其形如球状，可制成大、中、小等多种型号，多用于火力排气法，特别适合于走罐法和针刺后拔罐法（图 3-24）。玻璃罐的优点是罐口平滑，造型美观，质地透明，使用时可以观察所拔部位皮肤充血、瘀血程度，便于随时掌握拔罐时间等情况。缺点也是容易摔碎、导热快、容易烫伤患者皮肤。

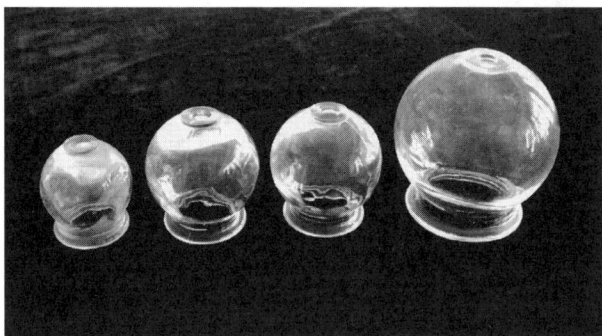

图 3-24　玻璃罐

四、抽气罐

以前用青霉素、链霉素药瓶或类似的小药瓶，将瓶底切去磨平，切口须光滑，瓶口的橡胶塞须保留完整，以便于抽气时使用（图 3-25）。但这种罐也易破碎。近年来，抽气罐采用有机玻璃或透明的工程塑料加工制成，罐顶采用活塞来控制抽排气。抽气罐的优点是不用点火，不会烫伤，安全可靠，抽气量和吸拔力可控制；自动放气，起罐不疼痛；罐体透明，便于观察吸拔部位皮肤的充血情况，便于掌握拔罐时间。抽气罐是对传统罐具改进的一大突破，是目前临床医生广泛使用的罐具，给拔罐疗法向家庭和个人自我保健的普及和推广开辟了广阔的前景。

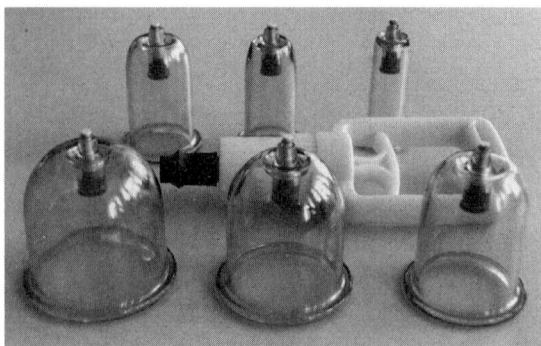

图 3-25　抽气罐

五、橡胶罐

用优质橡胶材料制成，形状可根据临床需要任意设计，口径可大可小，小到可用于耳穴，大到可覆盖人体（图 3-26）。橡胶罐采用抽气排气法。优点是消毒方便，不易破损，便于携带，适合于耳、鼻、眼、头、腕、踝部和凹凸不平部位的拔罐；缺点是造价高，不透明，无法观察吸拔部位皮肤的变化。

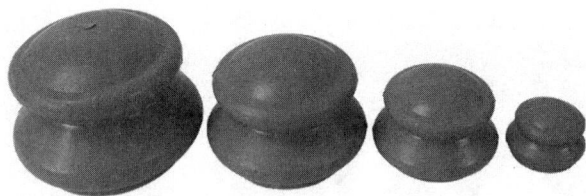

图 3-26　橡胶罐

六、牛角罐

这是一种传统的治疗罐，用牛、羊或兽角制成，顶端有孔，用于吸吮排气（图3-27）。角罐的制作材料"兽角"本身也是一种药材，有清热解毒、活血化瘀之功效，但取材和制作等困难，临床已很少使用，目前仅在我国边远山区和少数民族中仍有使用。

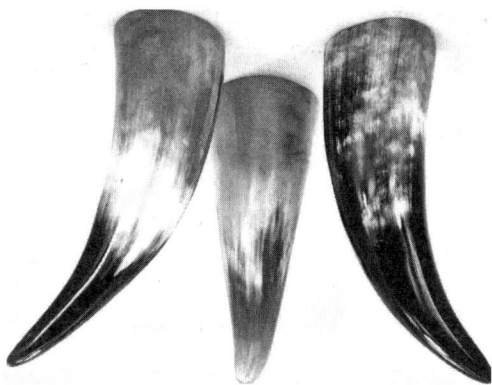

图 3-27 牛角罐

七、代用罐

在普通家庭或紧急情况下，也有许多随手可得的代用罐。如茶杯、酒杯、罐头瓶、药瓶、碗等。它们取材方便，极为实用，但应注意尽量选用边缘光滑而厚的，以免吸拔时造成疼痛和不必要的损伤。

第七节 现代穴位理疗工具

一、穴位超声治疗仪

穴位超声治疗仪又称超声针灸仪，是由超声仪机身及超声辐射器两部分组成，即由高频电振荡部分及电—声换能器构成。超声穴位治疗仪机身面板上，设有电源开关、输出调节器、输出强度仪等，有的还设有计时器。超声穴位治疗仪的种类颇多，包括空气冷式、水冷式、连续输出式（连续超声）、脉冲输出式（脉冲超声）等。其中连续输出式，为不间断的连续发射超声射束，并且强度不变，这种超声作用均匀，热效应明显。而脉冲输出式则为超声射束有规律地间断发射。脉冲超声每个脉冲的持续时间很短，因此其重要特点为可显著减少超声辐射在组织中的热形成，从而能使用较大强度的仪器以发挥较大的机械作用。同时，尚可以进行较精确的小剂量辐射。超声穴位治疗仪频率有 400kHz、500kHz、800kHz、1000kHz、2500kHz、3000kHz 等多种。有的仪器还具有多种频率。

此法最主要特点是无痛、无不适反应。部分患者有温热感，极少数患者有微弱的酸胀感。在用于耳穴治疗时，少数耳穴反应点可有轻微胀痛感。另外，穴位超声疗法是通过声能透入穴位来治疗的，故只要正确掌握，又具有对组织无损伤、无毒副作用、安全可靠的特点，易为小儿及惧针患者所接受。穴位超声疗法取穴，基本上和针灸学的取穴原则一致。

二、穴位磁疗用具

穴位磁疗用具是指一种具有南北极向的在人体的一定穴位（包括反应点、病灶区等）进行适量刺激并达到防治疾病目的的磁性器。广泛应用于临床，目前已涉及内、外、妇、儿、眼、耳鼻咽喉和口腔各科近七十种病症。不仅对常见病有效，而且对一些难治病症如再生障碍性贫血、面肌抽搐、骨质增生、静脉曲张、颈椎病等都具有一定效果。除此之外，依据磁疗有较好的止痛作用，还应用磁麻醉进行外科手术，至今已开展了十余种中、小型手术，优良率在70%以上。值得一提的是，穴位磁疗法的原理研究也正在引起重视。穴位磁疗法亦属于一种无痛无明显自觉针感，副作用较小，操作方便的穴位刺激疗法，较易受到患者的欢迎，因此，它也是一种十分有前途的疗法。主要刺激体穴、阿是穴、耳穴等。

目前临床上使用的磁疗器具分为两类，一类为永磁材料制成的磁片、磁珠等；另一类则为电动磁疗器具。现分述如下。

1. 永磁磁疗器具　用于制作永磁磁疗器具的磁性材料很多，主要有稀土钴永磁合金，包括钐钴、铈钴合金，是目前医用磁性材料中较好的一种，强度高，价格较便宜，适合贴敷用。还有永磁铁氧体，有钡铁氧体和锶铁氧体两种，前者价格最便宜，锶铁氧体稍贵一些，但二者磁性均较弱。永磁磁疗器具大致可分为三种类型。

（1）单纯型：即直接应用该器具进行治疗，临床应用最广。可分为磁片、磁珠等。磁片分大、中、小三种规格，直径0.3～1.5cm不等，厚度从1mm至5mm；磁珠直径在1mm左右。

（2）附加型：即在传统针具上附加永磁材料，常用的为磁鍉针（有可调和不可调两种）、磁圆针、磁圆梅针等。其中，磁圆梅针为一针两用的新型锤形针具，分针头和针柄两部分，针头呈锤头形，针头一端状如绿豆大圆粒形，内嵌高磁块，名曰"磁圆针"；另一头状如梅花针头形，内亦嵌高磁块，名曰"磁梅花针"，此针具合称磁圆梅针。

（3）综合型：即在现代的一些新的穴位刺激方法上再结合以磁疗法。比较常见的为光磁法和磁电法。光磁法集激光穴位照射和穴位磁疗的双重作用，该治疗仪由激光管、耦合透镜、光导纤维及永磁探头构成，激光还通过探头磁场而发挥光磁双重效应。磁电法的形式较多，常见的有在磁片上直接通以脉冲电流进行刺激；磁梅花连接电针仪而成的磁电七星针等。

2. 电动磁疗器具 临床上常用的有以下几种。

（1）电动旋磁机：它是由一只微型电动机带动磁体，在选定的穴位上旋转，以便在人体内产生一个脉动或交变磁场的器械。旋磁机工作时，表面磁场强度为 900～1000Gs。

（2）交流电磁疗机：它由电磁铁通以交流电产生磁场，其磁场强度可以调节，以便于临床治疗的不同需要。由于本仪器在治疗中有振动和产热功能，故又具有按摩及热敷的作用。目前，本机的型号和形式有多种。

（3）震动磁疗器：又称按摩磁疗器或震动电磁按摩器。它通常由电动按摩器改装而成，即在按摩器顶端打几个孔，内装入2～4块表面磁场强度为3000Gs的永磁体。使用时，当接通电源后，装入的磁体可一起发生震动，形成脉动磁场。这种磁疗器对人体腧穴有磁疗和机械按摩两种作用。

（4）摩擦磁疗器：是将特制的能来回摩擦的器具头上装上几块磁片，使磁片接近患者体表进行一定时间的往返摩擦，适于治疗各种皮肤病。

三、穴位低频脉冲电疗机

应用一种较低频率、较低电压、较小电流的各种波形的脉冲电流治疗疾病，其频率一般都不超过1000次/秒，其电压亦不超过100V。低频脉冲电流，由于波形、频率及调制规律不同，目前应用于临床的有以下几种：感应电流、强直性电流、断续性直流电、晶体管低周波脉冲调制电流、三角脉冲电流、正弦电流、间动电流等。主要有直流电疗机、低频脉冲电疗机。感应电流，采用一般理疗所用的由电磁感应原理产生的双相、不对称的低频、三角波脉冲电流，频率50～80Hz，周期12.5～15.7毫秒，有效波宽1.57～2.5毫秒。晶体管低周波脉冲调制电流，经调制后的波组：锯齿波——单个脉冲频率为每秒钟100次，可调频率范围为10～200次/分钟；可调波——频率可调，脉冲排列均匀；疏密波——疏波与密波交替出现，各持续的时间约1.5秒，每分钟交替20次左右；断续波——密波呈规律性的间断出现，每分钟交替20次。各类低频脉冲电流均可用来刺激穴位治病，但常用的为感应电穴位疗法和晶体管低周波脉冲调制电流疗法。其适应范围基本同针灸，但痉挛性病症或骨折初期不宜使用。

四、红外线灸疗仪

常用的红外线治疗仪主要是利用涂有远红外线的材料（如瓷棒等）上缠绕的一定圈数的电阻丝在通电后能产生热量，使罩在电阻丝外的瓷棒温度升高（一般不超过 500℃）。此时发出的光线，绝大部分为远红外线，其中最强的是波长为 4～6μm 的红外线。电阻丝是用铁、镍、铬合金或铁、铬、铅合金制成，瓷棒是用碳化硅、耐火土等制成。反射罩用铝制成，能反射 90% 左右的红外线。当它工作时不发光或仅呈暗红色。此种仪器，又称为不发光的远红外治疗仪。另外还有钨丝红外线治疗灯。它是钨丝伸入充气的石英管中制成的。这种灯辐射效率很高，加热或冷却均不超过 1 秒。辐射的射线中含有大量的红外线，一定量的可见光线和少量的长波紫外线。钨丝红外线治疗灯通常分为两种：一种为立地式，另一种是手提式。

红外线治疗作用的基础是其照射后直接产生的温热效应，进而影响组织细胞的生化代谢以及神经系统功能。穴位红外线疗法，虽是利用红外线的热辐射直接作用于经络穴位或阿是穴（压痛点或病灶部位），但照射后，除了可以使局部血管扩张、血流加快外，血流还能把局部的热量带给全身，使全身的温度增高，从而作用于整个机体。

五、穴位激光治疗仪

低功率激光束直接照射腧穴（包括经外穴、阿是穴）之穴区表面或深部可以达到防治病症目的，此疗法又称激光穴位照射、激光针、光针、光灸等。据统计，自 1971 年国内公开刊物首篇有关穴位激光疗法的临床报道至今，应用本疗法防治的病症已达一百余种。不仅用于各类常见病的治疗，也用于多种急性病症和难治病症的治疗，诸如急性阑尾炎、急性脊髓炎、急性乳腺炎以及面肌痉挛、白细胞减少症、皮肤肿瘤、慢性肾炎、中风偏瘫、白内障等。由于穴位激光照射无痛苦、无菌、安全等，在儿科病症治疗推广更快，经常应用在遗尿症、小儿肺炎、婴幼儿腹泻等，对新生儿硬肿症和小儿麻痹症等也有明显效果。临床常用的穴位激光治疗仪主要有以下两种。

1. 氦-氖激光治疗仪　为目前临床上最为常用的一种激光穴位治疗仪。多采用连续型氦-氖激光器作为光源，激光束呈红色，工作物质为氦-氖原子气体，发射波长 6328 埃，功率 1 毫瓦到几十毫瓦不等。海外，如德国生产的氦-氖激光治疗仪仅用 1 毫瓦，而匈牙利的 Master 型用的功率则大到 40 毫瓦。国内所产氦-氖激光治疗仪一般用几毫瓦。

2. 二氧化碳激光治疗仪　二氧化碳激光，是由工作物质二氧化碳气体分子受电激励后所产生的激光束，波长 10.6 微米，属中红外光。用低功率密度的二氧化碳激光照射穴位时，对人体组织产生热效应，它和艾灸所产生的热效应有类似之处。故又将二氧化碳穴位照射称为光灸。

六、穴位低温治疗机

现代的冷冻技术对经络穴位进行冷冻，主要刺激肺俞、膻中、风门、璇玑等，从而调整脏腑阴阳，可以达到防治疾病目的。其优点是可减少手术中出血、减轻疼痛，在一定程度上有杀灭病菌，防止术后感染的作用。冷冻后尚可产生免疫作用，抑制（或破坏）癌细胞的生长，及促使转移病灶的吸收等。另外，冷冻手术对高血压、心脏病及全身情况较差的患者，往往也能耐受。

常用软管式低温治疗机行液氮穴位冷冻。治疗枪的头部是直径为1cm的铜制平面冷冻头。启动治疗机后，冷冻头迅速成为冰球，然后接触穴位并施加压力，皮肤即出现轻微皱缩，毛孔叠起，此时因血管收缩，皮肤表面呈苍白色，并轻度凹陷。中心皮温从33～36℃迅速下降10℃左右，每穴冷冻20秒，半小时后，组织自然复温，血管开始舒张，穴位周围皮肤呈现红晕，患者稍感局部刺痛，但能忍受。冷冻术后1～3天为发疱阶段，水疱呈半透明晶体状，大小不等。如不发疱，可进食蛋白质含量丰富的食物催发。少数有碰破流水者，可用消毒纱布覆盖，保护创面。一般在5天内自行吸收。冷冻术后不宜洗涤，一周后结痂。一般可于20天后再按上法治疗1次，每年冷冻2次，为一疗程。

七、药物离子导入仪

药物离子导入仪是一种直流治疗机，应用较低电压的直流电作用于机体，它的结构由变压整流、滤波、调节控制、输出和指示部分组成。应用药物离子导入仪治疗又称穴位药物离子导入法，通过直流电的作用，将某种药物的离子导入人体穴位内，从而达到治疗目的。它应用直流稳压电源，在直流电场的作用下，由于同性相斥、异性相吸的原理，使药物离子通过皮肤导入穴位。当药物导入后，一部分离子失去原来电荷，变成原子或分子，并使原来的药物性质与体内某些组织起化学作用。本法对皮肤不造成损伤，无疼痛感，也没有服药所引起的胃肠刺激性副作用，故是一种安全、易为患者接受的方法。

八、微波穴位治疗仪

穴位微波疗法，是通过特制的天线，将小剂量微波射入人体经穴，以刺激穴区，激发经气，达到防治病症目的的一种疗法。它是现代微波技术与针灸经络学术相结合的产物。目前已较广泛地用于内、外、妇、儿、五官各科约三十种病症，除痛症外，尚可有效地控制各种急慢性炎症性疾病。通过大量实践，其疗效已逐步得到肯定。

微波穴位治疗仪，大致上可分为三类。一类为微波辐射器，即直接对准穴位或病灶照射治疗，类似穴位激光照射；一类为微波针灸仪，毫针刺后连接微波仪再行穴位刺激；最后一类为微波鍉针。

1. 微波穴位辐射器 简称微波辐射器，常用圆形辐射器，此类辐射器的开口端是圆的，外形有半球形（或圆形）、圆柱形和反射罩形等。依直径不同，圆形又可分为甲型和乙型。甲型的直径为10cm，乙型的直径为15cm。微波引出线的末端（微波天线）位于辐射器的中心和穹隆部分。它们辐射出来的能量在分布上有一定的特点。能量最密的区域三侧面观为双峰状，在辐射野上为一个环。临床上用得较多的圆形辐射器，有圆形和圆柱形两种。这种辐射器主要用于关节、肩、腰等区域的腧穴及乳腺部位病灶。

2. 微波针疗仪 微波针疗仪在临床上应用广泛，它由直流可变电源、微波振荡器、输出同轴电缆和微波天线四部分组成。其中，直流可变电源采用内部最高电压是人体安全电压36伏，且连续可调。微波振荡器，其频率范围是1000～2000MHz，连续可调，输出功率为0.5～2.0W。工作状态有等辐振荡、1kHz方波调制、脉冲内调制（频率为100～2000Hz），输出特性阻抗为75Ω。同轴电缆用于输送微波。微波线由针夹、毫针、螺旋弹簧同轴同射器构成。其中，毫针作为同射天线的组成部分，微波能量由振荡器经同轴电缆传至毫针，再辐射到人体指定的部位，即穴位。一般微波针疗仪有四个输出头。

3. 微波鍉针 微波鍉针是将我国古代九针之一的鍉针和现代微波理疗相结合而制成的一种穴位治疗仪器，于1979年在国内试制成功。微波鍉针既有现代的低频、高频电疗的性能和特点，而且具有传统的鍉针、指针及艾灸的作用和效应。

第八节　药浴器具

药浴疗法是指用中药煮沸之后产生的蒸汽熏蒸或中药煎汤洗浴患者全身或局部，利用药性、水和蒸汽等刺激作用来达到防病治病的一种方法。药浴疗法能流传至今，并被长期使用，其特点一是疗效好，二是使用方便，仅用一般家用盆、桶、锅、缸等，即可开展治疗。但是随着医学的发展，一些新的医疗器具不断问世，药浴的治疗器具也有了新的发展和改进。

一、全身浸浴器具

一般家用浴盆、浴池、浴缸均可作为药浴浸洗器具，质地通常有搪瓷、陶瓷、铝、铁、木等。浴具深度以能半躺、坐、蹲为宜，容量不宜过大或过小，过大则浪费水及药液；过小又会造成药浴时转换体位不便，且不利于长时间浸泡，影响疗效。自砌浴缸时，其长度为身高的 4/5 左右，高度 60～70cm，缸内要保持光洁，缸外地面需铺设防滑地砖。薄层浴盆要安装牢靠，防止药浴时浴盆倾斜，在浴盆（缸）旁的墙壁上安装安全拉手，以方便患者在治疗中不断调整转换体位而安全、舒适地完成治疗。

二、局部浸浴器具

局部浸浴器具种类比较多，如家用的盆、缸、桶、罐等，如果选用铜、铝等器皿，使用时可一举两得，即先用其煎取药液，去渣后再作洗浴用。若属不宜加热的木制盆（缸），也可先用砂锅煎药取液，再倒入浴盆中使用。

三、熏浴器具

如果在专业医疗机构中进行全身熏浴，会有专用的熏浴器具，设备比较完善，安全系数高，疗效可靠。而家庭熏浴，可用市售的简易浴罩，使入浴者头部外露，其余置于罩内，其内置熏蒸器，熏蒸器是由一个容器与一个加热装置组成，可采用电热器置于药液容器中，使药液蒸发，也可用煤气炉、电热炉、锅等进行加热，但应保证安全，特别是要防止一氧化碳中毒。若属局部熏浴治疗，器具比较简单，把一个药液容器（铜、搪瓷）置于加热器上，其上放一个特制木架，将身体需要治疗的部位置于其上，使药液产生的汽液熏蒸患部。为了提高疗效，也可制作一个椎筒，收集汽液，直接作用于治疗部位。

面部治疗或美容，可选用市售中药离子熏蒸器。其外形似一花瓶，分上、中、下三层，上层为药盒，其内置放中药，药盒盖上有喷气口。中层为水筒，其内装适量热水（约占水筒的 2/3），下层为加热装置，外接电源，10 分钟后，水筒中水开始沸腾，含中药离子的蒸汽从药盒的喷嘴喷出，患者可选择适当距离，使颜面、口鼻、眼等治疗部位接近蒸汽进行治疗。

四、药浴的辅助用品

在药浴治疗中，除一些必备的治疗器具外，为了更好地完成治疗，一些必要的辅助用品也是不可缺少的。

1. 消毒剂　常用的有新洁尔灭、84 消毒液、来苏儿、酒精等。用于器具消毒。

2. 家用蒸锅　用于非一次性使用棉织品的定期消毒，每次消毒蒸 30 分钟。

3. 砂锅　用于煎取药液，亦可用搪瓷制品替代。

4. 电炉　煎药的加热器，天冷药浴时可取暖，有电暖器更佳，若用一般燃煤炉代替，应注意通风，防止煤气中毒。

5. 毛巾　以棉织品为最好，因其质地柔软、吸水性好，常用于蘸取药液洗患处及擦干身体。

6. 浴巾　大浴巾，可用于全身浴时铺于身下防滑，或出浴时披盖全身。

7. 竹（木）夹　局部浴时，如需较热药浴，则用竹木夹捞起浸透的浴巾，两手分别持夹子，将浴巾拧干，也可用医用长柄镊子代替。

8. 布袋　以手伸入袋中，隔袋搓全身，市场有售，但勿选化纤织物，也可用棉布自制，规格为 10cm×10cm 大小之口袋状。每次用后应消毒或清水洗净。

9. 棉纱团　以纯棉作内芯，外裹棉布等天然纤维织物制成，用以揉按、搓擦、拍身体各部兼做按摩，使用得当，十分舒适。

10. 刮板　以竹、木、石等天然物品，制成 2 ～ 3cm 宽，7 ～ 8cm 长的板状物，洗浴时刮推身体相应部位，有治疗及按摩作用。

11. 丝瓜络　为丝瓜之内芯。用前先以热水浸透洗净，或用热碱水搓揉，以网络细密、柔软者为佳。药浴时用以搓擦患部或全身，有利于药物的吸收。

12. 喷壶　用于淋洗患处。

13. 洗眼杯　用于眼疾的洗浴。

14. 皂类　多选用碱性小、香味清淡的皂制品洗净身体，以清水冲洗干净后，再进行药浴。

（习题）

第四章 针灸疗法

第一节 毫针刺法

毫针刺法是指以毫针为施术工具的针刺方法，包括毫针的持针方式、进针法、行针法、补泻法、留针法、出针法、针刺的注意事项以及针刺异常情况的预防和处理等。毫针刺法具有很高的技术要求和严格的操作规程，为诸多针灸技术的基础和主体，是针灸医生必须掌握的基本技能和操作方法。

一、进针法

进针法是指刺手与押手协调配合，运用各种手法将毫针刺入穴位皮下的方法，是毫针刺法的首要操作技术。进针时要注意指力与腕力的协调一致，力求做到无痛或微痛进针。目前主要分为单手进针法、双手进针法和针管进针法。详见第二章第一节毫针刺法的基本功训练。

二、针刺的角度、方向、深度

在针刺施术过程中，正确的针刺角度、方向和深度，是产生或增强针感、改变针刺方向、施行补泻手法、发挥针刺效应、提高针刺疗效、防止针刺意外发生的重要环节。临床上针刺同一个腧穴，如果角度、方向和深度不同，那么针刺到达的组织结构、产生的针刺感应和疗效，都会有一定的差异。因此掌握正确的针刺角度、方向和深度，是临床获得良好疗效的关键。针刺的角度、方向和深度，主要根据针刺部位的解剖结构、病情需要、患者体质体型等具体情况而定。

（一）针刺的角度

针刺的角度是指进针时针身与皮肤表面所形成的夹角。其角度的大小，是依据腧穴所在部位和治疗的要求等而定，一般分为直刺、斜刺、平刺三种。

1.直刺 即针身与皮肤表面呈90°左右，垂直刺入腧穴。此法适用于大部分腧穴，尤其是肌肉丰厚部位的腧穴，如四肢、腹部、腰部的腧穴（图 4-1）。

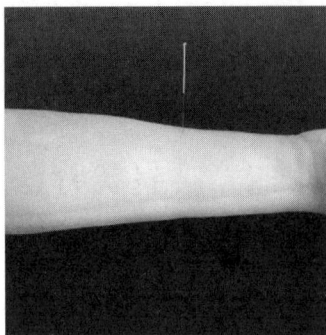

图 4-1　直刺

2. 斜刺　即针身与皮肤表面呈 45°左右，倾斜刺入腧穴。此法适用于针刺皮肉较为浅薄处，或内有重要脏器，或不宜直刺、深刺的腧穴，如胸、背、关节部的腧穴。在施用某种行气、调气手法时，亦常用斜刺法（图 4-2）。

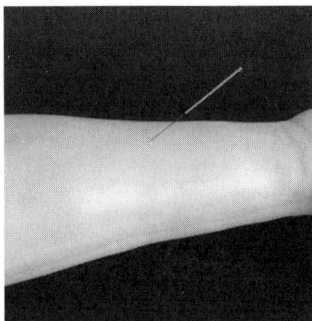

图 4-2　斜刺

3. 平刺　又称横刺、沿皮刺，即针身与皮肤表面呈 15°左右，横向刺入腧穴。平刺法适用于皮薄肉少处的腧穴，如头皮部、颜面部、胸骨部的腧穴。透穴刺法中的横透法和头皮针法都用平刺法（图 4-3）。

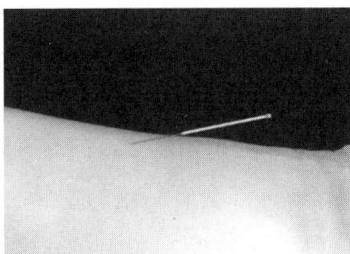

图 4-3　平刺

（二）针刺的方向

针刺的方向是指进针时和进针后针尖所朝的方向。一般依据经脉的循行方向、腧穴的部位特点及治疗需要而定。

1. 依经脉循行定方向　是根据针刺补泻的需要，如施行迎随补泻，在针刺时结合经脉循行的方向，或顺经而刺，或逆经而刺。

2. 依腧穴部位定方向 是根据腧穴所在部位的特点，为保证针刺的安全和有效，某些腧穴必须刺向某一特定的方向和部位。如针刺上背部的背俞穴，针尖朝向脊柱方向刺入；针刺哑门穴时，针尖应朝向下颌方向刺入；针刺廉泉穴时，针尖应朝向舌根方向刺入。

3. 依病情需要定方向 即根据病情治疗的需要，为使针感到达病变所在部位，针刺时针尖应朝向病所，即要达到"气至病所"的目的。

（三）针刺的深度

针刺的深度是指针身刺入腧穴皮肉的深浅。针刺的深度应以既要有针下得气感觉，又不伤及组织器官为原则。在临床实际操作时，必须结合患者的年龄、体质、病情和腧穴部位等诸多因素综合考虑，灵活掌握。

1. 年龄 老年体弱，气血衰退；小儿娇嫩，稚阴稚阳，均不宜深刺。青壮之年，血气充足，可适当深刺。

2. 体质 形瘦体弱，宜相应浅刺；形盛体强，可适当深刺。

3. 病情 阳证、新病宜浅刺；阴证、久病宜深刺。

4. 部位 凡头面和胸背部腧穴，针刺宜浅，四肢和臀腹部腧穴，针刺可适当深刺。

针刺的角度、方向和深度三者之间密切联系、不可分割。通常情况下，深刺多用直刺，浅刺多用斜刺或平刺。而颈项、眼区、胸腹、背腰等部位的腧穴周围邻近重要脏腑、器官，必须掌握好针刺的角度、方向和深度，以防针刺意外的发生。

三、行针手法

毫针进针后，为了使患者产生针刺感应，或进一步调整针感的强弱，或使针感向某一方向扩散、传导而采取的操作方法，称为"行针"，又称"运针"。行针手法包括基本手法和辅助手法两类。

（一）基本手法

行针的基本手法是毫针刺法的基本动作，临床常用的主要有提插法和捻转法两种。这两种基本行针手法在临床施术时既可单独应用，又可配合使用。

1. 提插法 即将针刺入腧穴一定深度后，施以上提下插动作的操作手法。使针由浅层向下刺入深层的操作谓之插，从深层向上引至浅层的操作谓之提，如此反复地呈上下纵向运动的行针手法，即为提插法。其提插幅度的大小、层次的变化、频率的快慢和操作时间的长短，应根据患者的体质、病情、腧穴部位和针刺目的等而定。使用提插法时，要求指力要均匀一致，幅度不宜过大，一般以 3～5 分钟为宜，频率不宜过快，每分钟 60 次左右，针身不能弯曲，不改变针刺角度、方向。一般认为，提插的幅度大、频率快，刺激量就大；反之，提插的幅度小、频率慢，刺激量就小（图 4-4）。

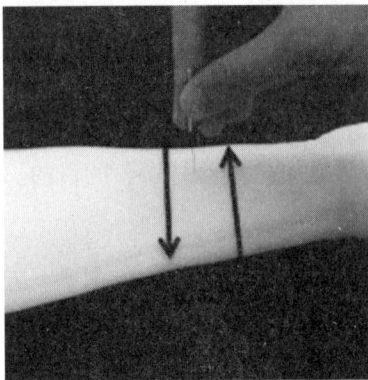

图 4-4　提插法

2. 捻转法　即将针刺入腧穴一定深度后，施以向前向后捻转动作的操作手法，使针在腧穴内反复前后来回旋转的行针手法，即为捻转法。其捻转角度的大小、频率的快慢、时间的长短等，也应根据患者的体质、病情、腧穴部位和针刺目的等具体情况而定。使用捻转法时，一般要求指力要均匀，角度要适当，一般应掌握在180°～360°，除非治疗手法需要，切忌单向捻针，否则局部会产生疼痛或导致滞针。一般认为，捻转角度大、频率快，刺激量就大；反之，捻转角度小、频率慢，刺激量就小（图 4-5）。

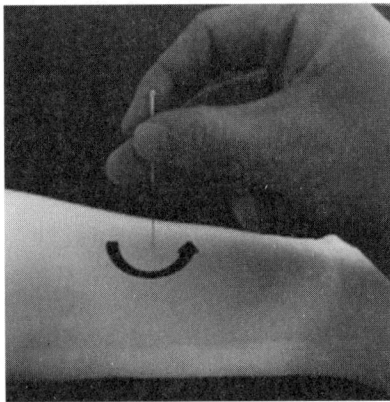

图 4-5　捻转法

（二）辅助手法

行针的辅助手法，是行针基本手法的补充，是为了促使针后得气或加强针感的操作手法。临床常用的行针辅助手法有以下几种。

1. 循法　针刺后在留针时医者用手指顺着经脉的循行径路，在腧穴的上下部轻柔地循按。针刺不得气时，可以用循法催气（图 4-6）。

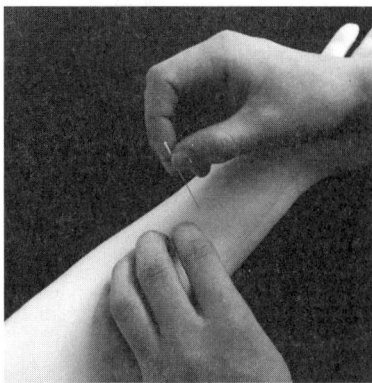

图 4-6　循法

2. 弹法　针刺后在留针时，医者以手指轻弹针尾或针柄，使针体微微振动，以加强针感，助气运行。本法有催气、行气之功（图 4-7）。

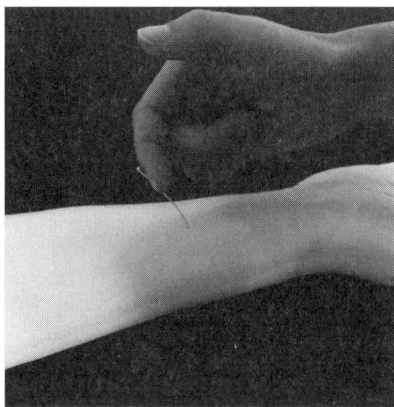

图 4-7　弹法

3. 刮法　毫针刺入一定深度后，如经气未至，以拇指或食指的指腹，抵住针尾，用拇指、食指或中指指甲，由下而上或由上而下频频刮动针柄，促使得气。本法在针刺不得气时用之可激发经气，若已得气者则可加强针刺感应的传导与扩散（图 4-8）。

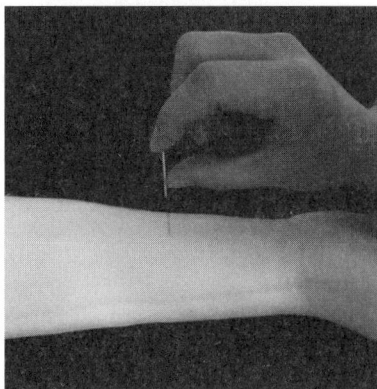

图 4-8　刮法

4. 摇法　即针刺入一定深度后，手持针柄，将针轻轻摇动，以行经气。摇法有二：一是直立针身而摇，以加强针刺感应；一是卧倒针身而摇，使经气向一定方向传导（图4-9）。

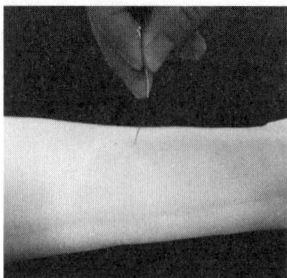

图 4-9　摇法

5. 飞法　即针后不得气者，用刺手拇、食两指执持针柄，细细捻搓数次，然后张开两指，一搓一放，反复数次，状如飞鸟展翅，故称飞法。本法的作用在于催气、行气，并使针刺感应增强（图4-10）。

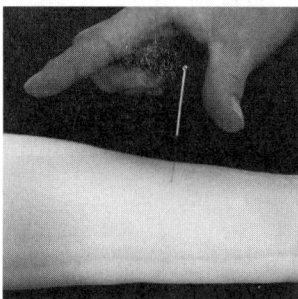

图 4-10　飞法

6. 震颤法　即针刺入一定深度后，医者刺手持针柄，用小幅度、快频率的提插、捻转手法，使针身轻微震颤。本法可促使针下得气，增强针刺感应（图4-11）。

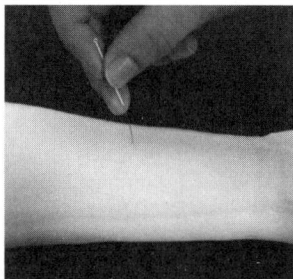

图 4-11　震颤法

毫针行针手法通常以提插、捻转为基本手法，临床中根据需要选用相应的辅助手法，可单独应用，抑或配合使用。在具体应用时，刮法、弹法可应用于一些不宜施行大角度捻转的腧穴；飞法可应用于某些肌肉丰厚部位的腧穴；摇法、震颤法可用于较为浅表部位的腧穴。

四、得气

（一）得气的概念

得气，古称"气至"，近又称"针感"，是指毫针刺入腧穴一定深度后，施以提插或捻转等行针手法，使针刺部位产生经气感应，即谓之得气。

（二）得气的表现

针刺得气与否，一般从两方面来分析判断：一方面是患者针刺局部的感觉和反应，另一方面是医者刺手指下的感觉。当针刺得气时，患者的针刺部位有酸、麻、胀、重等自觉反应，有时或有热、凉、痒、痛、抽搐、蚁行、触电样等感觉，其感觉可沿着一定的方向和部位传导或扩散。当患者有自觉反应的同时，医者的刺手亦能体会到针下沉紧、涩滞或针体颤动等反应。若针刺后未得气，患者则无任何特殊感觉或反应，医者刺手亦感到针下空松、虚滑。

（三）得气的临床意义

针刺疗效与得气与否关系密切。一般来说，得气则有效；若不得气，就可能无效；得气迅速，疗效就好；得气迟缓，疗效则差。

得气与否或得气之快慢还可推知正气盛衰、疾病预后。针刺后快速得气者，往往正气旺盛，疾病容易治愈；当采用各种手法后仍然不得气者，多提示正气衰竭，往往预后不佳；经过积极治疗，原来不得气或得气缓者，变为得气或得气较快，表示患者正气恢复，预后良好。另外，得气是补泻手法的基础与前提。

（四）影响得气的因素

临床上针刺不得气因素诸多，一般主要取决于下述三个方面。

1. 与患者的关系 针刺得气与患者的精神状态、体质强弱和机体阴阳盛衰等情况密切相关。一般来说，新病、体型强壮、病证属实者，针后得气较快、较强；久病体衰、病证属虚者，针后得气较慢、较弱，甚或不得气。阳气偏盛、经气敏感的患者，容易得气，并可出现循经感传；而阴气偏盛的患者，多需经过一定的行针后方能得气。

2. 与医者的关系 医者取穴不准，操作不熟练，注意力不集中，未能正确掌握好针刺的角度、方向、深度和强度，行针手法失当，或施术时患者的体位选用不当等，都是针刺不能得气或得气较慢、较弱的因素。

3. 与环境的关系 环境对于机体得气也有影响。一般来说，在晴天、气候较温暖时，针刺容易得气；而阴雨天、气候较寒冷时，针刺得气较慢或不易得气。此外，空气、光线、湿度、海拔高度、电磁、音响、气味、卫生等，都会对针刺得气产生直接或间接的影响。

（五）促使得气的方法

针刺时，若不得气或得气较慢者，须分析其原因，并采取相应措施，促使得气，以发挥针刺治疗的效果。具体方法如下。

1. 纠偏法 针刺不得气或得气较弱，可能是因为腧穴的体表定位不准确，或者虽然腧穴定位准确而针刺入腧穴内的角度、方向、深度不恰当所致。如果腧穴的定位相差较大，应出针重新标定腧穴正确位置后，再行针刺；如果腧穴的定位相差较小，可通过调整针刺的角度、深度等以待得气。

2. 候气法 当针下不得气时，有时也可采取留针候法以待得气；亦可采用间歇运针，施以提插、捻转手法，以待得气。前者为静留针候气法，后者为动留针候气法。

3. 益气法 对于少数机体虚弱、正气不足而致不易得气者，可根据其具体情况，选取具有强身保健的腧穴，如足三里、气海、关元等施行补法；或在未得气的腧穴上施以温针灸法、艾灸法以温经益气；或调服适当的补益药物，使机体正气渐复、经气充实，促使针刺得气。

4. 催气法 针刺后若不得气，可以均匀地提插、捻转，或轻轻地摇动针柄，亦可用弹、循、刮等行针的辅助手法，以激发经气，催促气至，达到得气。

5. 守气法 在施以候气、催气之法针下得气后，医者需采取守气方法，守住针下经气，以保持针感持久存在。只有守住针下之气，才能在此基础上施以不同手法，使针刺对机体继续发生作用。

6. 行气法 指针刺得气后，医者运用特定手法，促使针刺感应向患部传导、扩散，称为行气。其目的在于进一步激发经气，推动经气运行，使经气感应传至病所，即"气至病所"。

五、针刺补泻手法

补法，是泛指能鼓舞人体正气，使低下的功能恢复旺盛的方法；泻法，是泛指能疏泄病邪，使亢进的功能恢复正常的方法。针刺补泻是通过针刺腧穴，采用相应的手法激发经络之气，以补益正气或疏泄病邪来调节人体脏腑经络功能，促使阴阳平衡从而恢复健康。一般根据补泻手法的术式特点，分为单式补泻手法和复式补泻手法两大类。

（一）单式补泻手法

1. 捻转补泻 针下得气后，捻转角度小，用力轻，频率慢，操作时间短者为补法；捻转角度大，用力重，频率快，操作时间长者为泻法。或拇食指捻转时，补法须以大指向前，食指向后，左转为补；泻法须以大指向后，食指向前，右转为泻。

2. 提插补泻 针下得气后，先浅后深，重插轻提，提插幅度小，频率慢，操作时间短者为补法；先深后浅，轻插重提，提插幅度大，频率快，操作时间长者为泻法。

3. 疾徐补泻 针刺得气后，由浅而深徐徐刺入，少捻转，疾速出针者为补法；进针时疾速刺入，多捻转，徐徐出针者为泻法。

4. 迎随补泻 进针时针尖顺着经脉循行的方向刺入为补法；进针时针尖逆着经脉循行的方向刺入为泻法。

5. 呼吸补泻 患者呼气时进针，吸气时出针为补；吸气时进针，呼气时出针为泻。

6. 开阖补泻 出针时迅速揉按针孔为补法；出针时摇大针孔而不立即揉按为泻法。

7. 平补平泻 进针得气后均匀地提插、捻转，达到一定的气感明显增强后，根据病情，留针或出针。本法适用于虚实不明显或虚实夹杂的患者。

（二）复式补泻手法

复式补泻手法，是单式补泻手法的综合应用，常用的有烧山火和透天凉两种。

1. 烧山火 将针刺入腧穴应刺深度的上 1/3（天部），得气后行捻转补法，再将针刺入中 1/3（人部），得气后行捻转补法，然后将针刺入下 1/3（地部），得气后行捻转补法，再慢慢地将针提到上 1/3。如此反复操作 3 次，即将针紧按至地部留针。在操作过程中，可配合呼吸补泻的补法和开阖补泻的补法。此即为烧山火法。多用于治疗冷痹顽麻，虚寒性疾病等（图 4-12）。

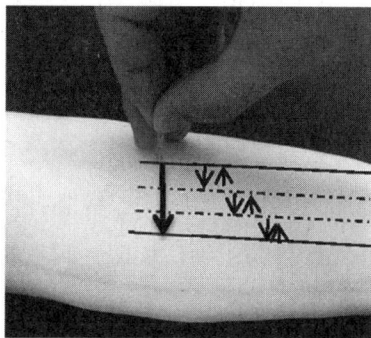

图 4-12 烧山火

2. 透天凉 将针刺入腧穴应刺深度的下 1/3（地部），得气后行捻转泻法，再将针紧提至中 1/3（人部），得气后行捻转泻法，然后将针紧提至上 1/3（天部），得气后行捻转泻法，再将针缓缓地按至下 1/3。如此反复操作 3 次，即将针紧提至天部留针。在操作过程中，可配合呼吸补泻的泻法和开阖补泻的泻法。此即为透天凉法。多用于治疗热痹、急性痈肿等实热性疾病（图 4-13）。

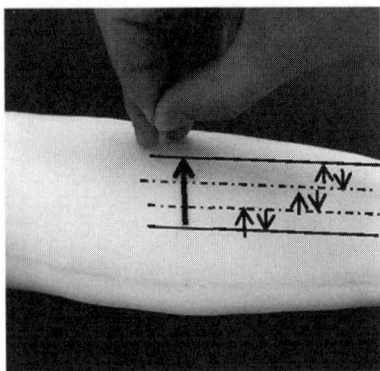

图 4-13 透天凉

（三）影响针刺补泻效应的因素

1. 机体所处的功能状态　人体在不同的病理状态下，针刺治疗可产生不同的调整作用，即补泻效果。当机体处于虚怠状态而呈虚证时，针刺可起到扶正补虚的作用；若机体处于虚脱状态时，针刺就可起到回阳固脱的作用；当机体处于邪盛状态而呈实热、邪闭的实证时，针刺可起到清热启闭、祛邪泻实的作用。例如，胃肠功能亢进而痉挛疼痛时，针刺可解痉止痛；胃肠功能抑制而蠕动缓慢、腹胀纳呆时，针刺可促进胃肠蠕动，消除腹胀、改善食欲。大量的临床实践和实验研究表明，针刺当时的机体机能状态，是产生影响针刺补泻的主要因素。

2. 腧穴功效的相对特异性　腧穴与中药相似，具有一定的主治功用，但其不仅具有普遍性，而且具有相对特异性。比如关元、气海、足三里、膏肓等穴，均能鼓舞人体正气，促使功能旺盛，具有强壮作用，可用于补虚。而也有一些腧穴，如五输穴中的井穴、荥穴，以及十宣、风市、丰隆等穴，一般皆能疏泄病邪，抑制人体功能亢进，具有祛邪作用，可用于泻实。当施行针刺补泻时，必须结合腧穴的相对特异性，才能达到较好的针刺补泻的效果。

3. 针刺补泻手法及针具等因素　针刺补泻手法是产生补泻效果从而促使机体内在因素转化的主要手段。临床观察和实验证明，针刺补泻手法作用于机体时，可以出现或补或泻的效应。另外，针具的粗细、长短，刺入的角度、深度等也可影响针刺的补泻效应。一般来说，粗毫针用的指力要重，刺激量就大，而细毫针用的指力较轻，刺激量就小。毫针刺入腧穴的角度、深度不同，其刺激的轻重程度也不同，一般直刺、深刺的量要大些，平刺、浅刺的量要小些。

六、留针与出针

（一）留针

将毫针刺入腧穴，行针得气并施以补或泻手法后，将针留置穴内称为留针。留针是毫针刺法的一个重要环节，对于提高针刺治疗效果有重要意义。通过留针，可以加强针感和延长针刺作用时间，还可以起到候气、守气、催气的目的。针刺得气后留针与否以及留针久暂，应视患者体质、病情、腧穴位置等而定，如一般病症只要针下得气并施以适当补泻手法后，即可出针或留置 15～30 分钟。但对一些特殊病症，如慢性、顽固性、痉挛性疾病，可适当延长留针时间。某些急腹症、破伤风、角弓反张者，必要时可留针数小时；而对老人、小儿或昏厥、休克、虚脱患者，不宜久留针。留针方法主要有下列两种：

1. 静留针法　针刺入腧穴得气后，让其留置穴内，不再行针。临床多用于对针感耐受性较差的慢性、虚弱性疾病患者。此外，病情属虚或寒需行补法时，按"寒则留之"也用本法。

2. 动留针法　针刺入腧穴得气后，让其留置穴内，在留针期间每隔一定时间行针，称为动留针法，亦称间歇行针法。动留针法用于需增强针刺感应，或用于针后不得气者或得气较慢者，可边行针催气，边留针候气，直待气至。

医者对留针必须重视，首先要排除不适于留针的患者，如不能合作的儿童、惧针者、初诊者、体质过于虚弱者；其次要排除不宜留针的部位，如后头部、眼区、喉部、胸部等；最后要排除不适宜留针的病情，如尿频、尿急、咳喘、腹泻等病症，对需要留针、可以留针者，在留针期间，应密切关注患者防止晕针等异常情况发生。

（二）出针

在施行针刺手法或留针，达到预定针刺目的和治疗要求后将针拔出称为出针，又称为"起针""退针"。出针是整个毫针刺法过程中的最后一个操作程序，预示针刺结束。

1. 出针方法　出针的方法，一般是以押手拇食两指持消毒干棉球轻轻按压于针刺部位，刺手持针做轻微的小幅度捻转，并随势将针缓缓提至皮下，静留片刻，然后出针。

2. 出针要求　出针时，依补泻的不同要求，分别采取"疾出"或"徐出"以及"疾按针孔"或"摇大针孔"的方法出针。出针后，除特殊需要外，都要用消毒棉球轻压针孔片刻，以防出血或针孔疼痛。起针后，要注意查看针孔是否出血或鼓包，询问针刺部位有无不适感，检查核对针数有无遗漏，还应注意有无晕针延迟反应征象等。

七、针刺异常情况的预防和处理

针刺治病是一种安全、有效的疗法，但由于种种原因，有时也可能偶然出现某种异常情况，如晕针、滞针、弯针等，必须立即进行有效处理。

（一）晕针

1.现象 轻者表现为精神疲倦，头晕目眩，恶心欲吐；重者表现为心慌气短，面色苍白，出冷汗，脉象细弱，甚则神志昏迷，唇甲青紫，血压下降，二便失禁，脉微欲绝等症状。

2.原因 多见于初次接受针刺治疗精神紧张的患者，其他可因体质虚弱、劳累过度、空腹、大汗大泻后、大出血后等。也可因患者体位不当，施术者手法过重以及治疗室内空气闷热或寒冷等。

3.处理 立即停止针刺，将针全部起出，扶患者平卧，头部放低，松解衣带，注意保暖。轻者静卧并给予饮温开水或糖水后，即可恢复。如未能缓解者，用指掐或针刺急救穴，如人中、素髎、合谷、内关、足三里、涌泉、中冲等，也可灸百会、气海、关元、神阙等，必要时可配合现代急救措施。晕针缓解后，仍需适当休息。

4.预防 对晕针要重视预防，如初次接受针治者，要做好解释工作，解除恐惧心理。选取正确舒适持久的体位，尽量采用卧位。对劳累、饥饿、大渴者，应嘱其休息，进食、饮水后，再予针刺。选穴宜少，手法要轻。针刺过程中，应随时注意观察患者的神态，询问针后情况，一旦有晕针先兆，须及时采取处理措施。此外，注意室内空气流通，避免过热过冷。

（二）滞针

1.现象 针在穴位内，行针时捻转不动，提插、出针均感困难。若勉强捻转、提插时，则患者感到疼痛。

2.原因 患者精神紧张，针刺入后局部肌肉强烈挛缩；或因行针时捻转角度过大过快和持续单向捻转等，而致肌纤维缠绕针身所致。此外，留针时间过长也会出现滞针。

3.处理 嘱患者消除紧张，放松局部肌肉；或医者用循、摄、按、弹等手法，或在滞针附近加刺一针，以缓解局部肌肉紧张。如因单向捻针而致者，需反向将针捻回。

4.预防 对精神紧张者，应先做好解释，消除顾虑。并注意行针手法，避免捻转角度过大过快及连续单向捻针。

（三）弯针

1.现象 针柄改变了进针时刺入的方向和角度，使提插、捻转和出针均感困难，患者感到针处疼痛。

2.原因 医者进针手法不熟练，用力过猛，以致针尖碰到坚硬组织；或因患者在针刺和留针过程中变动了体位，或针柄受到外力碰压等。

3.处理　出现弯针后，就不能再行手法。如针身轻度弯曲，可慢慢将针退出；若弯曲角度过大，应顺着弯曲方向将针退出。因患者体位改变所致者，应嘱患者慢慢恢复原来体位，使局部肌肉放松后，再慢慢退针。遇有弯针现象时，切忌强拔针、猛退针。

4.预防　医者进针手法要熟练，指力要轻巧。患者要选择舒适恰当的体位，并嘱其留针过程中不可随意变动体位。注意针刺部位和针柄不能受外力碰压。

（四）断针

1.现象　针刺过程中针身折断，残端留于患者腧穴内。

2.原因　针具质量欠佳，针身或针根有损伤剥蚀。针刺时针身全部刺入腧穴内，行针时强力提插、捻转，局部肌肉猛烈挛缩，或加用电针时，强度过大。患者体位改变，或弯针、滞针未及时正确处理等所致。

3.处理　嘱患者不要紧张、乱动，以防断针陷入深层。如残端显露，可用手指或镊子取出。若断端与皮肤相平，可用手指挤压针孔两旁，使断针暴露体外，用镊子取出。如断针完全没入皮内，应在X线下定位，手术取出。

4.预防　针前必须仔细检查针具，不合规定者应剔除不用。进针、行针时，动作宜轻巧，不可强力猛刺。加用电针时，强度不宜过大。针刺入穴位后，嘱患者不要随意变动体位。针刺时针身不宜全部刺入皮下。遇有滞针、弯针现象时，应及时正确处理。

（五）血肿

1.现象　出针后，针刺局部出血肿胀疼痛，继则皮肤呈现青紫色。

2.原因　针尖弯曲带钩，使皮肉受损，或刺伤血管所致。

3.处理　若为微量的皮下出血而局部小块青紫时，一般不必处理，可自行消退。若局部肿胀疼痛较剧，可先按压局部3～5分钟，若之后青紫面积大而且影响到活动功能时，可做冷敷止血，再做热敷或在局部贴敷土豆片，以促使局部瘀血消散吸收。

4.预防　仔细检查针具，熟悉人体解剖部位，避开血管针刺，出针时立即用消毒干棉球按压针孔。对出针时针孔可能出血的穴位处应按压3～5分钟。

（六）针后异常感

1.现象　出针后，患者不能挪动体位，或重、麻、胀的感觉过强，或原有症状加重，或针孔出血，或针处皮肤出现青紫、结节等。

2.原因　肢体不能挪动，可能是有针遗留，未完全出针，或体位不当，致肢体活动受限；对重、麻、胀针感过强者，多半是行针时手法过重，或留针时间过长，或刺伤神经干；原有病情加重，多因手法与病情相悖，即补泻手法应用失当；局部出现出血、青紫、硬结者，多因刺伤血管所致，个别可能由凝血功能障碍引起。

3. 处理 如有遗留未起之针，应随即起针；对体位不当致肢体活动受限，或重、麻、胀针感过强者，出针后让患者休息片刻，不要急于离开，并在局部轻轻揉按；对原病加重者，应查明原因，调整治则和手法，另行针刺；局部出现出血、青紫者，可用棉球按压和按摩片刻；如因出血青紫块较明显者，应先做冷敷以防继续出血，再行热敷，使局部瘀血消散。

4. 预防 退针后认真清点针数，避免遗漏。行针手法要柔和适度，避免手法过强和留针过时。临诊时要仔细辨证论治，处方选穴精练，补泻手法适度。要仔细查询有无出血病史。要熟悉浅表解剖知识，避免刺伤血管。

（七）针刺引起创伤性气胸

1. 现象 针刺过程中，患者突感胸闷、胸痛、气短、心悸，严重者呼吸困难、发绀、出冷汗、烦躁、恐惧，甚则血压下降，出现休克等危急现象。检查时，肋间隙变宽，叩诊呈鼓音，听诊肺呼吸音减弱或消失。X线胸透可见肺组织被压缩现象，气管可向健侧移位。有的针刺创伤性轻度气胸者，起针后并不出现症状，而是过了一段时间才慢慢感到胸闷、胸痛、呼吸困难等症状。

2. 原因 针刺胸部、背部和锁骨附近的穴位过深，刺穿了胸腔和肺组织，气体积聚于胸腔而导致气胸。

3. 处理 一旦发生气胸，应立即起针，并让患者采取半卧位休息，要求患者心情平静，切勿恐惧而反转体位。一般漏气量少者，可自然吸收。医者要密切观察，随时对症处理，如给予镇咳、消炎类药物，以防止肺组织因咳嗽扩大创口，加重漏气和感染。对严重病例需及时组织抢救，如胸腔排气、少量慢速输氧等。

4. 预防 医者针刺时要集中思想，选好适当体位，根据患者体形肥瘦，掌握进针深度、角度，施行提插手法的幅度不宜过大。胸背部腧穴应斜刺、横刺，不宜长时间留针。

（八）刺伤脑脊髓

1. 现象 针刺过程中，如误伤延髓，可出现头痛、恶心、呕吐、呼吸困难、休克和神志昏迷等。如刺伤脊髓，可出现触电样感觉向肢端放射，甚至引起暂时性肢体瘫痪。

2. 原因 延髓、脊髓是人体中枢神经的重要部位，内有生理功能中枢和神经传导束，其表层分布的督脉和华佗夹脊等腧穴若针刺过深，或针刺方向、角度不当，均可伤及，造成严重后果。

3. 处理 当出现上述症状时，应及时出针。轻者，需安静休息，经过一段时间后，可自行恢复。重者则应结合有关科室（如神经外科等），进行及时抢救。

4.预防 凡针刺 12 胸椎以上督脉、膀胱经第 1、2 侧线腧穴以及华佗夹脊穴，都要严格控制针刺深度、方向和角度。如针刺风府、哑门穴，针尖方向不可向上斜刺，不可过深；悬枢穴以上的督脉腧穴及华佗夹脊穴，均不可深刺。在行针时宜捻转手法，避免大幅度提插手法，禁用捣刺手法。

（九）刺伤内脏

1.现象 在针刺过程中，刺伤肝、脾可引起内出血，肝区或脾区疼痛，有的可向背部放射，如出血不止，腹腔聚血过多，会出现腹痛、腹肌紧张，并有压痛及反跳痛等急腹症症状。刺伤心脏时，轻者可出现强烈刺痛，重者有剧烈撕裂痛，引起心外射血，即刻导致休克等危重情况。刺伤肾脏，可出现腰痛、肾区叩击痛、血尿，严重时血压下降，甚至休克。刺伤胆囊、膀胱、胃、肠等空腔脏器时，可引起相应部位疼痛、腹膜刺激征或急腹症等。

2.原因 主要是施术者缺乏解剖学、腧穴学知识，对腧穴和脏器的解剖部位不熟悉，加之针刺过深，或提插幅度过大，造成相应的内脏受伤。

3.处理 损伤轻者，卧床休息一段时间后，一般即可自愈。如损伤较重，或继续有出血倾向者，应加用止血药，或局部做冷敷止血处理，并加强观察；注意病情及血压变化。若损伤严重，出血较多，出现休克时，则必须迅速进行输血等急救或外科手术治疗。

4.预防 术者必须熟练掌握解剖学、腧穴学知识，熟知穴下的脏器组织。针刺前应确诊内脏是否有肿大。针刺胸腹、腰背部的腧穴时，应严格控制针刺深度、角度和方向，行针幅度不宜过大。

八、针刺的不良反应及注意事项

（一）针刺的不良反应

对于针刺的不良反应，目前还没有深入的研究总结。一般认为上述针刺异常情况中的晕针、血肿和针后异常感均为针刺的不良反应。另外，在针刺后出现的疲乏、症状加重、皮肤过敏、诱发宿疾以及一些内脏组织器官的功能失调等，也应视为针刺的不良反应。因此，针灸医生在针刺治疗过程中应加以重视，尽量避免针刺的不良反应的发生。

（二）针刺的注意事项

1.患者处于过度饥饿、疲劳、精神紧张时，不宜立即进行针刺。对身体瘦弱、气虚血亏的患者，针刺时手法不宜过重，并应尽量选用卧位。

2.妇女怀孕 3 个月以内者，不宜针刺小腹部的腧穴。若怀孕 3 个月以上者，腹部、腰骶部腧穴也不宜针刺。至于三阴交、合谷、昆仑、至阴等一些通经活血的腧穴，在怀孕期应禁刺。妇女行经时，若非为了调经，亦不应针刺。

3. 小儿囟门未合时，头顶部的腧穴不宜针刺。

4. 常有自发性出血或损伤后出血不止的患者，不宜针刺。

5. 皮肤有感染、溃疡、瘢痕或肿瘤的部位，不宜针刺。

6. 对胸、胁、腰、背脏腑所居之处的腧穴，不宜直刺、深刺。肝脾肿大、肺气肿患者更应注意。医者在进行针刺过程中精神必须高度集中，令患者选择适当的体位，严格掌握进针的深度、角度，以防事故的发生。一旦发生刺伤内脏情况，要及时处理。

7. 针刺眼区和项部的风府、哑门等穴以及脊椎部的腧穴，要注意掌握一定的角度和深度，更不宜大幅度地提插、捻转和长时间地留针，以免伤及重要组织器官，产生严重的不良后果。

8. 对于尿潴留患者，在针刺小腹部腧穴时，也应掌握适当的针刺方向、角度、深度等，以免误伤膀胱等器官出现意外事故。

九、毫针的治疗作用

（一）疏通经络

经络具有沟通脏腑肢节，运行气血，濡养全身，维持人体正常的生理功能。毫针治病就是根据经络与脏腑在生理、病理上相互影响的机理，选取腧穴进行针刺，祛除病理因素，疏通经络，取得"通其经脉、调其血气"的作用，从而恢复经络脏腑的正常生理功能。

（二）调和阴阳

毫针调和阴阳的作用是通过经穴配伍和针刺手法来完成的。例如：肾阴不足、肝阳上亢而致头痛，治当育阴潜阳，可取足少阴经穴针以补法，足厥阴肝经穴针以泻法；失眠与嗜睡乃阴阳之气偏盛偏衰所致，可取八脉交会穴中通阴跷、阳跷脉的照海、申脉进行治疗。

（三）扶正祛邪

扶正就是扶助抗病能力，祛邪就是祛除致病因素。疾病的发生、发展及其转归的过程，即正气与邪气相互斗争的过程。疾病的发生是正气处于相对劣势，邪气处于相对优势而形成的，既病之后，机体仍会不断地产生相对的抗病能力，因此扶正祛邪是保证疾病趋向良性转归的基本法则。

针刺补法有扶正作用，针刺泻法有祛邪作用。具体应用时要结合腧穴的特殊性（如膏肓、气海、关元、命门多于扶正时用；十宣、十二井穴、丰隆等多在祛邪时用）、邪正消长的转化情况以及病证的标本缓急，随机应用扶正祛邪的法则。

十、毫针的治疗原则

毫针的治疗原则是针刺治病必须遵循的准绳，根据中医治疗学基本思想和针灸治疗疾病的具体实践经验，可将其归纳为标本缓急、补虚泻实、三因制宜等。

（一）补虚与泻实

补虚就是扶助正气，泻实就是祛除邪气。除了正确运用补虚泻实须掌握针刺补泻的操作方法外，还要讲究经穴配伍。

1. 本经补泻　凡属于某一经络、脏腑的病变，未涉及他经、他脏，可在该经取穴补泻之，也可采用"五输穴"子母补泻法。

2. 异经补泻　若病变涉及了其他脏腑、经络，则取穴就不局限于某一经穴。如合谷配复溜，大肠经、肾经穴同用，手法不同，效果亦异，补合谷、泻复溜可发汗；泻合谷、补复溜则可止汗。也可采用"五输穴"子母补泻法。

3. 补泻兼施　若虚实夹杂，则应补泻兼施，如肝实脾虚，则应泻肝经，补脾经。

（二）清热温寒

清热就是热性疾病治疗用"清"法，如《内经》中提出的"热则疾之"，即治疗热性病证可浅刺而不留针，或点刺出血，或施以"透天凉"手法；温寒就是寒性病证治疗用"温"法，如《内经》中提出的"寒则留之"，即治疗寒证要深刺而久留针，或配合艾灸，或施以"烧山火"手法。

（三）标本缓急

毫针刺法中标本缓急运用原则有以下四点。

1. 治病求本　就是针对疾病的本质进行治疗。通过辨证找出病因、病位、病机，归纳为某一证型，概括出疾病的本质，然后立法处方，可达治病求本的目的。如头痛，可分外感及内伤，仅用局部穴止痛虽能缓解疼痛，但易复发，须针对原因，选用相应经穴，方可根治（如肝阳证选太冲、太溪；痰浊证选中脘、丰隆；瘀血证选合谷、三阴交、膈俞；血虚证选血海、足三里、三阴交）。

2. 急则治标　特殊情况下，标与本在病机中互相夹杂，证候表现为标病急于本病，如不及时处理，则可转化为危重病证，论治时应随机应变。张景岳言："盖二便不通，乃危急之候，虽为标病，必先治之，此所谓急则治其标也。"

3. 缓则治本　一般情况下，病在内者治其内，病在外者治其外，正虚则扶正，邪气盛则祛邪，治其病因，症状自解，治其先病，后病可除，这与"伏其所主，先其所因"一致。

4. 标本兼治 当标与本处于俱急或俱缓状态时，均可采用标本兼治法。如肝郁乘脾，可调肝与健脾同施；热病中见高热、神昏，又兼小腹胀满，小便不通，则泄热开窍、通利小便兼顾。

总之，治病求本是治疗的根本原则，急则治标，缓则治本，标本同治是根据具体病情制定的具体原则。

（四）三因制宜

三因制宜就是指因时、因地、因人制宜。

1. 因时制宜 即根据不同季节和时辰特点，制定适宜的治疗方法。春夏之季，阳气升发，人体气血趋向体表，病邪伤人亦多在浅表；秋冬之季，阴气渐盛，人体气血潜藏于里，病邪伤人亦多在深部。故春夏宜浅刺，秋冬宜深刺。另外，人体气血流注呈现出与时辰变化相应的规律，子午流注针法、灵龟八法、飞腾八法等，均是择时选穴的方法，是"因时制宜"的具体应用。此外，还应把握针灸的有效时机，如痛经宜在月经来临之前 3～5 天针治。

2. 因地制宜 即根据不同的地理环境制定适宜的治疗方法。地理环境、气候条件、生活习惯不同，人体的生理活动、病理特点也有区别，治法亦有差别。

3. 因人制宜 即根据患者的性别、年龄、体质等的不同特点，制定适宜的治法。如青壮年，身强体壮者，血气充盈，可以深刺而留针；婴幼儿者，肉脆血少气弱，应浅刺而疾发针。

第二节　灸　法

灸法是用艾绒或其他药物放置在体表的特定部位上烧灼、温熨，借灸火的温和热力以及药物的作用，通过经络的传导，起到温通气血、扶正祛邪的作用，以达到治病和保健目的的一种外治法。它能治疗针刺效果较差的某些病证，也能结合针法提高其疗效，所以是针灸疗法中的一项重要内容。

一、灸法的作用

1. 温经散寒 灸法具有温经通络、祛湿散寒的作用，临床上多用于治疗寒湿痹痛和寒邪为患或偏于阳虚的胃脘痛、腹痛、泄泻、痢疾等。

2. 扶阳固脱 灸法具有温补中气、回阳固脱的作用，临床上多用于脱证和中气不足、阳气下陷而引起的遗尿、脱肛、阴挺、崩漏、带下、痰饮等。

3. 消瘀散结 灸法具有行气活血、消瘀散结的作用，临床常用于气血凝滞之疾，如乳痈初起、瘰疬、瘿瘤等。

4. 防病保健 灸法具有预防疾病、保健强身的作用，因此无病施灸，可以激发人体的正气，增强抗病的能力，使人精力充沛，长寿不衰。

二、灸法的分类

灸法种类很多，常用灸法如表 4-1 所示。

表 4-1 灸法的种类

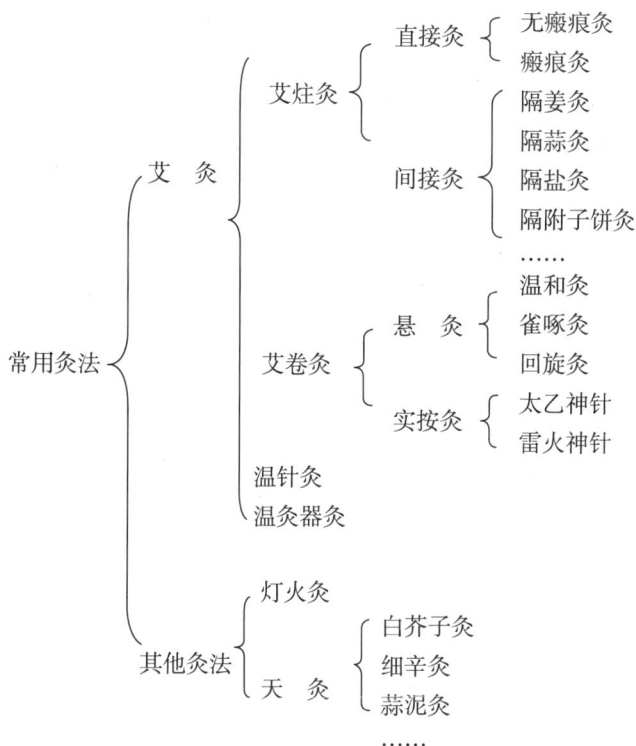

常用灸法			
艾灸	艾炷灸	直接灸	无瘢痕灸
			瘢痕灸
		间接灸	隔姜灸
			隔蒜灸
			隔盐灸
			隔附子饼灸
			……
	艾卷灸	悬灸	温和灸
			雀啄灸
			回旋灸
		实按灸	太乙神针
			雷火神针
	温针灸		
	温灸器灸		
其他灸法	灯火灸		
	天灸	白芥子灸	
		细辛灸	
		蒜泥灸	
		……	

三、操作方法

（一）艾炷灸

施灸时所燃烧的锥形艾绒团称为艾炷。临床上根据不同的灸法，使用大小不同的艾炷。每燃烧尽一个艾炷，称为一壮。施灸时，即以艾炷的大小和壮数多少来掌握刺激量的轻重。艾炷灸可分为直接灸和间接灸两类。

1. 直接灸 将艾炷直接放置在皮肤上施术的一种方法（图 4-14）。根据灸后对皮肤刺激的程度不同，又分为瘢痕灸和无瘢痕灸两种。

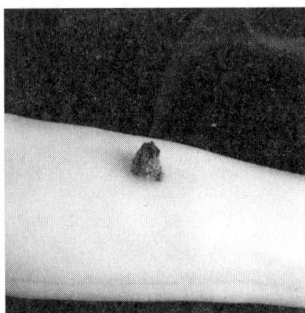

图 4-14　直接灸

（1）瘢痕灸：又称化脓灸，施灸时先在所灸穴局部涂以少量的大蒜汁，以增加黏附和刺激作用，然后将大小适宜的艾炷置于腧穴上，用火点燃艾炷施灸。每壮艾炷须燃尽，除去灰烬后，方可继续换艾炷再灸，待规定壮数灸完为止。施灸时若火烧灼皮肤疼痛难以耐受时，可用手在施灸腧穴周围轻轻拍打，借以缓解疼痛。在正常情况下，灸后1周左右，施灸部位化脓形成灸疮，5～6周，灸疮自行痊愈，结痂脱落后可留下瘢痕。临床上常用于治疗哮喘、肺结核、瘰疬等慢性疾病。

（2）无瘢痕灸：又称非化脓灸，临床上多用中小艾炷。施灸时先在所灸穴局部涂以少量的凡士林，使艾炷便于黏附，然后将艾炷放置于施灸部位点燃，当艾炷燃剩五分之二或四分之一左右而患者感到微有灼痛时，即可换艾炷再灸，待将规定壮数灸完为止。一般应灸至局部皮肤红晕而不起疱为度。因其皮肤无灼伤，且灸后不化脓，不留瘢痕，一般虚寒性疾患均可采用此法。

现代临床常用的麦粒灸法需选用40∶1三年以上的金艾绒，可以加入白芷、肉桂、麝香等中药，施术部位先涂凡士林等附着液，然后将麦粒大小的艾炷放于其上，用线香点燃，灸3～7壮，有痛感时，可在其周围轻轻拍打减轻疼痛。根据临床治疗需要可确定其是否留瘢痕，方法参考前述。常用于素体虚弱及各种慢性疾患，也可用于防病保健（图4-15）。

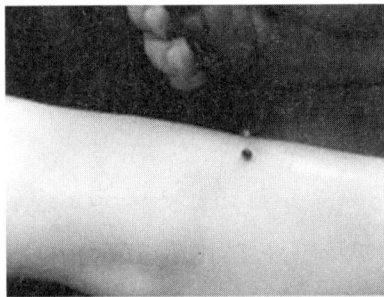

图 4-15　麦粒灸

2.间接灸　又称隔物灸、间隔灸，是用药物或其他材料将艾炷与施灸腧穴局部的皮肤隔开进行施灸的方法（图4-16）。

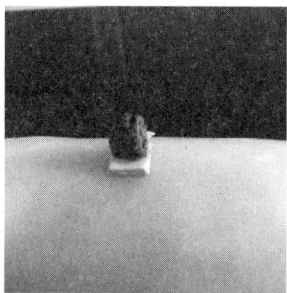

图 4-16　间接灸

　　间接灸种类很多，广泛用于临床各证，一般根据所用药物或材料的不同，常用的间接灸法可分为以下几种。

　　（1）隔姜灸：将鲜生姜切成直径 2～3cm、厚 0.2～0.3cm 的薄片，中间用针刺数孔，然后将姜片置于应灸腧穴局部或患处，再将艾炷放在姜片上面点燃施灸。当艾炷燃尽，再易炷施灸。灸完规定的壮数，以使皮肤潮红而不起疱为度。常用于因寒而致的呕吐、腹痛、腹泻以及风寒痹痛等（图 4-17）。

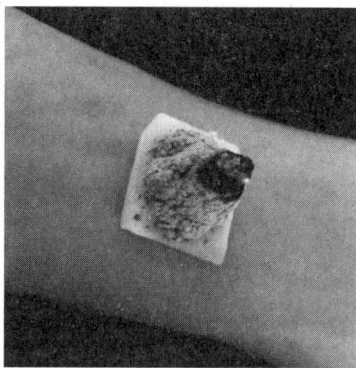

图 4-17　隔姜灸

　　（2）隔蒜灸：将新鲜独头大蒜切成厚 0.2～0.3cm 的薄片，中间用针刺数孔，或捣蒜如泥，置于应灸腧穴或患处，然后将艾炷放在蒜片或蒜泥上点燃施灸。待艾炷燃尽，易炷再灸，直至灸完规定的壮数。此法多用于治疗瘰疬、肺痨及肿疡初起等症（图 4-18）。

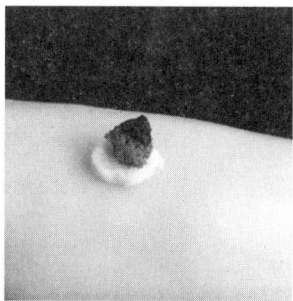

图 4-18　隔蒜灸

（3）隔盐灸：用纯净的细盐填敷于脐部，上置大艾炷施灸，或于盐上再置一薄姜片，以防止食盐受火爆起而伤人。一般灸 3～7 壮。此法有回阳、救逆、固脱之功。临床上常用于治疗急性寒性腹痛、吐泻、痢疾、淋病、中风、脱证等（图 4-19）。

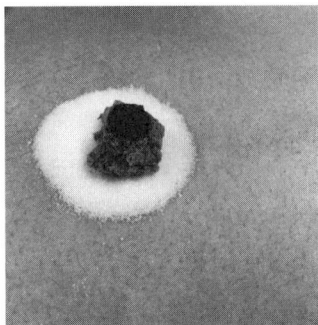

图 4-19　隔盐灸

（4）隔附子饼灸：将附子研成粉末，以黄酒调和，做成直径约 3cm、厚约 0.8cm 的附子饼，中间留一小孔或用针刺数孔，将艾炷置于附子饼上，放于应灸腧穴或患处，点燃施灸。此法有温补肾阳的作用，故多用于治疗命门火衰而致的阳痿、早泄、遗精或疮疡久溃不敛等（图 4-20）。

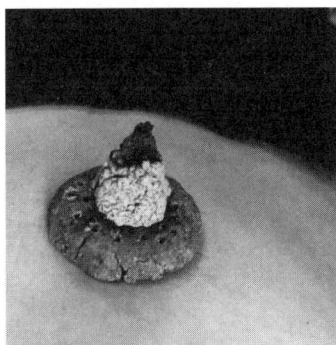

图 4-20　隔附子饼灸

（二）艾卷灸

艾卷灸，又称艾条灸，是用桑皮纸包裹艾绒而制成条状物，将其一端点燃，对准穴位或患处施灸的一种方法。临床常用悬起灸，按其操作方法可分为温和灸、雀啄灸、回旋灸等。

1. 温和灸　将艾卷的一端点燃，对准应灸的腧穴或患处，距离皮肤 2～3cm 处进行熏烤，使患者局部有温热感而无灼痛为宜，一般每处灸 10～15 分钟，至皮肤红晕为度。如果遇昏厥、局部知觉减退者或小儿等，医者可将中、食两指分开，置于施灸部位两侧，通过医者手指的感觉来推测患者局部的受热程度，便于随时调节施灸的距离，以防止烫伤（图 4-21）。

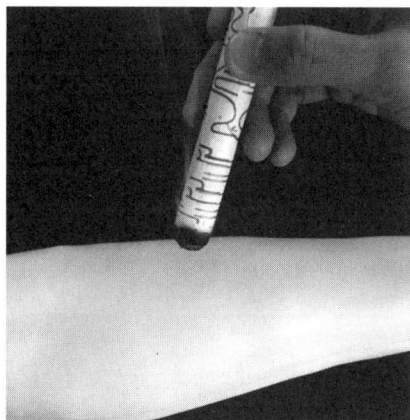

图 4-21　温和灸

2.雀啄灸　施灸时，艾卷点燃的一端与施灸部位的皮肤并不固定在一定的距离，而是像鸟雀啄食一样，一上一下活动施灸（图 4-22）。

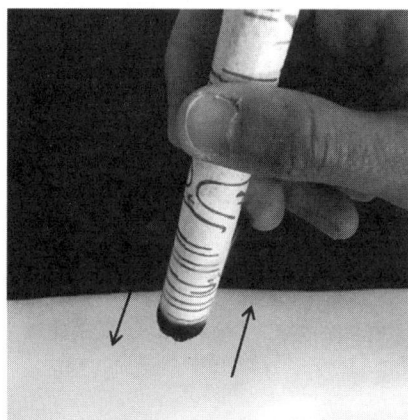

图 4-22　雀啄灸

3.回旋灸　施灸时，艾卷点燃的一端与施灸部位的皮肤保持一定的距离，但不固定，而是向左向右方向移动或反复旋转地施灸（图 4-23）。

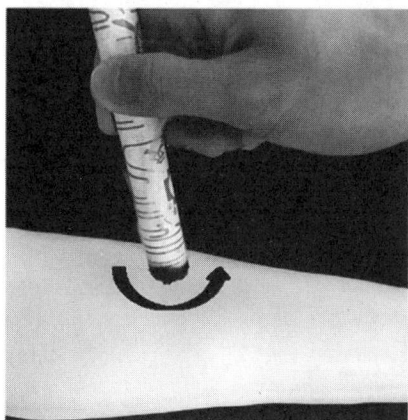

图 4-23　回旋灸

（三）温针灸

温针灸是针刺与艾灸相结合的一种方法，适用于既需要艾灸又须针刺留针的疾病。在针刺得气后，将针留在皮下适当的深度，在针柄上穿置一段长约1.5cm的艾卷施灸，或在针尾上搓捏少许艾绒点燃施灸，直待燃尽，除去灰烬，再将针取出。此法是一种简单易行的针灸并用的方法，其艾绒燃烧的热力可通过针身传入体内，发挥针与灸的作用，达到治疗目的（图4-24）。

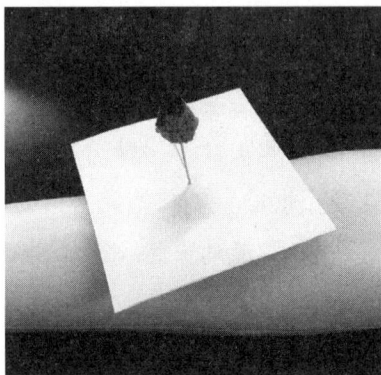

图4-24　温针灸

（四）温灸器灸

温灸器是一种专门用于施灸的器具，用其来施灸的方法称温灸器灸。临床常用的温灸器有温灸盒和温灸筒。施灸时，将艾绒点燃后放入温灸筒或温灸盒里的铁网上，然后将温灸筒或温灸盒放在施灸部位即可。适用于灸治腹部、腰部的疾病（图4-25）。

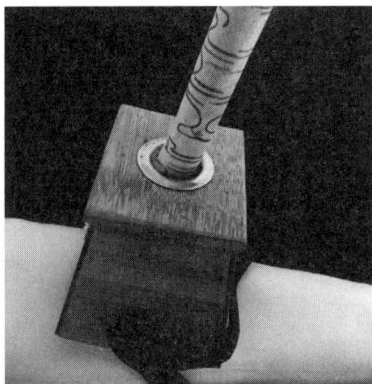

图4-25　温灸器灸

（五）其他灸法

其他灸法即非艾灸法，是指以艾绒以外的物品作为材料的灸治方法。常用的有以下几种。

1.灯火灸　又称灯草灸、油捻灸，也称神灯照，是民间沿用已久的简便灸法。

取 10 ～ 15cm 长的灯心草或纸绳，蘸麻油或植物油，浸渍 3 ～ 4cm，点燃起火后迅速对准穴位，听到"叭"的一声快速离开，如无爆焠之声可重复 1 次。此法主要用于小儿疳腮、喉蛾、吐泻、惊风等病证（图 4-26）。

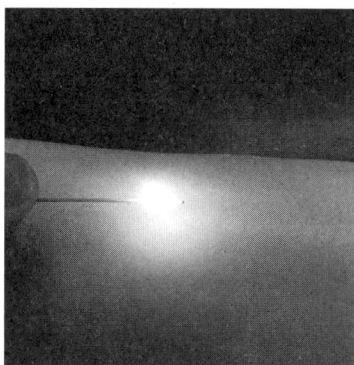

图 4-26　灯火灸

2. 天灸　又称药物灸、发疱灸，将一些具有刺激性的药物贴敷于穴位或患处，敷后皮肤可起疱，或仅使局部充血潮红（图 4-27）。所用药物多是单味中药，也有用复方者。常用的天灸法有如下几种。

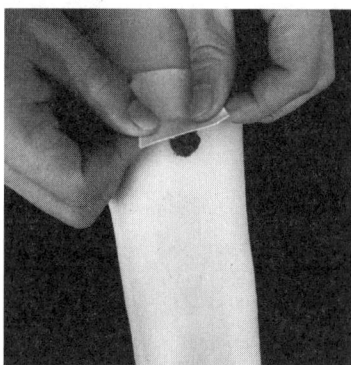

图 4-27　天灸

（1）蒜泥灸：将大蒜捣烂如泥，取 3 ～ 5g 贴敷于穴位上，敷灸 1 ～ 3 小时，以局部皮肤发痒发红起疱为度。如敷涌泉治疗咯血、衄血，敷合谷治疗扁桃腺炎，敷鱼际治疗喉痹等。

（2）细辛灸：取细辛适量，研为细末，加醋少许调和成糊状，敷于穴位上，外覆油纸，胶布固定。如敷涌泉或神阙穴治小儿口腔炎等。

（3）天南星灸：取天南星适量，研为细末，用生姜汁调和成糊状，敷于穴位上，外覆油纸，胶布固定。如敷于颊车、颧髎穴治疗面神经麻痹等。

（4）白芥子灸：将白芥子适量研成细末，用水调和成糊状，敷贴于穴位或患处，外覆以油纸，胶布固定。一般可用于治疗关节痹痛、口眼㖞斜，或配合其他药物治疗哮喘等证。

四、注意事项

（一）施灸的先后顺序

施灸的先后顺序：先灸阳经，后灸阴经；先灸上部，后灸下部；就壮数而言，先灸少而后灸多；就大小而言，先灸艾炷小者而后灸大者。但上述施灸的顺序是指一般的规律，临床上需结合病情灵活应用，不可过于拘泥。如脱肛的灸治，应先灸长强以收肛，后灸百会以举陷，即是先灸下而后灸上。

（二）施灸的补泻方法

灸的补法：点燃艾炷后，不吹其火，火力宜微而温和，时间较长，待其慢慢地燃尽熄灭，使真气聚而不散。艾灸的泻法是：点燃艾炷后，口速吹以旺其火，火力较猛，快燃速灭，当患者感觉局部灼痛时可更换艾炷再灸，促使邪气消散。临床应用根据辨证施治的原则，虚则补之，实则泻之。

（三）施灸的禁忌

1.面部、乳头、大血管等处不宜使用直接灸，以免烫伤形成瘢痕；关节活动部位亦不适宜化脓灸，以免化脓溃破，不易愈合，甚则影响功能活动。

2.一般空腹、过饱、极度疲劳或对灸法恐惧者，应慎用灸法；体弱患者，灸治时艾炷不宜过大，刺激量不宜过强，以防"晕灸"。一旦发生晕灸，应及时妥善处理。

3.孕妇的腹部和腰骶部一般也不宜施灸。

4.对实热证、阴虚发热者，一般不宜用灸法。

5.施灸时要谨防艾火灼伤皮肤和衣物；对灸治后的艾绒、艾条等要及时熄灭，不可随意乱扔。

（四）灸后的处理

施灸过量、时间过长，局部出现的水疱，只要不擦破，可任其自然吸收；若水疱较大，可用消毒针刺破，放出水液，再涂以消毒药膏；瘢痕灸者，在灸疮化脓期间，1个月内少参加重体力劳动；疮面局部瘙痒勿用手搔，可涂以碘伏等以保护痂皮，保持清洁，防止感染。

第三节　头针疗法

头针疗法，又称头皮针疗法，是在头部特定的穴线进行针刺以防治疾病的一种方法。本疗法是在传统针灸理论的基础上结合现代医学知识形成的，目前广泛应用于临床，经多年实践，对头针穴线的定位、适用范围和刺激方法积累了丰富的经验，已成为治疗多种疾病，尤其是脑源性疾病的常用针刺方法，并成为国内外临床医生常用的治疗方法之一。

一、理论基础

头针的理论依据主要有二：一是根据传统的脏腑经络理论，二是根据大脑皮层的功能定位在头皮表面的投影，选取相应的头穴线。

头为诸阳之会，手足六阳经皆上循于头面，六阴经中手少阴与足厥阴经直接循行于头面部，所有阴经的经别和阳经相合后也上达于头面，说明头与脏腑经络有着密切联系。同时，脑为髓海，为元神之府，是脏腑经络功能活动的主宰，是调节全身气血的重要部位。这些理论均为头针治疗疾病的依据。

二、标准头穴线的定位和主治

为了适应国际上头针疗法的推广和交流，促进其进一步发展，中国针灸学会按分区定经，经上选穴，并结合古代透刺穴位的方法，拟定了《头皮针穴名标准化国际方案》（以下简称《方案》），并于 1984 年在日本召开的世界卫生组织西太区会议上正式通过。

依据《方案》内容，标准头穴线均位于头皮部位，按颅骨的解剖名称分额区、顶区、颞区、枕区 4 个区，14 条标准线（左侧、右侧、中央共 25 条）。兹将定位及主治分述如下（表4-2～表4-5）。

表 4-2　额区

穴名	定位	主治
额中线	在头前部，从督脉神庭穴向前引一直线，长 1 寸（图 4-28）	癫痫、精神失常、鼻病等
额旁 1 线	在头前部，从膀胱经眉冲穴向前引一直线，长 1 寸（图 4-28）	癫痫、精神失常、鼻病等
额旁 2 线	在头前部，从胆经头临泣穴向前引一直线，长 1 寸（图 4-28）	急慢性胃炎、胃和十二指肠溃疡、肝胆疾病等
额旁 3 线	在头前部，从胃经头维穴内侧 0.75 寸起向下引一直线，长 1 寸（图 4-29）	功能性子宫出血、阳痿、遗精、子宫脱垂、尿频、尿急等

表 4-3　顶区

穴名	定位	主治
顶中线	在头顶部，从督脉百会穴至前顶穴之间（图 4-29）	腰腿足病：如瘫痪、麻木、疼痛，以及皮层性多尿、脱肛、小儿夜尿、高血压、头顶痛等
顶颞前斜线	在头顶及头侧部，从头部经外奇穴前神聪（百会前 1 寸）至颞部胆经悬厘穴引斜线（图 4-30）	全线分 5 等份：上 1/5 治疗对侧下肢和躯干瘫痪；中 2/5 治疗上肢瘫痪；下 2/5 治疗中枢性面瘫、运动性失语、流涎、脑动脉粥样硬化等
顶颞后斜线	在头顶及头侧部，顶颞前斜线之后 1 寸，与其平行的线。从督脉百会至颞部胆经曲鬓穴引一斜线（图 4-30）	全线分 5 等份：上 1/5 治疗对侧下肢和躯干感觉异常；中 2/5 治疗上肢感觉异常；下 2/5 治疗头面部感觉异常
顶旁 1 线	在头顶部，督脉旁 1.5 寸，从膀胱经通天穴向后引一直线，长 1.5 寸（图 4-29）	腰腿病证：如瘫痪、麻木、疼痛等
顶旁 2 线	头顶部，督脉旁开 2.25 寸，从胆经正营穴向后引一条 1.5 寸长的线到承灵穴（图 4-29）	肩、臂、手病症：如瘫痪、麻木等

表 4-4　颞区

穴名	定位	主治
颞前线	在头的颞部，从胆经颔厌穴至悬厘穴连一直线（图 4-30）	偏头痛、运动性失语、周围性面瘫和口腔疾病等
颞后线	在头的颞部，从胆经率谷穴向下至曲鬓穴连一直线（图 4-30）	偏头痛、耳鸣、耳聋、眩晕等

表 4-5　枕区

穴名	定位	主治
枕上正中线	在后头部，即督脉强间穴至脑户穴之间，长 1.5 寸（图 4-31）	眼病、足癣等
枕上旁线	在后头部，由枕外隆凸督脉脑户穴旁开 0.5 寸起，向上引一直线，长 1.5 寸（图 4-31）	皮层性视力障碍、白内障、近视等
枕下旁线	在后头部，从膀胱经玉枕穴向下引一直线，长 2 寸（图 4-31）	小脑疾病引起的平衡障碍、后头痛等

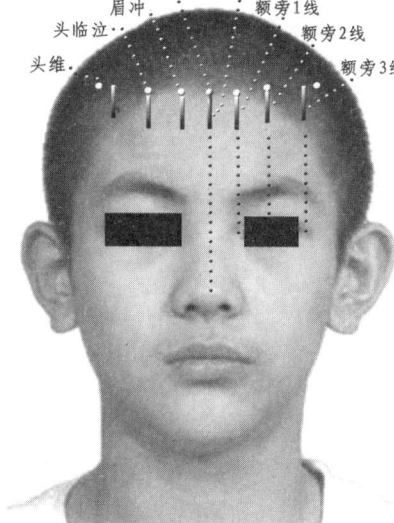

图 4-28　额区

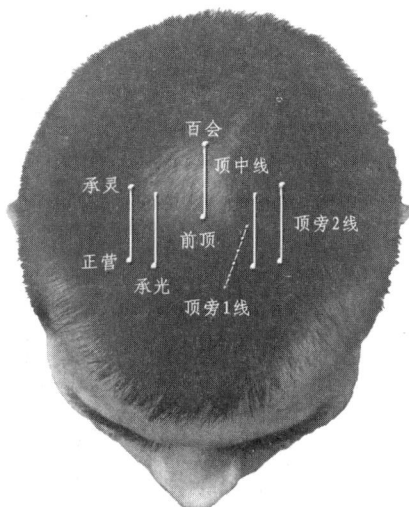

图 4-29　顶区

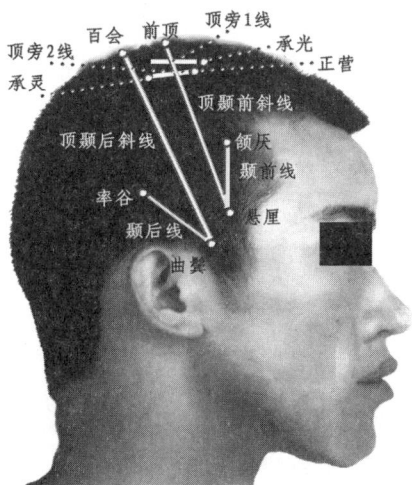

图 4-30　顶区与颞区

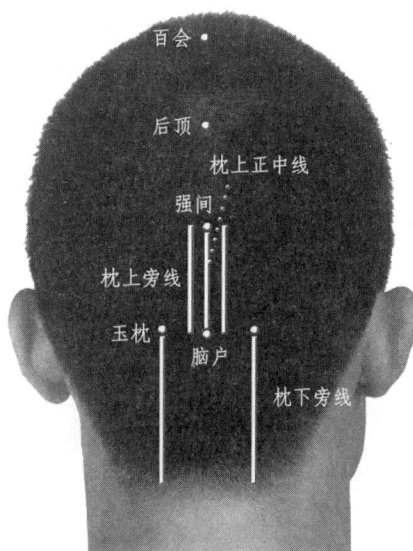

图 4-31　枕区

第四章　针灸疗法

145

三、操作方法

1. 体位 根据病情，明确诊断，患者取坐位或卧位，选定头穴线，并局部常规消毒。

2. 进针 一般选用 28～30 号长 1.5～3 寸的毫针，针与头皮呈 30° 夹角，快速将针刺入头皮下，当针尖达到帽状腱膜下层时，指下感到阻力减小，然后使针与头皮平行，继续捻转进针，根据不同穴区可刺入 0.5～3 寸（图 4-32）。

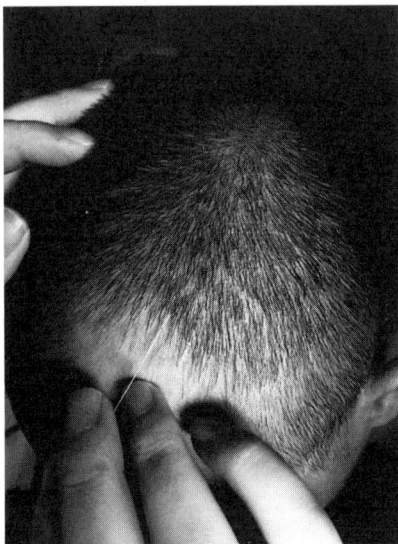

图 4-32 头针进针法

3. 针刺手法 一般以拇指掌面和食指桡侧面夹持针柄，以食指的掌指关节快速连续屈伸，使针身左右旋转，快速捻转，使速度达到每分钟 200 次左右。进针后持续捻转 2～3 分钟，部分患者在病变部位会出现热、麻、胀、抽动等感应，留针 20～30 分钟，留针期间反复操作 2～3 次即可起针。按病情需要可适当延长留针时间，或加用电针，偏瘫患者留针期间配合活动肢体，有助于提高疗效。

4. 起针 刺手夹持针柄轻轻捻转松动针身，押手固定穴区周围头皮，如针下无紧涩感，可快速抽拔出针，也可缓慢出针。出针后需用消毒干棉球按压针孔，以防出血。

四、适用范围

头针主要用于治疗脑源性疾病，如中风偏瘫、肢体麻木、失语、皮层性多尿、眩晕、耳鸣、舞蹈病、癫痫、脑瘫、小儿弱智、震颤麻痹、假性球麻痹等。此外，也可治疗头痛、脱发、脊髓性截瘫、高血压病、精神病、失眠、眼病、鼻病、肩周炎、腰腿痛、各种疼痛性疾病等常见病和多发病。

五、注意事项

除遵循针灸施术的注意事项外，运用头针还应注意如下几点。

1. 因为头部有毛发，故必须严格消毒，以防感染。

2. 由于头针的刺激性较强、刺激时间较长，医者必须注意观察患者表情，以防晕针。

3. 婴儿由于颅骨缝骨化不完全，不宜采用头针治疗。

4. 中风患者急性期如因脑溢血引起昏迷、血压过高时，暂不宜用头针治疗，须待血压和病情稳定后方可行头针治疗。如因脑血栓形成引起偏瘫者，宜及早采用头针治疗。

5. 凡有严重心脏病，重度糖尿病，重度贫血，高热、急性炎症和心力衰竭等症时，一般慎用头针治疗。

6. 头针刺激线上除用毫针刺激外，尚可配合电针、艾灸、按压等法进行施治。

7. 由于头皮血管丰富，容易出血，故出针时必须用干棉球按压针孔 2～3 分钟。

第四节　耳针疗法

耳针疗法是在耳穴上使用针刺或其他刺激方法来防治疾病的一种方法。耳针疗法之所以有治疗疾病的功效，因耳穴与脏腑经络有着密切的生理病理联系。耳通过经络脏腑的联属关系，与全身四肢百骸、五官九窍相互密切维系，从而能够较全面地反映整体和局部的机能状态和病理变化。

一、耳廓的表面解剖

（一）耳廓的形态和解剖结构

耳廓是外耳的组成部分，位于下颌窝、颞骨和乳突之间，呈垂直方向生长。耳的前外面凹陷，后内面隆凸。要熟悉耳穴，首先必须了解耳廓表面解剖（图4-33）。

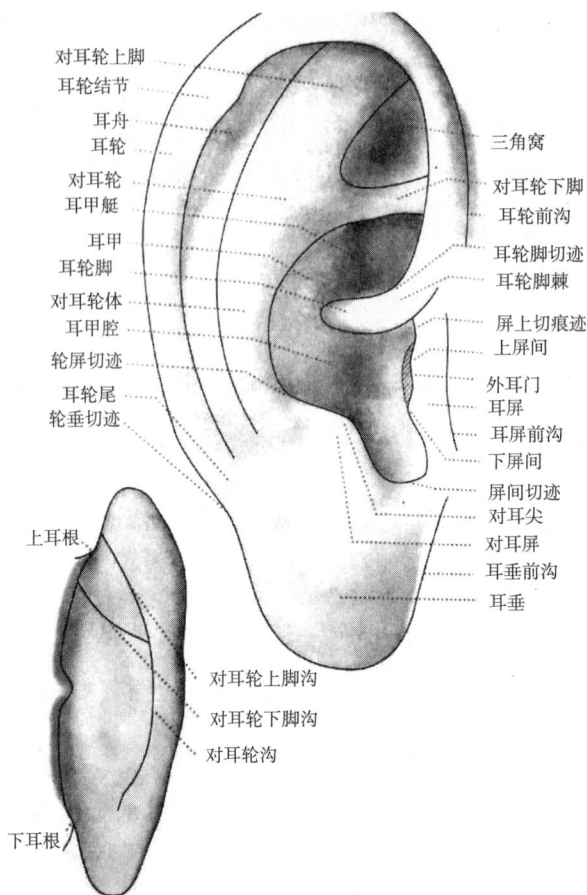

图 4-33　耳廓表面解剖

1. 耳轮　耳廓外缘向前卷曲的部分。

2. 耳轮结节　耳轮上方膨大部分。是动物耳尖的遗迹，又称达尔文结节。有的人明显，有的人不太明显。

3. 耳轮尾　在耳轮末端，与耳垂交界处。

4. 耳轮脚　耳轮深入耳甲的隆起。

5. 对耳轮　与耳轮相对呈"Y"字形的隆起部，由对耳轮体、对耳轮上脚和对耳轮下脚三部分组成。

6. 三角窝　对耳轮上、下脚与相应耳轮之间的三角形凹窝。

7. 耳舟　耳轮与对耳轮之间的凹沟。

8. 耳屏　耳廓前面的瓣状突起，又称耳珠。在外耳道开口的前缘。

9. 对耳屏　耳垂上部与耳屏相对的瓣状突起。

10. 屏间切迹　耳屏与对耳屏之间的凹陷。

11. 屏上切迹　耳屏与耳轮之间的凹陷。

12. 轮屏切迹　对耳轮与对耳屏之间的凹陷。

13. 耳垂 耳廓最下部无软骨的部分。

14. 耳甲腔 耳轮脚以下的耳甲部。

15. 耳甲 对耳屏、弧形对耳轮体部、耳屏与外耳门之间的凹窝。

16. 耳甲艇 耳轮脚以上的耳甲部。

17. 外耳 外耳道的开口。在耳甲腔内，被耳屏遮盖着的孔窍。

（二）耳廓的组织结构

耳廓主要由弹性纤维软骨、软骨膜、韧带、已退化的耳肌及覆盖于外层的皮下组织和皮肤所构成。耳廓分布有神经、血管和淋巴等。

耳廓的神经分布极为丰富：有来自颈丛的耳大神经和枕小神经，有来自三叉神经分支的耳颞神经、面神经耳支、迷走神经分支和舌咽神经分支合成的耳支及来自颈动脉丛的交感神经。

耳廓的动脉：来自颈外动脉的分支颞浅动脉和耳后动脉，在耳廓深部沿软骨膜行走。颞浅动脉在外耳门前方分出三支主要供应耳廓前面，耳后动脉从下耳根沿耳廓背面上行，主要供应耳廓背面。

耳廓的静脉：起于耳廓浅层，前面汇成 2～3 支较大静脉，经颞浅静脉注入颈外静脉。耳背小静脉亦汇成 3～5 支，经耳后静脉汇入颈外静脉。

耳廓的淋巴多成网状，主要流入耳周围的淋巴结。根据其流向分成前、后、下三组，前组流入耳前淋巴结和腮腺淋巴结，后组流入耳后淋巴结和乳突淋巴结，下组流入耳后淋巴结，三组淋巴结均汇入颈上淋巴结。

二、耳穴的分布规律

耳穴在耳廓的分布有一定规律（表 4-6），耳廓形如倒置在子宫的胎儿，头部朝下，臀部朝上。其分布规律：与头面部相应的穴位在耳垂及其附近；与上肢相应的穴位在耳舟；与躯干和下肢相应的穴位在对耳轮体部和对耳轮上、下脚；与五脏相应的穴位多集中在耳甲艇和耳甲腔；与消化道相应的耳穴在耳轮脚周围环形排列。

表 4-6　耳穴分布规律

身体部位	耳穴分布区域
头面部	耳垂及其附近
上肢	耳舟
下肢	对耳轮上、下脚
躯干	对耳轮
胸腔脏器	耳甲腔

身体部位	耳穴分布区域
腹腔脏器	耳甲艇
盆腔脏器	三角窝
消化道	耳轮脚周围

常用耳穴的定位和主治

依据《耳穴名称与部位》国家标准方案，耳穴分布图如图 4-34 所示。

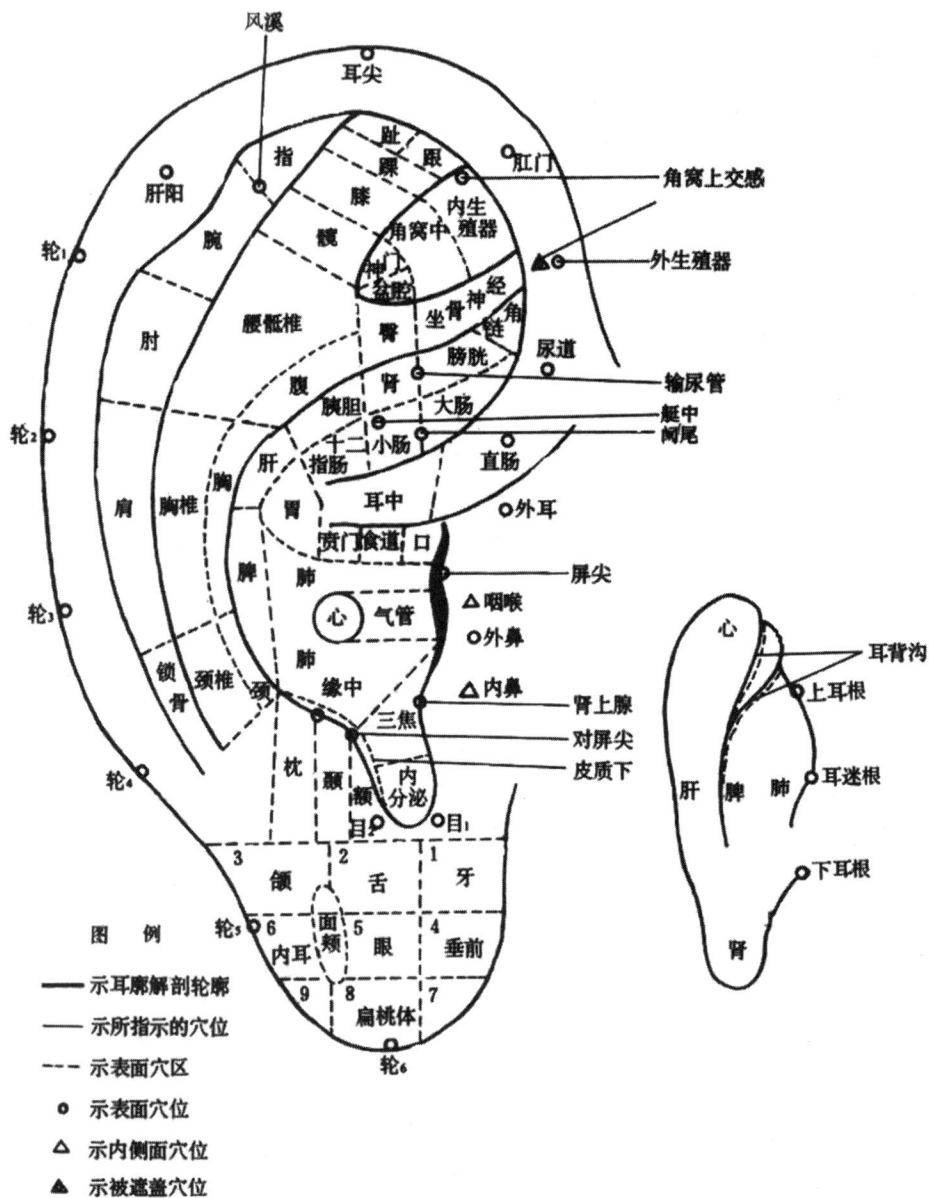

图 4-34　常用耳穴分布

常用耳穴的定位和主治见表4-7～表4-16。

表4-7　耳垂的穴位名称、部位及主治

穴位名称	部位	主治
牙	在耳垂正面前上部，即耳垂1区	牙痛、牙周炎、低血压
舌	在耳垂正面中上部，即耳垂2区	口舌生疮、口腔炎
颌	在耳垂正面后上部，即耳垂3区	牙痛、颞颌关节功能紊乱
垂前	在耳垂正面前中部，即耳垂4区	牙痛、神经衰弱
眼	在耳垂正面中央部，即耳垂5区	青光眼、近视、麦粒肿、急性结膜炎、电光性眼炎
内耳	在耳垂正面后中部，即耳垂6区	耳鸣、耳聋、中耳炎、耳源性眩晕
面颊	在耳垂正面眼区与内耳区之间，即耳垂5、6区交界线周围	三叉神经痛、口眼㖞斜、痤疮、面肌痉挛、腮腺炎
扁桃体	在耳垂正面下部，即耳垂7、8、9区	扁桃体炎、咽炎

表4-8　耳屏的穴位名称、部位及主治

穴位名称	部位	主治
外鼻	在耳屏外侧面的中部，即耳屏1、2区间	鼻炎、鼻疖等
内鼻	在耳屏内侧面的下1/2处，即耳屏4区	鼻炎、上颌窦炎、感冒
咽喉	在耳屏内侧面的上1/2处，即耳屏3区	咽喉肿痛、声音嘶哑、咽炎、失语、哮喘
外耳	在屏上切迹微前凹陷中，即耳屏1区上缘处	耳鸣、外耳道炎、中耳炎
上屏	在耳屏外侧面上1/2，即耳屏1区	咽炎、鼻炎
下屏	在耳屏外侧面下1/2，即耳屏2区	鼻炎、鼻塞
屏尖	在耳屏游离缘上部尖端，即耳屏1区后缘处	发热、牙痛、斜视
屏间前	在屏间切迹前方耳屏最下部，即耳屏2区下缘处	咽炎、口腔炎
肾上腺	在耳屏游离缘下部尖端，即耳屏2区后缘处	低血压、风湿性关节炎、腮腺炎、链霉素中毒、眩晕、哮喘、休克

表4-9　对耳屏的穴位名称、部位及主治

穴位名称	部位	主治
额	在对耳屏外侧面的前部，即对耳屏1区	前头痛、眩晕、失眠、多梦、偏头痛

穴位名称	部位	主治
枕	在对耳屏外侧面的后部，即对耳屏3区	后头痛、头晕、失眠、昏厥、神经衰弱
颞	在对耳屏外侧面的中部，即对耳屏2区	偏头痛、头晕
屏间后	在屏间切迹对耳屏前下，即对耳屏1区下缘处	额窦炎
皮质下	在对耳屏内侧面，即对耳屏4区	痛症、神经衰弱、间日疟、假性近视、失眠
对屏尖	在对耳屏游离缘的尖端，即对耳屏1、2、4区交点处	哮喘、腮腺炎、睾丸炎、附睾炎、神经性皮炎
缘中	在对耳屏游离缘上，对屏尖与轮屏切迹的中点，即对耳屏2、3、4区交点处	遗尿、内耳性眩晕、尿崩、功能性子宫出血
脑干	在轮屏切迹处，即对耳屏3、4区之间	眩晕、后头痛、假性近视

表4-10　耳舟的穴位名称、部位及主治

穴位名称	部位	主治
指	在耳舟的顶部、耳轮结节上方，即耳舟1区	手指麻木疼痛、甲沟炎
腕	在指区下方处，即耳舟2区	腕痛
风溪	在耳轮结节前方，指区与腕区之间，即耳舟1、2区交界处	荨麻疹、皮肤瘙痒症、过敏性鼻炎、哮喘
肩	在肘区下方处，即耳舟4、5区	肩周炎、肩部疼痛
肘	在腕区下方处，即耳舟3区	肘痛、肱骨外上髁炎
锁骨	在肩区下方处，即耳舟6区	相应部位疼痛、肩周炎

表4-11　对耳轮的穴位名称、部位及主治

穴位名称	部位	主治
跟	在对耳轮上脚上1/3的前上部，即对耳轮1区	足跟痛
趾	在耳尖下方的对耳轮上脚后上部，即对耳轮2区	足趾麻木疼痛、甲沟炎
踝	在趾、跟区下方处，即对耳轮3区	踝痛
膝	在对耳轮上脚的中1/3处，即对耳轮4区	膝痛、坐骨神经痛
髋	在对耳轮上脚的下1/3处，即对耳轮5区	髋关节痛、腰骶痛、坐骨神经痛
坐骨神经	在对耳轮下脚前2/3处，即对耳轮6区	坐骨神经痛、下肢的瘫痪

穴位名称	部位	主治
臀	在对耳轮下脚后 1/3 处，即对耳轮 7 区	坐骨神经痛、臀筋膜炎
交感 （下脚端）	在对耳轮下脚前端与耳轮内缘交界处，即对耳轮 6 区前端	胃肠痉挛、心绞痛、胆绞痛、输卵管结石、自主神经紊乱
胸椎	在胸区后方，即对耳轮 11 区	胸痛、经前乳房胀痛、乳腺炎、产后泌乳不足
颈椎	在颈区后方，即对耳轮 13 区	落枕、颈椎综合征
腰骶椎	在腹区后方，即对耳轮 9 区	腰骶部疼痛
腹	在耳轮体前部上 2/5 处，即对耳轮 8 区	腹痛、腹胀、腹泻、急性腰扭伤、痛经、产后宫缩痛
颈	在对耳轮体前部下 1/5 处，即对耳轮 12 区	落枕、颈椎疼痛
胸	在对耳轮体前部中 2/5 处，即对耳轮 10 区	胸胁疼痛、肋间疼痛、胸闷、乳腺炎

表 4-12　耳甲的穴位名称、部位及主治

穴位名称	部位	主治
口	在耳轮脚下方前 1/3 处，即耳甲 1 区	口腔炎、面瘫、胆囊炎、胆石症、牙周炎
食道	在耳轮脚下方中 1/3 处，即耳甲 2 区	恶心、呕吐、吞咽困难
贲门	在耳轮脚下方后 1/3 处，即耳甲 3 区	恶心、呕吐、贲门痉挛
胃	在耳轮脚消失处，即耳甲 4 区	胃病、牙痛、失眠
十二指肠	在耳轮脚及部分耳轮与 AB 线之间的后 1/3 处，耳甲 5 区	十二指肠溃疡、幽门痉挛、胆疾、腹胀、腹泻、腹痛、胆石症
小肠	在耳轮脚及部分耳轮与 AB 线之间的中 1/3 处，即耳甲 6 区	消化不良、心悸
大肠	在耳轮脚及部分耳轮与 AB 线之间的前 1/3 处，即耳甲 7 区	痢疾、腹泻、便秘、牙痛、痤疮
阑尾	在大、小肠区之间，即耳甲 6、7 区交界处	单纯性阑尾炎、腹泻
艇角	在对耳轮下脚下方前部，即耳甲 8 区	前列腺炎、尿道炎
膀胱	在对耳轮下脚下方中部，即耳甲 9 区	膀胱疾病、癃闭、遗尿、坐骨神经痛、后头痛

穴位名称	部位	主治
肾	在对耳轮下脚下方后部,即耳甲10区	腰痛、耳鸣、神经衰弱、肾盂肾炎、遗尿、哮喘、月经不调、遗精、阳痿、早泄
输尿管	在肾区与膀胱区之间,即耳甲9、10区交界处	输尿管结石酸痛
肝	在耳甲艇的后下部,即耳甲12区	胁痛、眩晕、月经不调、更年期综合征、高血压、眼病
胰(胆)	在耳甲艇的后上部,即耳甲11区	胰腺炎、糖尿病、胆道疾病、偏头痛、带状疱疹、中耳炎、耳鸣
艇中	在小肠区与肾区之间,即耳甲6、10区交界处	腹痛、腹胀、胆道蛔虫病
脾	在BD线下方,耳甲腔的后上部,即耳甲13区	腹胀、腹泻、便秘、食欲不振、功能性子宫出血、白带过多
内分泌(屏间)	在屏间切迹内,耳甲腔的底部,即耳甲18区	生殖系统功能失调、更年期综合征、皮肤病等
心	耳甲腔正中凹陷处,即耳甲15区	心血管系统疾病、中暑、急惊风、癔症、无脉症、神经衰弱、口舌生疮
肺	在心、气管区周围处,即耳甲14区	呼吸系统疾病、皮肤病、荨麻疹、便秘、声音嘶哑、胸闷、咳嗽
气管	在心穴与外耳门之间,即耳甲16区	咳嗽、哮喘、支气管炎
三焦	在外耳门后下,肺与内分泌区之间,即耳甲17区	便秘、腹胀、上肢外侧疼痛、水肿、耳聋、耳鸣、糖尿病

表4-13　三角窝的穴位名称、部位及主治

穴位名称	部位	主治
神门	在三角窝后1/3的上部,对耳轮上、下脚交叉之前,即三角窝4区	失眠、多梦、烦躁、眩晕、咳嗽、哮喘、荨麻疹、炎症等
角窝中	在三角窝中1/3处,即三角窝3区	哮喘
盆腔	在三角窝后1/3下部,即对耳轮上、下脚分叉处前方,即三角窝5区	盆腔炎、附件炎
角窝上	在三角窝前1/3的上部,即三角窝1区	高血压
内生殖器	在三角窝前1/3下部,即三角窝2区	月经不调、带下、盆腔炎、遗精、阳痿、阳痿、早泄、功能性子宫出血

表 4-14 耳轮的穴位名称、部位及主治

穴位名称	部位	主治
耳尖	在将耳廓向前对折,耳廓尖端处,即耳轮 6、7 区交界处	发热、高血压、目赤肿痛、麦粒肿、急性结膜炎、失眠
结节 (肝阳点)	在耳轮结节处,即耳轮 8 区	头晕、头痛、高血压、上呼吸道感染、发热
轮 1～4	在自耳轮结节下缘至耳轮尾,将耳轮分成 4 等份,自上而下依次为轮 1、轮 2、轮 3、轮 4,即耳轮 9、10、11、12 区	发热、扁桃体炎、高血压、上呼吸道感染
直肠	耳轮脚棘前上方耳轮处,即耳轮 2 区	便秘、泄泻、脱肛、痔疾
肛门	在三角窝前方的耳轮处,即耳轮 5 区	痔疮、肛裂
耳中	在耳轮脚处,即耳轮 1 区	呃逆、荨麻疹、皮肤瘙痒症、小儿遗尿、咯血、出血性疾病
尿道	在直肠上方的耳轮处,即耳轮 3 区	尿频、尿急、尿潴留、尿痛
耳尖前	在耳廓向前对折上部尖端的前部,即耳轮 6 区	发热、感冒、头痛、痔疮、肛裂、急性结膜炎、麦粒肿
耳尖后	在耳尖向前对折上部尖端的后部,即耳轮 7 区	发热、扁桃体炎、高血压、急性结膜炎、上呼吸道感染
外生殖器	在对耳轮下脚前方的耳轮处,即耳轮 4 区	睾丸炎、附睾炎、外阴瘙痒症

表 4-15 耳背的穴位名称、部位及主治

穴位名称	部位	主治
耳背沟(降压沟)	在对耳轮沟和对耳轮上、下沟处	高血压、皮肤瘙痒症
耳背心	在耳背上部,即耳背 1 区	心悸、失眠、多梦
耳背肺	在耳背中内部,即耳背 2 区	哮喘、皮肤瘙痒
耳背脾	在耳背中央部,即耳背 3 区	胃痛、消化不良、食欲不振
耳背肝	在耳背中外部,即耳背 4 区	胆囊炎、胆石症、胁痛
耳背肾	在耳背下部,即耳背 5 区	头痛、头晕、神经衰弱

表 4-16 耳根的穴位名称、部位及主治

穴位名称	部位	主治
上耳根	在耳根的最上缘	鼻衄
耳迷根	在耳廓背与乳突交界处(相当于耳轮脚同水平)的耳根部	胃痛、胆道蛔虫病、腹泻、气喘、鼻塞、胆囊炎、胆石症、心动过速
下耳根	在耳垂与面颊相交的下缘	低血压、下肢瘫痪、小儿麻痹后遗症

三、耳针疗法的应用

（一）耳针疗法的适用范围

1.各种疼痛性疾病 头痛、偏头痛、三叉神经痛、肋间神经痛、带状疱疹、坐骨神经痛等神经性疼痛；扭伤、挫伤、落枕等外伤性疼痛；五官、颅脑、胸腹、四肢等部各种外科手术后所产生的伤口痛；麻醉后的头痛、腰痛等手术后遗痛。

2.各种炎症性病症 急性结膜炎、中耳炎、牙周炎、咽喉炎、扁桃体炎、腮腺炎、气管炎、肠炎、盆腔炎、风湿性关节炎、面神经炎、末梢神经炎等。

3.一些功能紊乱性病症 眩晕症、心律不齐、高血压、多汗症、肠功能紊乱、月经不调、遗尿、神经衰弱、癔症等。

4.过敏与变态反应性病症 过敏性鼻炎、哮喘、过敏性结肠炎、荨麻疹等。

5.内分泌代谢性病症 单纯性甲状腺肿、甲状腺功能亢进、绝经期综合征等。

6.一部分传染病症 菌痢、疟疾、扁平疣等。

7.各种慢性病症 腰腿痛、肩周炎、消化不良、肢体麻木等。

耳针疗法除上述病症外，还可用于针刺麻醉（耳针麻醉）；也可用于妇产科，如催产、催乳等；也能用于预防感冒、晕车、晕船，以及预防和处理输血、输液反应；还可用于戒烟、戒毒、减肥等。

（二）耳针疗法的选穴原则

1.按部选穴 即根据患者发病部位，选取相应耳穴，如目病取眼穴，胃病取胃穴等。

2.辨证选穴 根据藏象、经络学说，选取相应耳穴，如耳聋耳鸣、脱发等取肾穴，因肾主骨，开窍于耳，其华在发，故取肾穴主之；又如偏头痛，属足少阳胆经的循行部位，可取胆穴治之。

3.根据现代医学理论对症取穴 如消化道溃疡取皮质下、交感穴，妇科病、生殖系统疾病取内分泌，各种疼痛病取皮质下，血管性疾病取肾上腺，神经系统疾病取脑干、脑点等。

4.临床经验取穴 如神门穴有较明显的止痛、镇静作用，耳尖穴对外感发热、血压偏高等有较好的退热、降压效果等。

上述选穴原则，既可单独使用，亦可配合互用，用穴要少而精。

（三）耳针疗法的刺激方法

耳针法的刺激方法很多，目前临床常用的有下列几种：

1.毫针刺法 进针时，医生用押手拇食两指固定耳廓，中指托着针刺部位的耳背，用刺手持针，在选定的反应点或耳穴处进针。进针的方法有捻入法和插入法两种。针刺的深度应视耳廓局部的厚薄、穴位的位置而定，一般刺入 2～3 分深即可达软骨，其深度以毫针能稳定而不摇摆为宜，但不可刺透耳廓。刺激强度应根据患者的病情、体质、耐受度等综合考虑。行针手法以小幅度捻转为主。若局部感应强烈，暂不行针。留针时间一般是 20～30 分钟，慢性病、疼痛性疾病可适当延长，小儿、老年人不宜久留。起针时，押手托住耳背，刺手起针，并用消毒干棉球压迫针孔，以防出血，必要时用 2% 碘酒棉球涂擦 1 次。

一般来说，急性病，两侧耳穴同用；慢性病，每次用一侧耳廓，两耳交替针刺，7～10 次为 1 个疗程，疗程间歇 2～3 天。

2. 埋针法 严格消毒局部皮肤，医者押手固定耳廓，绷紧耳穴处的皮肤，刺手用镊子夹住消毒的皮内针柄，轻轻刺入所选耳穴内，一般刺入针体的 2/3，再用胶布固定。用环形揿钉状皮内针时，可直接将针柄贴在预先剪好的小块胶布上，再按揿在耳穴内。一般仅埋患侧单耳，每次埋针 3～5 穴，每日自行按压 3～5 次，留针 1～3 天，必要时也可两耳同时埋针。若埋针处痛甚时，可适当调整针尖方向和深浅度，埋针处不要淋湿浸泡，夏季埋针时间不宜过长，埋针后耳廓局部跳痛不适，需及时检查埋针处有无感染；若有感染现象，针眼处会红肿或有脓点，应立即起针并采取相应措施。

3. 压籽法 先在耳廓局部消毒，将王不留行籽、油菜籽、绿豆、小米等压籽材料黏附在 0.5cm×0.5cm 大小的胶布中央，然后贴敷于耳穴上，并给予适当按压，使耳廓有发热、胀痛感。一般每次贴压一侧耳穴，两耳轮流，3 天 1 换，也可两耳同时贴压。在耳穴贴压期间，应嘱患者每日自行按压数次，每次每穴 1～2 分钟。使用此法时，应防止胶布潮湿或污染；耳廓局部有炎症、冻疮时不宜贴压；对胶布过敏者，可改用毫针刺法；按压时，切勿揉搓，以免搓破皮肤，引发感染。

4. 刺血法 先按摩耳廓使其充血，常规消毒后，手持针具用点刺法在耳穴处放血 3～5 滴，然后用消毒干棉球擦拭、按压止血。一般隔日 1 次，急性病可 1 天 2 次。孕妇、出血性疾病和凝血功能障碍者忌用，体质虚弱者慎用。

5. 温灸法 温灸的材料可用艾条、艾炷、灯心草、线香等。艾条灸可温灸整个耳廓或较集中的部分耳穴。艾炷灸时，先用大蒜汁涂在选好的耳穴上，然后将麦粒大小的艾炷黏附其上，用线香点燃施灸，当皮肤感到灼热即换炷再灸，一般每次灸 1～3 穴，每穴灸 3～9 壮，此法适用于面瘫、疟腮、腰腿痛、缠腰火丹、痹证等。灯心草灸，即将灯心草的一端浸蘸少许香油后，用火点燃，对准耳穴迅速点灸，每次 1～2 穴，两耳交替，适用于疟腮、目赤肿痛、缠腰火丹等。若需对单个耳穴施灸时，可将卫生线香点燃后，对准选好的耳穴施灸，香火距皮肤约 1cm，以局部有温热感为度，每穴灸 3～5 分钟，适用于腰腿痛、落枕、漏肩风等。温灸耳穴，应注意不要烫伤皮肤和燃烧头发。

6. 水针法 根据病情选用相应的注射药液，所用针具为1mL注射器和26号注射针头。将抽取的药液缓慢地注入耳穴的皮下，每次1～3穴，每穴注入0.1～0.3mL，隔日1次，7～10次为1个疗程。使用本法应注意严格消毒，做到无菌操作。凡能导致过敏反应的药物，如青霉素、普鲁卡因等，须先做皮肤过敏试验，阴性者方可使用。对有较大副作用、刺激性较强以及超过有效期的药物都不宜使用。

7. 磁疗法 是用磁场作用于耳穴治疗疾病的方法，具有镇痛、止痒、止喘、催眠和调整自主神经功能等作用，适用于各类痛证、哮喘、神经衰弱、高血压、皮肤病等。如用直接贴敷法，即把磁珠放置在0.5cm×0.5cm大小胶布中央直接贴于耳穴上（类似压籽法），或用磁珠或磁片异名极在耳廓前后相对贴，可使磁力线集中穿透穴位，较好地发挥作用。间接贴敷法则是用纱布或薄层脱脂棉把磁珠（片）包起来，再固定在耳穴上，这样可避免磁珠（片）直接接触皮肤而产生某些副作用。磁疗时，采用的磁体不宜过多过大，磁场强度不宜过强，若患者在进行磁疗时持续出现头晕、恶心、乏力、局部灼热或刺痒等不良反应且数分钟内不消失时，需立即将磁体取下，关注患者反应情况。

8. 光针法 又称耳穴激光照射，是用对人体组织有刺激作用和热作用的激光照射耳穴以治疗疾病的方法，是古老的耳针技术和现代激光技术相结合的一种新疗法。此法无创无痛，简便易行，适应证广，特别适宜于治疗高血压、哮喘、过敏性鼻炎、心律不齐、痛经、复发性口疮等。

目前临床常用的是氦－氖激光治疗仪，使用时，应调节电压至红色激光束稳定输出时，即可顺次照射耳穴，每次照1～3穴，每穴照3～5分钟，10次为1个疗程。切忌眼睛直视激光束，以免损伤，必要时可戴防护镜。

9. 按摩法 是在耳廓不同部位用手进行按摩、提捏、点掐以防治疾病的方法，常用的方法有自身耳廓按摩法和耳廓穴位按摩法。前者包括全耳按摩、手摩耳轮和提捏耳垂。全耳按摩，是用两手掌心依次按摩耳廓腹背两侧至耳廓充血发热为止；手摩耳轮，是两手握空拳，以拇食两指沿着外耳轮上下来回按摩至耳轮充血发热为止；提捏耳垂，是用两手由轻到重提捏耳垂3～5分钟。以上方法可用于多种疾病的辅助治疗和养生保健。

耳廓穴位按摩法是医生用压力棒点压或揉按耳穴，也可将拇指对准耳穴，食指对准与耳穴相对应的耳背侧，拇、食两指同时掐按。此法可用于耳针疗法的各种适应证。

（四）耳针疗法的注意事项

1. 严格消毒，防止感染。耳廓暴露在外，结构特殊，血液循环较差，容易感染，且感染后易波及软骨可致软骨坏死、萎缩而导致耳廓畸变，故应重视预防。一旦感染，应立即采取相应措施，如局部红肿疼痛较轻，可涂 2.5% 碘酒，每日 2～3 次；重者局部涂擦消炎抗菌类的软膏，并口服抗生素。如局部化脓，发生软骨膜炎，当选用相应抗生素注射，并用 0.1%～0.2% 的庆大霉素冲洗患处。

2. 耳廓上有冻疮破溃、溃疡、湿疹等，不宜采用耳穴治疗。

3. 妇女怀孕期间慎用，尤其不宜用于子宫、卵巢、内分泌、肾等穴；有习惯性流产的孕妇禁用耳针治疗。

4. 对年老体弱者或严重器质性疾病者，治疗时手法要轻柔，刺激量不宜过大，以防意外。

5. 耳针疗法亦可能发生晕针，应注意预防并及时处理。

6. 对肢体活动障碍及扭伤的患者，在耳针留针期间，应嘱患者及家属配合适量的肢体活动和功能锻炼，有助于提高疗效。

第五节　皮肤针疗法

皮肤针疗法为丛针浅刺法，是以多支不锈钢短针集成一束浅刺人体一定部位（穴位）的一种针刺方法。它是我国古代"半刺""浮刺""毛刺"等针法的发展。人体皮部是十二经脉在体表的分布，用皮肤针叩刺皮部可以疏通经络、调和气血，能通过络脉作用于脏腑经脉，促使机体恢复正常，从而达到防治疾病的目的。

一、部位的选择

1. 局部叩刺　即在病变局部按经脉循行叩刺，或在其局部由外围向中心叩刺。

2. 整体叩刺　即先刺脊柱两旁，由背至骶，后刺项部及病变局部。某些病变在脊柱附近及其他有关部位上所出现的一些特殊所见（如敏感点、条索状物、结节等）均为重点叩刺部位。

二、操作方法

右手握针柄，以无名指、小指将针柄末端固定于小鱼际，针柄末端露出手掌后 2～5cm，以拇、中二指夹持针柄，食指置于针柄中段。叩刺强度分为三种（表4-17）。

表 4-17　皮肤针叩刺强度

刺激强度	用针情况	叩刺局部	患者感觉	适应证
弱	用较轻腕力叩刺，针尖接触皮肤时间短	局部皮肤微潮红	患者略有痛感	老年人、孕妇、儿童、久病体弱、头面五官肌肉薄处
强	用较重腕力叩刺，针尖接触皮肤时间稍长	局部皮肤可见隐隐出血	患者感明显疼痛	年壮体强，肩、背、腰、臀、四肢肌肉较厚处
中	介于弱、强之间	局部皮肤潮红，但无渗血	患者稍感疼痛	一般情况下均可用

不论轻刺、重刺都应注意运用腕部弹力，使针尖刺到皮肤后，由于反作用力而使针弹起，这样可减轻针刺部位的疼痛。叩刺速度要均匀，防止快慢不一、用力不匀地乱刺。针尖起落要呈垂直方向，即将针垂直地刺下，垂直地提起，如此反复操作。防止针尖斜着刺入和向后拖拉着起针，以免增加患者的疼痛。

三、适用范围

本疗法多用于头痛、偏头痛、胸痛、胁痛、失眠、目疾、鼻塞、鼻渊、上下肢痛及腰扭伤、口眼㖞斜、痹证、呃逆、痿证、胃脘痛、呕吐、腹痛、哮喘、咳嗽、遗尿、心悸、眩晕、痛经、瘰疬、皮肤病等。

四、注意事项

1.注意检查针具，当发现针尖有毛钩、缺损或针锋参差不齐者，须及时更换。

2.针具及针刺局部皮肤（包括穴位）均应消毒。重刺后，局部皮肤须用酒精棉球消毒并应嘱患者保持针刺局部清洁，以防感染。

3.局部皮肤有创伤及溃疡者，不宜使用本法。

第六节　皮内针疗法

皮内针疗法是以特制的小型针具固定于腧穴部位的皮内或皮下组织，进行较长时间埋藏的一种方法，又称"埋针法"。它是古代针刺留针方法的发展，《素问·离合真邪论》有"静以久留"的刺法。针刺入皮肤后，固定留置一定的时间，给穴位以长时间的刺激，可调整经络脏腑功能，达到防治疾病的目的。临床上，需做较长时间留针的病证可采用本法。

一、部位的选择

按照辨证归经进行穴位选取。

二、操作方法

针刺前针具和皮肤（穴位）均进行常规消毒。

1. 颗粒型皮内针　押手拇食指按压穴位上下皮肤，稍用力将针刺部位皮肤撑开固定，刺手用镊子夹持针柄，沿皮下将针刺入真皮内，针身可沿皮下平行埋入0.5～1cm，针体与经脉成十字交叉形，例如肺俞（膀胱经背部第一侧线上），经线循行是自上而下，针则自左向右，或自右向左横刺，使针与经线成十字交叉形。皮内针刺入皮内后，在露出皮外部分的针身和针柄下的皮肤表面之间粘贴一块小方形（1cm×1cm）胶布，然后再用一条较前稍大的胶布，覆盖在针上。这样就可以保证针身固定在皮内，防止因运动的影响而使针具脱落。

2. 揿钉型皮内针　多用于面部及耳穴等需垂直浅刺的部位。以小镊子或持针钳夹住针柄，针尖对准选定的穴位，轻轻刺入，然后以小方块胶布粘贴固定。另外，也可以用小镊子夹针，将针柄放在预先剪好的小方块胶布上粘住，手执胶布将其连针贴刺在选定的穴位上。

埋针时间的长短，可根据病情决定，一般1～2天，多者可埋6～7天，暑热天埋针不宜超过2天，以防止感染。

三、适用范围

临床多应用于神经性头痛、偏头痛、胃痛、胆绞痛、胁痛、腕踝关节扭伤等。

还可应用于某些慢性疾病，如神经衰弱、高血压、哮喘、月经不调、面肌痉挛、眼睑跳动、遗尿、尿频、痹证等。

四、注意事项

1. 每次取穴，一般取单侧，或取两侧对称同名穴。

2. 埋针要选择易于固定和不妨碍肢体活动的穴位。

3. 埋针后，埋针处不宜水浸泡。夏季多汗时，要检查埋针处有无汗浸、皮肤发红等。如见发红、疼痛要及时检查，有感染现象应立即取针。埋针发生疼痛可以调整针的深度、方向，调整无效时，可能有炎症发生，应取针。患者感觉刺痛或妨碍肢体活动时，应将针取出重埋或改用其他穴位。

4. 针刺前，应对针体详细检查，以免发生折针事故。

5. 注意消毒，穴位、针具、镊子都要常规消毒。暑热天埋针时间不超过 2 天，以防感染。若埋针处已发生感染，应给予常规外科包扎处理。如有发热等全身反应时，应给予抗生素或中药清热解毒药治疗。

6. 关节处、红肿局部、皮肤化脓感染处、紫癜和瘢痕处，均不宜埋针。皮肤过敏患者、出血性疾病患者也不宜埋针。

7. 患者可以用手指间断按压针柄，以加强刺激量，提高效果。但应注意手的卫生。

第七节　放血疗法

放血疗法又称"针刺放血疗法"，是用三棱针、采血针或小眉刀等针具刺破或划破人体的穴位和特定部位，放出少量血液，以治疗疾病的一种方法。病情紧急时也可暂用注射针头、缝衣针、瓷片、刮脸刀片等代替。

一、部位的选择

头面部、躯干部位和四肢手足部皮肤或静脉。

二、操作方法

先将针具消毒，然后对操作者的双手和患者的放血部位进行常规消毒。

临床常用的放血方法有刺络法和划割法两种。

（一）刺络法

该法又分点刺、挑刺、缓刺、围刺四种刺法。

1. 点刺（又称速刺） 运用较多，大多数部位都宜采用。

（1）选好点刺之穴位血络，局部用酒精进行常规消毒。

（2）右手持针，左手固定待刺部位，将三棱针针尖对准选好的血络，迅速刺入 0.1～0.3cm，立即出针。

（3）用手指轻轻挤压点刺穴位周围皮肤，挤出少量血液，用干棉签擦之，再挤压 1～2 次，放出适量血液后，用干棉签压迫止血。

2. 挑刺 多用于胸背部及耳后部位放血。

（1）选好部位，轻轻揉挤局部，使细小静脉充盈。

（2）常规消毒皮肤。

（3）用消毒的三棱针或小尖刀挑破（或划破）微小静脉，并挤出少量血液。

（4）用干棉球擦去血滴，再揉挤放出少量血液，用干棉球压迫止血。

3. 缓刺 多用于肘部、腘窝部的浅静脉放血。

（1）选好部位，并在放血部位上方用手自上而下按挤，或扎上止血带，使其静脉充盈。

（2）常规消毒皮肤。

（3）用消毒的三棱针或粗毫针刺入浅表静脉约 0.3cm，再缓缓退出针头，放出少量血液。

（4）以干棉球擦去放出的血液，松开止血带，再以干棉球压迫止血。

4. 围刺（又称散刺） 用于皮肤病等病灶周围点刺出血。

（1）点刺部位常规消毒。

（2）用消毒的三棱针沿病灶周围按顺序点刺出血。

（3）用酒精棉球再次消毒点刺皮肤，必要时覆盖消毒敷料。

（二）划割法

多采用小眉刀等刀具，持刀法以操作方便为宜，使刀身与划割部位大致垂直，然后进刀划割。适用于口腔内膜、耳背静脉等处的放血。

在用刺手刺络或划割放血的同时，另一手做提、捏、推、按等辅助动作，以配合放血。

三、适用范围

本疗法通过数千年的医疗实践，为医家临床所习用，疗效也有所提高，特别对于某些急病重症更有抢救及时、收效迅速、无副作用的特点。本疗法根据经络学说和针刺原理，用针具刺破特定部位或穴位放血，以疏通经脉，调气理血，祛邪外出。临床证明，本疗法有镇定、止痛、泄热、消肿、急救、解毒、化瘀等功效。

放血疗法适用于急证、热证、实证、瘀证、痛证。具体见表4-18。

表4-18 放血疗法的适应证

常见病证	针刺部位	操作方法
高血压	耳尖	点刺
发热	耳尖	点刺
中暑	曲泽、委中	泻血
昏迷昏厥	十宣、十二井	点刺
高热抽搐	十宣、十二井	点刺
头痛	太阳、印堂	点刺
目赤肿痛	太阳、耳尖	点刺
口眼㖞斜	耳背静脉	泻血
咽喉肿痛	少商、商阳	点刺
中风失语	金津、玉液	点刺
关节肿痛	关节周围	散刺
急性腰扭伤	委中、腰部阿是穴	泻血
神经性皮炎	局部	划割法
顽癣	病位周围	散刺
疳证	四缝	点刺
消化不良	四缝	点刺

四、注意事项

1. 施术前，给患者做好必要的解释工作，消除顾虑。

2. 放血针具必须严格消毒，防止感染。

3. 针刺放血时应注意进针不宜过深，创口不宜过大，以免损伤其他组织。划割血管时，宜划破即可，切不可割断血管。

4. 一般放血量为5滴左右，宜1日或2日1次；放血量大者，1周放血不超过2次。1～3次为1个疗程。如出血不易停止，要采取压迫止血。

5. 本疗法仅为对症急救应用，待病情缓解后，要全面检查，再进行治疗。一般不可滥用放血疗法。

6.患有血友病、血小板减少症等有出血倾向疾病的患者以及晕血者，血管瘤患者，禁用本疗法。

7.过度疲劳、低血压、孕期和过饥过饱、醉酒、贫血者，不宜使用本疗法。

第八节　电针疗法

电针疗法是针刺得气后，在针上通以接近人体生物电的微量电流以治疗疾病的方法。其优点是能代替人做较长时间的持续行针，节省人力；且能比较客观地掌握刺激量；集毫针刺法和电疗于一体。

一、操作方法

1.配穴处方　电针法的处方配穴与毫针刺法大致相同，但多选取双穴。一般以取同侧肢体的 1～3 对穴位为宜，不宜过多，以免刺激过强，患者不易接受。

选穴的方法除了按经络辨证、脏腑辨证取穴外，通常还可根据有神经节段和肌肉神经运动节点取穴。例如：

头面部：听会、翳风（面神经）；下关、阳白、四白、夹承浆（三叉神经）。

上肢部：颈夹脊6～7、天鼎（臂丛神经）；青灵、小海（尺神经）；手五里、曲池（桡神经）；曲泽、郄门、内关（正中神经）。

下肢部：环跳、殷门（坐骨神经）；委中（胫神经）；阳陵泉（腓总神经）；冲门（股神经）。

腰骶部：气海俞（腰神经）；八髎（骶神经）。

配穴的选择，如神经功能受损，可按照神经分布特点取穴。如面神经麻痹，可取听会、翳风为主，皱额障碍配阳白、鱼腰；颧部障碍配颧髎；鼻唇沟变浅配人中；口角㖞斜配地仓、颊车；眼睑开合障碍配瞳子髎。

坐骨神经痛，除取环跳、大肠俞外，还可配殷门、委中、阳陵泉等穴。

上肢瘫痪，以天鼎或缺盆为主穴，三角肌配肩髎或臑上，肱三头肌配臑会，肱二头肌配天府；屈腕和伸指肌以曲池为主，配手五里或四渎。

下肢瘫痪，股前部以冲门或外阴廉为主，加配髀关或箕门；臀、腿后部以环跳或秩边为主，小腿后面配委中，小腿外侧配阳陵泉。

在针刺主穴和配穴时，最好针感能达到疾病部位后，再接通电针治疗仪。

2.电针方法 电针治疗仪在使用前必须先把强度调节旋钮调至零位（无输出），再将电针仪上每对输出的2个电极分别连接在2根毫针针柄上，负极一般接主穴。将同一对输出电极连接在身体的同侧，在胸、背部的穴位上使用电针时，切勿将2个电极跨接在身体两侧，避免电流经过心脏。通电时应注意逐渐加大电流强度，以免给患者造成突然的强刺激。临床治疗时间，一般持续通电15～20分钟，从低频到中频，使患者出现酸、胀、热等感觉，或局部肌肉做节律性收缩。如做较长时间的电针，患者会逐渐产生适应性，即感到刺激渐渐变弱，此时可适当增加刺激强度，或采用间歇通电的方法，如暂时断电1～2分钟再行通电。当达到预定时间后，先将输出电位器退回"0"位，然后关闭电源开关，取下导线，最后出针。不同疾病的疗程不尽相同，一般5～10天为1个疗程，每日或隔日治疗1次，急症患者每天可以治疗2次。2个疗程中间可以间隔3～5天。

通常电针都在2个穴位以上，如遇只需单穴电针时，可选取有主要神经干通过的穴位（如下肢环跳穴），将针刺入后，接通电针仪的一个电极，另一针则接上用水浸湿的纱布，作为无关电极，固定在同侧经络的皮肤上。相邻的一对穴位通电时距离不宜太近，电流强度也应稍小些，以免刺激过强。

3.电流的刺激强度 当电流调节到一定强度时，患者有麻刺感，这时的电流强度称为"感觉阈"。如电流强度再稍增加，患者会突然产生刺痛感，能引起疼痛感觉的电流强度称为电流的"痛阈"。脉冲电流的"痛阈"强度因人而异，在各种病理状态下其差异也较大。一般情况下超过痛阈的电流强度，患者不易接受，应以患者能耐受的强度为宜。

二、电针仪的刺激参数及临床应用

1.波形 常见的脉冲波形有方形波、尖峰波、三角波和锯齿波，也有正向是方形波，负向是尖峰波的。单个脉冲可以不同方式组合而形成连续波、疏密波、断续波和锯齿波等。

2.波幅 一般指脉冲电压或电流的最大值与最小值之差，也指它们从一种状态变化到另一种状态的跳变幅度值。电针的刺激强度主要取决于波幅的高低，波幅的计量单位是伏特，如电压从0～30V进行反复的突然跳变，则脉冲的幅度为30V，治疗时通常不超过20V。若以电流表示，一般不超过2mA，多在1mA以下。也有以电压和电流乘积表示的。刺激强度因人而异，一般以中等强度、患者能耐受为宜，过强或过弱的刺激都会影响疗效。

3.波宽 即指脉冲的持续时间，脉冲宽度也与刺激强度有关，宽度越宽则意味着给患者的刺激量越大。电针仪一般采用适合人体的输出脉冲宽度，约 0.4 毫秒。

4. 频率 脉冲电流的频率不同，其作用也不同，频率由每秒钟几次至每秒钟几百次不等。频率快的叫密波，一般 50 ～ 100 次 / 秒；频率慢的叫疏波，一般是 2 ～ 5 次 / 秒。密波和疏波都属于连续波，还有疏密波、断续波、锯齿波等，临床使用时应根据不同病情选择适当波形。

密波：能降低神经应激功能，常用于止痛、镇静、缓解肌肉和血管痉挛，也用于针刺麻醉等。

疏波：其刺激作用较强，能引起肌肉收缩，提高肌肉韧带张力。常用于治疗痿证、各种肌肉、关节及韧带的损伤。

疏密波：是疏波和密波交替出现的一种波形，疏密交替持续的时间各约 1.5 秒。该波能克服单一波形产生电适应的特点，并能促进代谢、血液循环、改善组织营养、消除炎症水肿等。常用于外伤、关节炎、痛证、面瘫、肌肉无力等。

断续波：是有节律地时断时续自动出现的疏波。断时在 1.5 秒时间内无脉冲电输出；续时，密波连续输出 1.5 秒。对于这种波形机体不易产生适应性，其作用较强，能提高肌肉组织的兴奋性，对横纹肌有良好的刺激收缩作用。常用于治疗痿证、瘫痪。

锯齿波：是脉冲波幅按锯齿自动改变的起伏波。每分钟 16 ～ 20 次，或 20 ～ 25 次，其频率接近人体呼吸频率，故可用于刺激膈神经，做人工电动呼吸，配合抢救呼吸衰竭。

至于频率不同是否有补泻差异，目前尚无足够资料加以证实，有待进一步研究。

三、注意事项

1. 电针仪使用前必须检查其性能是否良好，输出是否正常。治疗后，须将输出调节电钮等全部归至零位，随后关闭电源，取下导线。

2. 电针感应强，通电后会产生肌收缩，故须事先告诉患者，让其思想上有所准备，使其更好地配合治疗。调节电流量应仔细，开机时应逐渐从小到大，切勿突然增大刺激，以免发生意外。

3. 靠近延髓、脊髓等部位使用电针时，电流量宜小，不可过强刺激。患有严重心脏病者，在应用电针时应严加注意，避免电流回路经过心脏。孕妇慎用电针。

4. 作为温针使用过的毫针，针柄表面往往氧化而不导电，因此应尽量使用新的毫针。

5. 年老、体弱、醉酒、饥饿、过饱、过劳者，不宜使用电针。

6.在使用电针时，如遇到输出电流时断时续，往往是电针仪的输出部分发生故障或导线根部有断损，应修理正常后再使用。

7.毫针经多次使用后，针身容易产生缺损，在消毒前应加以检查，以防弯针、断针现象发生。

第九节　火针法

火针法是将特制的金属针具烧红，迅速刺入人体的一定部位或腧穴，并快速退出以治疗疾病的一种方法。火针古称"燔针"，火针刺法称为"焠刺"。《灵枢·官针》云："凡刺有九……九曰焠刺；焠刺者，刺燔针则取痹也。"

一、针具

火针针具多选用能耐高温、不退热、变形少、不易折、高温下硬度强的钨合金或不锈钢丝制作，形似毫针，针形较粗，针柄多用铜丝缠绕而成。临床根据火针所刺部位深浅大小等情形的不同，可选用单头火针、三头火针、平头火针、三棱火针等。单头火针根据直径不同，可分为细、中细、中粗、粗四种（图4-35）。

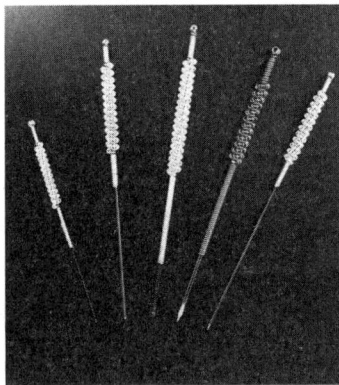

图 4-35　火针常用针具

二、操作方法

1.选穴　与毫针刺法选穴原则基本相同，但选穴宜少，多以局部腧穴为主。

2.消毒　针刺前对局部进行严格消毒，先用2%碘酒消毒，再以75%酒精脱碘或用0.5%～1%碘伏消毒。

（一）火针常用刺法

1.点刺法 即将针烧红后迅速刺入选定部位。主要用于选取单穴以缓解疼痛或辨证取穴治疗各种疾患。

2.密刺法 多针密集刺激病灶局部的方法，每针之间相隔约1cm。针刺深度以透过皮肤病变组织，而刚接触正常组织为度。主要用于增生、角化性皮肤病如神经性皮炎等。

3.散刺法 疏散地点刺病灶局部的方法，每针间隔约2cm。主要用于治疗麻木、瘙痒、拘挛、疼痛等。

4.围刺法 围绕病灶周围进行针刺，间隔以1～1.5cm为宜，深浅依据病灶局部而定，主要用于治疗带状疱疹、臁疮等皮科、外科疾患。

5.刺络法 刺入体表血液瘀滞的脉络，放出适量血液的方法，主要用于治疗气滞血瘀型疾患。

（二）火针施术的基本要领

火针施术要在针体烧红时快速刺入人体局部，操作起来有一定难度，需要认真练习，务必做到"红、快、准"三个环节。"红"是指针体一定要烧红；"快"是指针体烧红后刺入人体一定要快；"准"是指针刺部位及针刺深度一定要准确。只有这三点都能做到，才能称为有效的火针刺法。具体操作方法如下：

1.烧针 操作时医者靠近针刺部位，右手握笔式持针，将针尖伸入点燃的酒精灯或止血钳夹持酒精棉的外焰中，先烧针身，后烧针尖。火针烧灼的程度有三种：白亮、通红、微红。若针刺较深，需烧至白亮；若针刺较浅，可烧至通红；若针刺表浅，烧至微红即可。

2.针刺 针体烧红后，对准穴位，迅速而准确地将针刺入穴位。

3.针刺深度和角度 火针的进针角度以垂直居多，但疣等赘生物多用斜刺法。进针深度根据疾病性质、体质差异、年龄和针刺部位的肌肉厚薄、血管深浅、神经分布而定。一般来说，四肢、腰腹等肌肉肥厚者针刺稍深，可入针2～5分；胸背部肌肉浅薄处针刺宜浅，可入针1～2分；痣疣等赘生物以刺至基底部为宜。

4.留针 火针疗法以快为宜，多不留针。但用于去瘤、化痰、散结时，则需留针，留针时间1～5分钟。

5.出针 火针出针后，迅速用消毒干棉球按压针孔，可减轻疼痛并止血；若治疗需放血时，待其自然停止后用消毒干棉球擦拭即可；若属脓性病变，应出脓务尽，然后包扎。

三、临床应用

（一）适应证

本法具有温经通络、助阳散寒、软坚散结、祛腐生肌等作用。适用证如下：

1.以疼痛为主且缠绵难愈的病症，如各型痹证、肘劳、漏肩风、滑膜炎、腱鞘炎、腰肌腰椎病、痛经、胃脘痛、面痛等。

2.皮肤病，如蛇丹、象皮腿、湿疹、痣、疣、神经性皮炎等。

3.外科感染性疾病，如丹毒、痈疽、瘰疬等。

4.慢性疾病，如下肢静脉曲张、小儿疳积、慢性结肠炎、癫痫、阳痿等。

（二）注意事项

1.施术时应注意安全，防止烧伤等异常情况。

2.除治疗痣、疣外，面部禁用火针；有大血管、神经干的部位禁用火针。

3.针刺后针孔局部若出现微红、灼热、轻度疼痛、瘙痒等情况，可用碘伏涂抹，禁止搔抓，以防感染。

4.针刺1～3分深，出针后可不做处理，若针刺4～5分深，出针后用消毒纱布覆盖针孔，用胶布固定1～2天，防止感染。

5.孕产妇及婴幼儿慎用；糖尿病、血友病、凝血机制障碍者禁用火针。

6.对初次接受火针疗法的患者，应做好解释工作，消除恐惧心理，防止晕针。

（习题）

第五章　推拿疗法

（PPT）

推拿疗法属于中医外治法的范畴，是在中医学理论的指导下，推拿医生运用推拿手法或借助于一定的推拿工具作用于患者的特定部位或穴位来防治疾病的一种方法。数千年来，推拿医学在人类的卫生保健事业中发挥了极其重要的作用，今天在人们重新认识天然药物疗法和非药物疗法的优越性时，推拿这一传统的不药而愈的治疗手段越来越为社会所重视。

在临床应用的推拿疗法中，成人推拿和小儿推拿是相对独立的两个重要分支，二者有着不同的针对人群、操作手法、使用穴位。本章针对这两部分内容，分别进行介绍。

第一节　成人推拿基本技能

成人推拿手法是推拿手法学的主体内容，是指运用一定的推拿手法，作用到成人的某个部位或穴位上，以达到治疗、预防、保健目的的一种物理疗法，属于传统非药物疗法的重要内容。

一、成人推拿手法分类

（一）根据手法的形态特点分类

1. 摆动类手法　是指主要以前臂的主动运动带动腕、指关节左右摇摆来完成手法操作过程的一类手法。如一指禅推法、㨰法、大鱼际揉法等。

2. 摩擦类手法　是指施术者使施术部位与受术部位之间，或使受术部位一定层次之间产生明显相互摩擦的一类手法。如摩法、擦法、推法、搓法、抹法等。

3. 振动类手法　是指施术者使患者的受术部位产生明显振动感的一类手法。如振法、颤法、抖法等。

4. 挤压类手法 是施术部位在同一平面下，对受术部位同时产生相对作用力的一类手法。如按法、压法、点法、捏法、拿法、捻法、拨法、踩跷法等。

5. 叩击类手法 是指以一定的节律富有弹性地击打受术部位的一类手法。如拍法、击法、叩法等。

6. 运动关节类手法 是指运用一定的技巧在生理范围内最大限度活动被治疗者关节的一类手法。如摇法、扳法、拔伸法、背法、屈伸法等。

（二）根据手法的主要作用分类

1. 松解类手法 是指以一定的压力作用于软组织的一类手法，主要用于慢性疾病造成的结节、条索，以减轻症状、恢复功能为主。如本教材中除运动关节类手法以外的绝大部分手法，即属于松解类手法。

2. 整复类手法 是指以一定的技巧力作用于骨关节，并起到矫正关节错缝、错位、脱位等作用的一类手法，主要是用于正骨，以纠正解剖关系异常为主。如本教材中的运动关节类手法和部分按法即属于整复类手法。

二、成人推拿手法的基本技术要求

推拿手法的操作技巧讲求刚柔并济，以柔克刚，施力程度要求轻而不浮，重而不滞，透达深层。松解类手法的种类较多，每一种手法都有其特定的技术要求，但一般认为均必须符合均匀、有力、持久、柔和的基本技术要求，从而达到深透的作用效果。

（一）松解类手法的基本技术要求

1. 均匀 一是指手法的操作必须具有节律性，不可时快时慢；二是指手法的作用力在一般情况下保持相对稳定，不可忽轻忽重。

2. 有力 是指手法必须具备一定力量、功力和技巧力。力量是基本，功力和技巧力需通过功法训练和手法练习才能获得。

3. 持久 是指手法能够严格按照规定的技术要领和操作要求，持续操作足够时间而不发生改变，保持动作的一致连贯性。

4. 柔和 是指手法操作应做到轻而不浮，重而不滞，变换动作舒展自然，轻松流畅，毫无涩滞困难。

5. 渗透 是指手法作用的力发于表而达于本，最终力不能仅仅停留于体表，而要达到病证深处的筋脉、骨肉等结构和组织，恰到好处。

（二）整复类手法的基本技术要求

由于关节周围软组织的保护作用，特别是在疾患状态下，错缝关节周围的软组织多表现为组织紧张，肌腱、韧带张力增高，给手法操作带来一定难度，因此，为了保证手法操作的安全性和有效性，整复类手法的操作应符合稳、准、巧、快的基本技术要求。

1. 稳 是对整复类手法安全性方面的要求。强调在施行手法整复时，首先要考虑到安全问题。它包括排除整复手法的禁忌证和具体手法的选择应用两个方面。

2. 准 是对整复类手法有效性方面的要求。强调进行关节整复时，一定要有针对性。首先，必须明确诊断；其次，在手法操作过程中，定位要准确。

3. 巧 是对整复类手法施力技巧性方面的要求。强调运用巧力，以柔克刚，以巧制胜，即所谓的"四两拨千斤"，不可使用蛮力、暴力。

4. 快 是对整复类手法发力方面的要求。强调发力时要疾发疾收，主要是能减轻患者的痛苦。

以上四个方面的技术要求应贯穿于每一个整复手法操作的全过程，只有这样，才能确保手法的安全性和有效性。

三、成人常用推拿手法的操作方法

成人推拿手法的熟练与好坏是影响推拿疗效的重要因素之一，手法掌握得娴熟，才能极尽运用之妙，达到满意的效果。

成人推拿手法种类多，治疗范围广。据不完全统计，现有手法已多达百余种，治疗范围已涵盖了伤科、内科、妇科、五官科等临床各科的疾病。本章根据手法的运动形态及其作用，将其分为摆动类、摩擦类、振动类、挤压类、叩击类、运动关节类六大基本类型。

（一）摆动类

摆动类手法是以指或掌部着力，通过腕关节协调而有节奏的摆动，使运动产生的力来回交替、持续不断地作用于受术部位的一类手法。其特点是操作缠绵，动作连贯，力量深透，适应证广泛。主要包括一指禅推法、㨰法、揉法等。

1. 一指禅推法

【概念】以拇指指端、指腹或偏锋端着力，通过腕部的来回往返摆动，使所产生的力通过拇指指端、指腹或偏锋端持续不断地作用于受术部位，称为一指禅推法（图 5-1）。

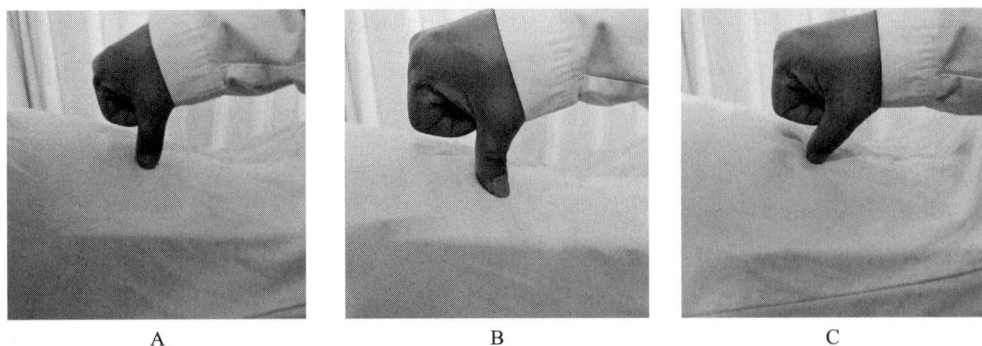

图 5-1　一指禅推法

A.预备式；B.腕部向外摆动；C.腕部向内摆动

【操作】沉肩、垂肘、悬腕，以拇指指端或指腹着力于受术部位上，拇指自然伸直，其余四指的掌指关节和指间关节自然屈曲，前臂主动发力，带动腕关节协调而有节律地左右来回摆动，使所产生的摇摆力通过拇指指端或指腹波浪交替、持续不断地作用于受术部位或穴位上。手法操作的频率为每分钟 120 ～ 160 次。

此外，由一指禅推法衍化而来的还有一指禅偏锋推法和一指禅屈指推法，是利用拇指偏锋和拇指指间关节进行一指禅操作的方法。

（1）一指禅偏锋推法：以拇指偏锋部或桡侧缘着力，拇指自然伸直并内收，其余四指掌指部自然伸直，腕关节微屈或自然伸直，其运动过程同一指禅推法，只是腕部摆动幅度较小，以"少商"劲施力于受术部位。

（2）一指禅屈指推法：又称一指禅跪推法或背屈推法，拇指屈曲，指端顶于食指桡侧缘，或以指腹压在食指的指背上，余指握拳，以拇指指间关节桡侧或背侧着力于受术部位上，其运动过程同一指禅推法。

【动作要领】一指禅推法操作时，要求施术者姿势端正，精神恬静内收，手法动作要贯穿一个"松"字，肩、肘、腕等各部分均为放松状态，做到蓄力于掌，发力于指，这样才能将内力集中于拇指指端，使手法刚柔相济，形神兼备，柔和有力且能持续操作，不易疲劳。

（1）沉肩：肩关节放松，肩胛骨自然下沉，不要耸肩用力，也不可懈怠，以腋下空松能容一拳为宜。

（2）垂肘：肘关节自然下垂，略低于腕部，同时肘部不要向外翘起，亦不宜过度夹紧内收，肘关节是该手法操作的支点，不可随意动摇。

（3）悬腕：在保持腕关节放松的基础上，手掌自然垂屈，不可屈至最大限度。腕部在外摆时，尺侧要低于桡侧，回摆到最大时，尺、桡侧持平。

（4）指实掌虚：拇指指端自然着实吸定于一点，余四指及掌部放松，握虚拳，掌心如握一个鸡蛋，不可握死。前臂摆动产生的功力通过拇指轻重交替作用于体表。

（5）紧推慢移：是指一指禅推法在体表移动操作时，前臂维持较快的摆动频率，每分钟 120～160 次，而拇指指端或指腹在体表移动的速度要慢。

【注意事项】一指禅推法在操作时，拇指应吸定于体表一点，不能随着腕部的摆动而在体表上滑动、拖动或摩擦，循经推动时应在吸定的基础上缓慢移动。一指禅推法临床操作有屈伸拇指指间关节和不屈伸拇指指间关节两种术式，前者刺激柔和，后者着力较稳，刺激较强。若施术者拇指指间关节较硬，或治疗时要求较柔和的刺激，宜选用屈伸拇指指间关节的操作；若施术者拇指指间关节较柔软，或治疗时要求的刺激较强，宜选用不屈伸拇指指间关节的操作。

【作用】行气活血，通经活络，解痉止痛。

【临床应用】主要适用于头痛、失眠、面瘫、近视、冠心病、胃脘痛、泄泻、便秘、月经不调等头面五官科、内科、妇科疾病，以及颈项强痛、腰腿疼痛、关节酸痛等。

（1）头痛、失眠、面瘫、近视等，宜用一指禅偏锋推法。头痛、失眠以太阳穴为重点，自印堂向上至神庭穴往返推数次，其次由印堂沿两侧眉弓推至两侧太阳穴往返数次，再由神庭穴沿发际经头维至两侧太阳穴往返推数次，以行气活血，镇静安神。常与按、揉太阳，分抹、分推前额及按揉三阴交等方法配合使用。治疗面瘫则以一指禅偏锋推法推下关、颊车、地仓、迎香、四白、太阳等穴位，以舒筋活络，行气活血。治疗近视可用一指禅偏锋推法推眼眶周围各穴位，呈"∞"形线路反复数次，以缓解眼肌紧张和痉挛，并可配合按揉眼周穴位。

（2）颈项强痛，可用一指禅推法自督脉哑门沿颈脊柱正中推至大椎穴，次由两侧少阳经自风池穴推至颈根部，可反复数次，以通经活络，解痉止痛，亦可用一指禅屈指推法沿上述线路操作，常与颈项部拇指按揉法、拿法等配合应用。

（3）便秘、泄泻、胃痛等胃肠道疾患，可用一指禅推法推足太阳膀胱经第一侧线，可重点推脾俞、胃俞、肝俞、胆俞、大肠俞等穴位，腹部可重点推章门、中脘，以健脾和胃，调整胃肠功能，常与腹部摩法等配合应用。

（4）冠心病，用一指禅推法推心俞、风门、肺俞及膈俞，以活血通络，行气止痛，多与拇指按揉法按揉内关及上述穴位等方法配合应用。

（5）腰痛、痛经、月经不调、关节酸痛等，可根据具体病情随证选穴应用。

2. 㨰法

【概念】以第五掌指关节或中指、无名指、小指掌指关节背侧吸附于体表受术部位，通过腕关节的屈伸运动和前臂的旋转运动，使小鱼际与手背尺侧部在受术部位上做持续不断地来回运动，称为㨰法（图 5-2）。

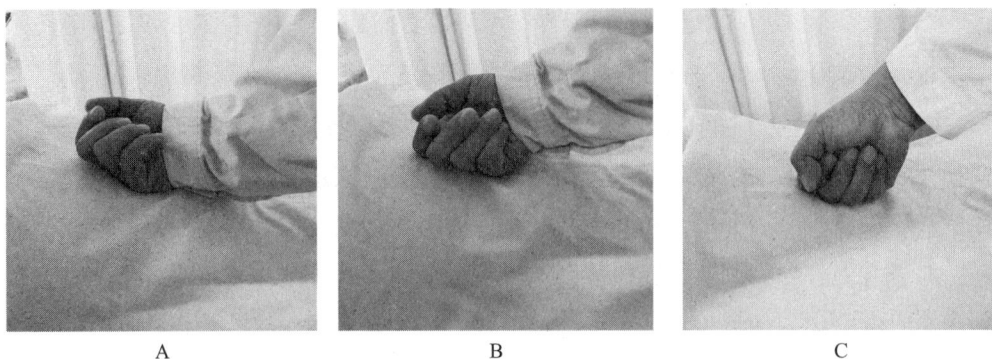

图 5-2 揉法

A. 小鱼际揉法；B. 掌指关节揉法；C. 拳揉法

【操作】拇指自然伸直，其余四指自然屈曲，无名指与小指的掌指关节屈曲约90°，手背绷紧并沿掌横弓排列呈弧面，以第五掌指关节背侧为吸定点，吸附于受术部位上。以肘关节为支点，前臂做主动的推旋运动，带动腕关节做较大幅度的屈伸运动，使小鱼际和手背尺侧部在受术部位上进行持续不断地揉动。手法频率每分钟120～160次（图5-2A）。

其次，利用掌指关节或拳顶进行法操作，分别称之为掌指关节揉法和拳揉法，为揉法的变化运用。掌指关节法的操作方法与揉法相似，即以第五掌指关节背侧为吸定点，以小指、无名指、中指及食指的掌指关节背侧为着力面，腕关节略屈向尺侧，其余准备形态同揉法，其手法运动过程亦同揉法（图5-2B）。

拳揉法的操作方法：拇指自然伸直，余指半握空拳状，以食指、中指、无名指和小指的第一节指背着力于施术部位上。肘关节屈曲20°～40°，前臂主动施力，在无明显前臂旋转动作下，单纯进行推拉摆动，带动腕关节做无尺、桡侧偏移的屈伸活动，使食指、中指、无名指和小指的第一节指背、掌指关节背侧、指间关节背侧为着力面，在受术部位上进行持续不断地揉动（图5-2C）。

【动作要领】

（1）肩关节放松下垂，肘关节自然微屈曲约40°，上臂中段距胸壁一拳左右。

（2）腕关节放松，手指应自然弯曲，不能过度屈曲或挺直，掌心如握鸡蛋。

（3）此手法的操作是以前臂的旋转和腕关节的屈伸协调运动来实现的。

（4）腕关节屈伸幅度应在120°左右（即前揉至极限时屈腕约80°，回揉至极限时伸腕约40°），使掌背尺侧部分的1/2面积依次接触受术部位。

（5）揉法对受术部位可产生持续不断的力量刺激，前揉和回揉时力量相同，即在操作过程中，应保证力量的均匀性。

【注意事项】

（1）操作时掌指关节要放松、自然。

（2）操作时应紧贴于受术部位上揉动，不可拖动、跳动或摩擦，同时应尽量避免掌指关节，或指间关节的骨突部与脊椎棘突，或其他部位关节的骨突处猛烈撞击。

（3）操作时常会因腕关节的过度紧张，从而造成屈伸幅度不够，导致前臂发出的力不能传达到手上，使手法过于生硬。所以，在操作时，不要为了达到手法力度要求而故意绷紧腕部和手部，应尽可能放松腕关节，同时应控制好腕关节的屈伸运动，避免出现"折刀样"的变化而造成动作的跳动感。

（4）临床使用时常结合肢体关节的被动运动，此时应注意动作要协调，被动运动要"轻巧柔和、顺其自然"。

（5）摆动幅度要充分，给受术者的感觉要圆润自然。

【作用】疏通经络，活血化瘀，解痉止痛，滑利关节，松解粘连。

【临床应用】

（1）颈椎病，以揉法自一侧肩井部至颈根部，沿颈肌上行至风池穴处改为掌指关节揉法。

（2）肩周炎，以揉法于肩周围操作，可配合肩关节各个方向的被动活动。

（3）腰椎间盘突出症，宜用掌指关节揉法和拳揉法于腰臀部反复施用，且向上沿脊柱两侧膀胱经可按至背部的肩胛内上角，向下则经臀部沿下肢后侧至跟腱上方，重点部位可反复操作。

（4）半身不遂，可于患侧肢体反复施用揉法。

（5）高血压、糖尿病，宜用拳揉法重点于腰背部两侧膀胱经脉循行路线施治，可兼及下肢。

（6）痛经、月经不调等病证，可用拳揉法或掌指关节揉法于腰骶部施治。

以上各病证所施揉法，具有疏通经络，活血化瘀，解痉止痛，滑利关节，松解粘连等作用，临床常与揉法、按法、扳法、摇法等配合应用。揉法如作为保健推拿手法使用，可于仰卧位、俯卧位、侧卧位及坐位情况下操作。有较好的缓解疲劳，强身保健的作用。

3. 揉法

【概念】以手掌大鱼际或掌根、全掌、手指指腹着力，吸定于体表受术部位上，做轻柔和缓的上下、左右或环旋运动，称为揉法。揉法是推拿常用手法之一，手法极其柔和，根据操作时接触部位的不同，分为掌揉法和指揉法。掌揉法又可分为大鱼际揉法、掌根揉法；指揉法又可分为中指揉法、三指揉法和拇指揉法（图5-3）。

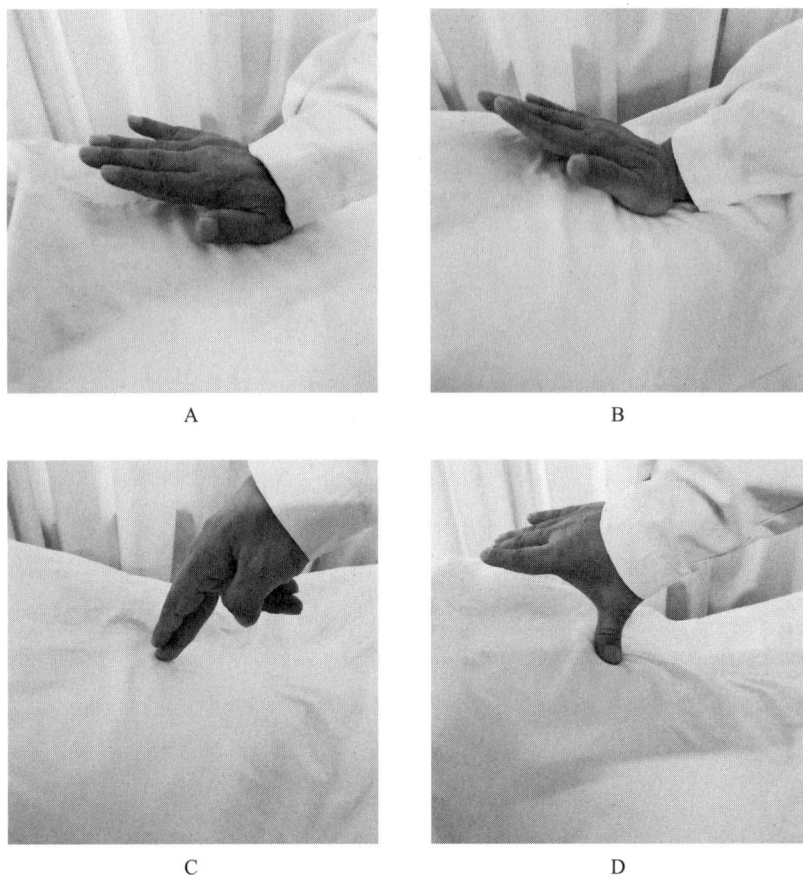

图 5-3 揉法

A.大鱼际揉法；B.掌根揉法；C.中指揉法；D.拇指揉法

【操作】

（1）大鱼际揉法：沉肩、垂肘、松腕，腕关节呈微屈或水平状，前臂略旋前，大拇指内收，其余四指自然伸直，用大鱼际附着于受术部位上，以肘关节为支点，前臂做主动运动，带动腕关节摆动，使大鱼际在被操作部位上做轻缓柔和的环旋揉动，并带动该处皮下组织一起运动，频率为每分钟120～160次（图5-3A）。

（2）掌根揉法：肘关节微屈，腕关节放松并略背伸，手指自然弯曲，以掌根置于受术部位。以肘关节为支点，前臂做主动运动，带动腕及手掌做小幅度环旋或上下、左右运动，并带动该处皮下组织一起运动，频率为每分钟120～160次（图5-3B）。

全掌揉法是以整个手掌掌面着力，操作术式与掌根揉法相同。

（3）指揉法

①中指揉法：中指伸直，食指置于中指远端指间关节背侧（指甲表面），腕关节微屈，以中指指腹着力于体表受术部位上。以肘关节为支点，前臂做主动运动，

带动腕、手部使中指指腹在受术部位上做轻柔的小幅度的环旋或上下、左右运动，并带动该处皮下组织一起运动，频率为每分钟 120 ~ 160 次（图 5-3C）。

②三指揉法：食指、中指、无名指三指指腹着力于受术部位，操作与中指揉法相同。

③拇指揉法：以拇指指腹着力于施术部位，余四指置于相应的位置以支撑助力，腕关节微悬。拇指及前臂部主动施力，使拇指指腹在受术部位上做环旋揉动，并带动该处皮下组织一起运动，频率为每分钟 120 ~ 160 次（图 5-3D）。

【动作要领】

①所施压力要均匀、适当。

②动作协调、自然而有节律性。

③在往返移动时应在吸定的基础上进行。

④大鱼际揉法前臂做推旋动作，腕关节放松；指揉法在操作时，腕关节要保持一定紧张度，而掌根揉法在操作时，腕关节应略背伸，松紧适度。

【注意事项】

①揉法应吸定于施术部位，带动皮下组织一起运动。

②操作时向下的压力不可过大，以免动作生硬，甚则损伤皮肤。

【作用】疏通经络，行气活血，健脾和胃，消肿止痛。

【临床应用】主要适用于脘腹胀痛、胸闷胁痛、便秘、泄泻、头痛、眩晕等内科疾病及儿科病证等，亦可用于头面部及腹部保健。临床上常与按揉法、摩法、按法、拿法等手法配合应用于各病证所施部位。

（二）摩擦类

摩擦类手法是指以手的掌面或指面及肘臂部贴附在受术部位的表面，做直线或环旋移动的一类手法。其特点是手法作用于受术部位的表面后，在皮肤表面会形成不同形式的摩擦移动，而且根据运动形式不同，可以分为单向直线、直线往返、环形、弧形等不同的形式。包括摩法、擦法、推法、搓法、抹法等手法。

1. 摩法

【概念】用指或掌在体表做环形或直线往返摩动，称为摩法。分为指摩法和掌摩法两种。

【操作】

（1）指摩法：指掌部自然伸直，食指、中指、无名指和小指并拢，腕关节略掌屈。以食指、中指、无名指和小指指腹部着力于受术部位，以肘关节为支点，前臂主动运动，使指面随同腕关节做环形摩动。频率为每分钟 120 次左右（图 5-4）。

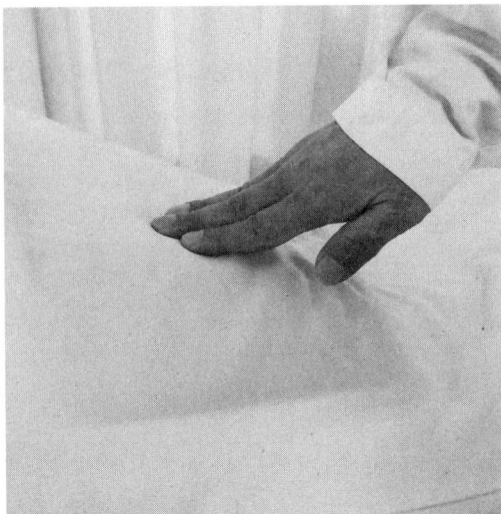

图 5-4　指摩法

（2）掌摩法：手部自然伸直，腕关节略背伸且保持松弛，将手掌着力于受术部位上，以肘关节为支点，前臂主动运动，使手掌连同腕关节和前臂做环旋摩动。此法较指摩法接触面积大，频率可稍慢，多行顺时针方向摩动，一般单手操作，亦可双手同时进行。

【动作要领】

（1）肩臂部放松，肘关节略微屈曲。

（2）指摩法时腕关节微屈，同时要保持一定的紧张度，但不可太紧张；掌摩法时则腕部要放松，不要松懈，而且应略背伸。

（3）摩动的速度、压力应保持均匀一致。一般指摩法应稍轻快，掌摩法应稍缓。

【注意事项】

（1）操作时注意摩动的速度不宜过快，也不宜过慢；压力不宜过轻，也不宜过重。做到轻而不浮，重而不滞。

（2）要根据病情的虚实来决定手法的摩动方向。

【作用】宽胸理气，消食导滞，宣肺止咳，暖宫调经。

【临床应用】主要用于脘腹胀满、消化不良、泄泻、便秘、咳嗽、气喘、月经不调、痛经、阳痿、遗精、外伤肿痛等。摩法在临床应用时常借助于介质进行所谓的膏摩，如冬青膏、红花油、跌打酒等，以增强手法的功效。

（1）脘腹胀痛、消化不良、泄泻、便秘等胃肠道疾患可摩中脘、天枢、肚脐部及全腹，以和胃理气，消食导滞，调节胃肠功能。

（2）咳嗽、气喘，可摩中府、膻中、风门、肺俞、心俞、胁肋部，以宽胸理气，宣肺止咳。

（3）月经不调、痛经，可摩小腹部、腰骶部以暖宫调经。

（4）遗精、阳痿，可掌摩小腹部、腰骶部，下肢内侧，以涩精止遗，温肾壮阳。

（5）外伤肿痛及风湿痹痛，可摩患处，以行气活血，散瘀消肿，常配合大鱼际揉法轻揉患处。

摩法也是自我保健推拿的常用手法之一。

2. 擦法

【概念】用手掌面或大鱼际、小鱼际部紧贴于受术部位表面上，进行快速的直线往返运动，使之摩擦生热的一种手法，称为擦法。分为指擦法、掌擦法、大鱼际擦法和小鱼际擦法。

【操作】以食指、中指、无名指和小指指面或掌面、手掌大鱼际、小鱼际置于受术部位表面上。腕关节背伸，保持前臂与手掌相平。以肘或肩关节为支点，前臂或上臂做主动运动，使手的着力部分在其表面做均匀的上下或左右直线往返摩擦移动，使受术部位产生一定的热量。用食指、中指、无名指和小指指面施术称指擦法。用全掌面施术称掌擦法，用大鱼际施术称大鱼际擦法（图5-5），用小鱼际施术称小鱼际擦法或侧擦法。

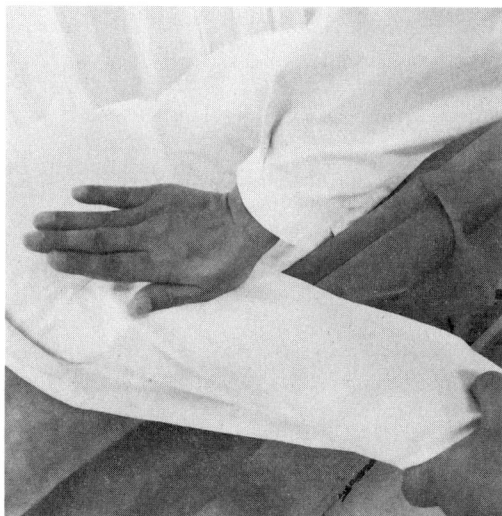

图 5-5　大鱼际擦法

【动作要领】

（1）肩关节放松，肘关节自然下垂。

（2）移动时，不论是上下运动，还是左右运动，必须直线往返运行，往返的距离根据不同的情况而定，动作一定要连续不断，犹如拉锯状。

（3）指擦法时应以肘关节为支点，前臂为动力源，擦动的往返距离宜小，属擦法中的特例。掌擦法、大鱼际擦法及小鱼际擦法均以肩关节为支点，上臂为动力源，擦动的往返距离宜大。

（4）擦法一般以透热为度，或皮肤潮红为度。因着力面积的不同，其产热的效率也不同，产热最高的是小鱼际擦法，最低的是指擦法。

【注意事项】

（1）压力要适中。擦法操作时如压力过大，则手法滞涩，很难擦动，而且容易擦破皮肤；如压力过小，则手法飘忽，不易生热，达不到良好的治疗效果。

（2）擦动时运行的线路必须直线往返，保持在同一条直线上，不可歪斜。

（3）擦法操作时可使用润滑剂（如凡士林油、按摩乳等），这样既可保护皮肤，又可使手法操作所产生的热度深透，提高手法效果。

（4）擦法操作完毕，不可再于所擦之处使用其他重手法，以免皮肤破损。

（5）擦法操作时须暴露受术部位皮肤，不可隔衣操作。

【作用】祛风除湿，行气活血，消肿止痛，健脾和胃。

【临床应用】擦法主要用于呼吸系统、消化系统，以及运动系统疾病之四肢伤筋、软组织肿痛、风湿痹痛等病证。慢性支气管炎、肺气肿、哮喘等病证，可擦前胸部和上背部，以宽胸理气、止咳平喘。慢性胃炎、胃下垂、消化不良等病证，宜直擦背部两侧膀胱经和足三里穴，以健脾和胃，调节胃肠功能。阳痿及女子不孕，宜横擦腰骶部肾俞、八髎，以温肾壮阳，暖宫调经。四肢伤筋，软组织肿痛及风湿痹痛，宜直擦患处，以行气活血，消肿止痛。

擦法在使用时要应用介质，如凡士林油、按摩乳等，其他如爽身粉、麻油、蛋清等亦可使用。由于擦法使用后一般不再使用其他手法，故擦法常作为治疗最后的结束手法。

3. 推法

【概念】以指、掌、拳或肘部着力于受术部位的表面上，做单向的直线或弧形推动，称为推法。可分为平推法、直推法、旋推法、分推法和合推法。成人推法以单方向直线推为主，又称平推法，其中包括拇指平推法、掌平推法、拳平推法和肘平推法4种。

【操作】

（1）**拇指平推法**：以拇指指腹着力于受术部位的表面上，其余四指置于其前外方以固定助力，腕关节屈曲。拇指及腕部主动施力，向其食指方向呈短距离、单向直线推进。在推进的过程中，拇指指腹的着力部分应逐渐偏向桡侧，且随着拇指的推进腕关节应逐渐伸直，一般操作5～10遍。

（2）掌平推法：以掌根部着力于受术部位，腕关节略背伸，肘关节伸直。以肩关节为支点，上臂部主动施力，使掌根部向一定方向做单方向直线推进（图5-6）。

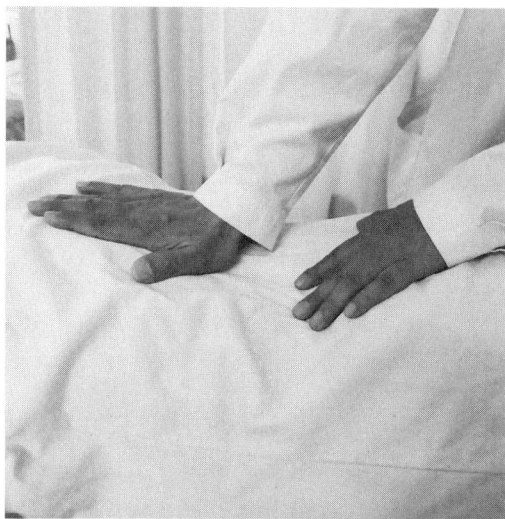

图5-6　掌平推法

（3）拳平推法：手握实拳，以食指、中指、无名指及小指四指的近侧指间关节背侧的突起部着力于受术部位，腕关节挺劲伸直，肘关节略屈。以肘关节为支点，前臂主动施力，向前呈单方向直线推进。

（4）肘平推法：屈肘，以尺骨鹰嘴突起部着力于受术部位，另一侧手臂抬起，以掌部扶握屈肘侧拳顶以固定助力，以肩关节为支点，上臂部主动施力，做较缓慢的单方向直线推进。

【动作要领】

（1）着力部位要紧贴受术部位的表面。

（2）推进的速度宜缓慢均匀，压力要适中。

（3）单向直线推进，不可来回往复。

（4）拳、肘平推法宜顺肌纤维走行方向推进。

（5）拇指平推法推动的距离宜短，其他类推法推动的距离宜长。

【注意事项】

（1）推进的速度宜慢不宜快，压力要适中，不可过轻或过重。

（2）不可推破皮肤。为防止推破皮肤，可使用按摩乳、医用凡士林等润滑剂。

（3）操作运动路线一般可沿经络循行方向。

【作用】舒筋活络，祛风散寒，化瘀止痛，消胀除满，通便除积，平肝降压。

【临床应用】

（1）治疗高血压、头痛、头晕、失眠等，可掌推脊柱两侧膀胱经脉，以平肝降压，通调脏腑。

（2）治疗腰腿痛、风湿痹痛、腰背部僵硬、感觉迟钝等，宜用肘推法推脊柱两侧膀胱经、夹脊穴及两下肢后侧，亦可用掌推法和拳推法操作，以祛风散寒，通经活络，化瘀止痛。

（3）治疗胸闷胁胀、烦躁易怒等，宜用分推法推胸胁部，以疏肝解郁。

（4）治疗腹胀、便秘、食积等，用掌推法推脘腹部，以消胀除满，通便除积。

（5）治疗软组织损伤、局部肿痛等，宜用指推法和掌推法于病变处施治，以舒筋活络，消肿止痛。

临床上，常与按法、擦法、点法、拿法等结合使用，以取得良好的治疗效果。

4. 搓法

【概念】用双手掌面夹住一定部位，相对用力做快速往返交替搓动，称为搓法，亦称为夹搓法。搓法是一种辅助手法，常作为推拿治疗的结束放松手法。

【操作】双手掌面相对用力夹住受术部位，令受术者肢体放松。以肘关节为支点，前臂部主动施力，做相反方向的快速搓动，并同时做上下往返移动（图5-7）。

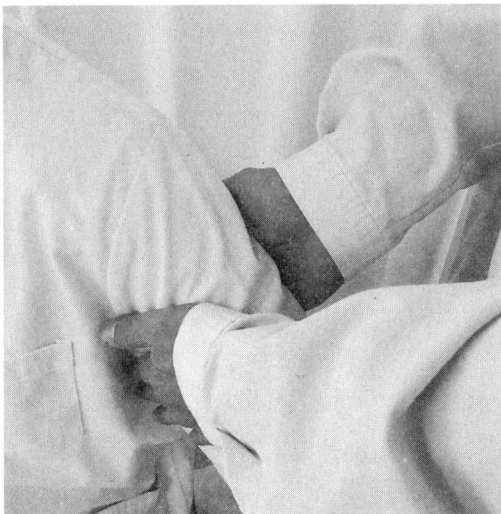

图5-7 搓法

【动作要领】

（1）操作时动作要协调、连贯、一气呵成。

（2）搓动的速度应快而稳，而上下移动的速度宜慢而匀。

（3）双手夹持用力要对称。

【注意事项】不可使受术者身体摇晃。施力不可过重，如着力部位夹持太紧，会造成手法呆滞不灵活。

【作用】疏松肌筋，调和气血，解痉止痛，疏肝理气。

【临床应用】主要用于肢体酸痛、关节活动不利及胸胁迸伤等病证。四肢部酸痛及关节活动不利，用双手夹搓四肢部及患病的关节。胸胁迸伤及肝郁气滞之证，可用搓法夹搓胸胁部。

5. 抹法

【概念】用单手或双手拇指指腹或掌面在受术部位的表面做上下、左右或弧形的往返移动，称为抹法。主要分为指抹法与掌抹法两种（图5-8）。

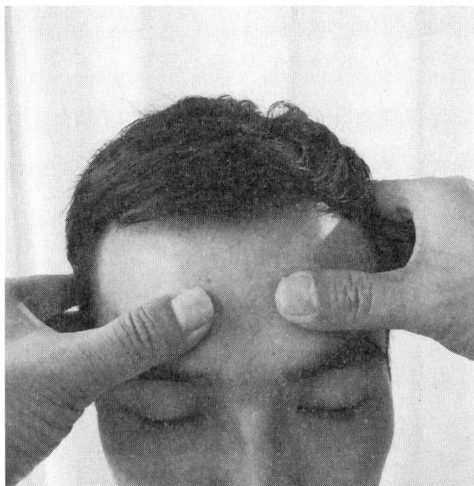

图 5-8 抹法

【操作】

（1）指抹法：以单手或双手拇指指腹紧贴于受术部位的表面上，其余手指置于相应的位置以固定助力。以拇指的掌指关节为支点，拇指主动施力，做上下或左右、直线及弧形曲线的抹动。指抹法亦可以食指、中指与无名指指腹于额颞、头面部操作，受术者仰卧位，施术者坐于其头端，施术者以双手食指、中指、无名指指腹分置于前额部近正中线两侧，以腕关节为支点，掌指部主动施力，自前额部向两侧分抹，经太阳穴至耳上角，可重复操作数次。

（2）掌抹法：以单手或双手掌面置于受术部位的表面。以肘关节为支点，前臂主动施力，腕关节放松，做上下或左右、直线及弧形的移动。

【动作要领】操作时手指指腹或掌面要贴紧受术部位皮肤；用力要均匀适中，轻而不浮，重而不滞，动作要均匀柔和。

【注意事项】

（1）区分抹法和推法。通常所说的推法是指平推法，其运动特点是单向、直线，有去无回；而抹法则是或上下，或左右，或弧形运动，可根据受术部位的不同而灵活运用。

（2）抹动时施力既不可过轻，又不可过重。过轻则手法轻浮，抹而无力；过重则手法重滞，失去了灵活性。无论轻重都要尽量和缓均匀。

【作用】疏风散寒，安神止痛，舒筋活血，行气止痛。

【临床应用】主要用于感冒、头痛，面瘫及肢体酸痛等。常与推法、按揉法等在病变处配合应用。感冒、头痛，宜用指抹法抹前额部及两侧太阳穴，以疏风散寒，安神止痛。面瘫，用指抹法抹面部，可依据具体的病变部位而有重点地施术。肢体酸痛，宜用掌抹法抹病变肢体，以舒筋活血，行气止痛。抹法亦常用于手、足部及面部的保健，可涂少许润滑剂后施术，也是美容推拿常用的手法。

（三）振动类

以较高的频率进行有节律性的波浪式交替刺激，持续作用于人体，使受术部位产生振动、颤动或抖动感的手法，称为振动类手法。振动类手法主要包括抖法、振法和颤法。

1.抖法

【概念】用双手或单手握住受术者肢体远端，做小幅度的上下或左右连续抖动，称为抖法。抖法依据抖动部位、姿势以及体位的不同可分为多种，临床一般以抖上肢、抖下肢及抖腰法较为常用。

【操作】

（1）抖上肢法：受术者取坐位或站位，肩臂部放松。施术者站在其前外侧，用双手握住其腕部，慢慢将被抖动的上肢向前外方抬起至60°左右，然后两前臂做连续的小幅度的上下抖动，使抖动所产生的抖动波似波浪般传递到肩部。或施术者以一手按受术者一侧的肩部，另一手握住其同侧的腕部，做连续不断的小幅度的上下、左右抖动，抖动中可活动受术者肩关节（图5-9）。

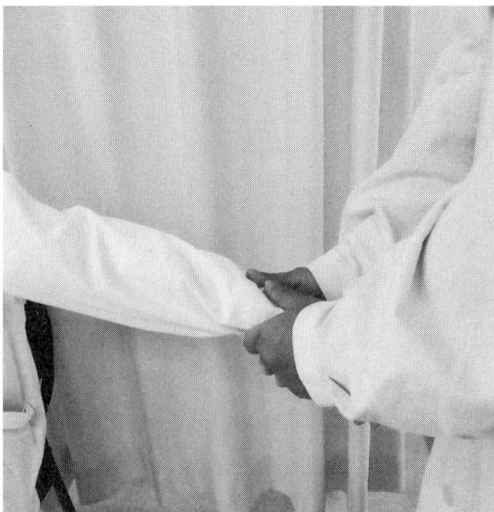

图5-9　抖上肢法

（2）抖下肢法：受术者仰卧或俯卧位，双下肢放松。施术者站在其足端，以双手分别握住受术者两足踝部，将两下肢抬起，离开床面约30cm左右，然后做连续的上下或左右的抖动，使其下肢及髋部有舒松感。两下肢可同时操作，亦可单侧操作。

（3）抖腰法：在腰部施用的抖法是混合性手法，它是牵引法和短促、大幅度的抖法的结合。受术者俯卧位，施术者立于其足部，双手紧握住患者双踝部，双臂伸直，将两下肢抬起，离开床面30cm左右，嘱其全身放松，待其放松后，做连续数次的上下或左右抖动，使之产生的力作用于腰部，并产生较大幅度的波浪状运动。

【动作要领】

（1）被抖动的肢体要自然伸直，并应使肌肉处于最佳松弛状态。

（2）握住患者的腕部或踝部。

（3）以前臂发力，做快速、小幅度的抖动。抖动所产生的抖动波应从肢体的远端传向近端，一直达到需要抖动的部位。

【注意事项】

（1）操作时患者要呼吸自然，不得屏气。

（2）被抖动的肢体要充分放松，不可紧绷或过度紧张。

（3）抖动动作要持续、快速。

（4）抖动时，被抖动的肢体有疏松感。

（5）受术者肩、肘、腕有习惯性脱位者禁用。

（6）受术者腰部疼痛较重，活动受限，肌肉不能放松者禁用。

【作用】调和气血，舒筋活络，放松关节，缓解疼痛。

【临床应用】主要用于肩周炎、颈椎病、髋部伤筋、腰椎间盘突出症等颈、肩、腰、腿部疼痛性疾患，为辅助治疗手法。

本法是比较轻快、柔和、舒适的手法，只用于四肢和腰部，具有松解粘连及整复错位等作用。临床应用时常与搓法配合使用，作为治疗后的结束手法。

2. 振法

【概念】以指或掌面作用在受术部位上，通过前臂肌肉的等长性收缩而产生振动的方法，称为振法。振法分为指振法与掌振法两种。

【操作】

（1）指振法：以中指指腹按压在受术部位上，食指指腹可压在中指背侧，以增强稳定性，肘微屈，运用前臂和手部肌肉的屈肌群和伸肌群静止性用力，产生高频率的振动，并使之传导至指端而发生快速振动（图5-10）。

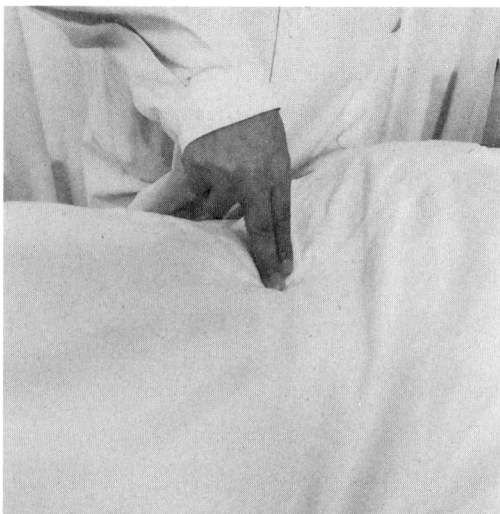

图 5-10　指振法

（2）掌振法：以掌面置于受术部位上，注意力集中于掌部，自然呼吸，前臂腕屈肌群和腕伸肌群交替性静止性用力，产生快速而强烈的振动，使受术部位产生温热感或轻松感。

【动作要领】

（1）前臂与手部必须静止性用力。所谓静止性用力，即前臂与手部伸屈肌肉做交替性的收缩，但不做主动运动而产生的力，也相当于等长收缩。

（2）施术者注意力要高度集中于指、掌部。

（3）要有较高的振动频率，每分钟 600 ～ 800 次。

（4）以掌指部自然压力为准，不要施加额外压力。

【注意事项】操作时手臂部不要出现主动运动。即除手臂部静止性用力外，不能摆动或颤动，也不要向受术部位施加压力。振法易使施术者术后感到劳累，应注意加强自身修养和保护，防止出现疲劳损伤。

【作用】镇静安神，活血止痛，宽胸理气，止咳祛痰，调经活血。

【临床应用】头痛、失眠可指振印堂、太阳、百会等穴。胃下垂、胃脘痛可指振中脘或掌振脘腹部，以温中散寒，益气升阳。咳嗽、气喘可指振膻中穴。痛经、月经不调可掌振小腹部及腰骶部。

3. 颤法

【概念】以指或掌在受术部位做颤动的方法，称为颤法。颤法可分为指颤法和掌颤法两种（图 5-11）。

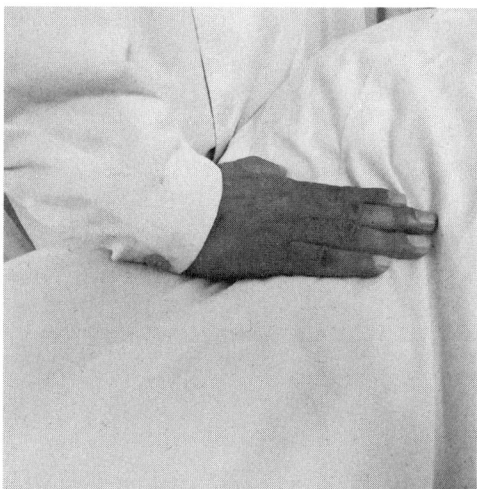

图 5-11　掌颤法

【操作】以食指、中指二指或食指、中指、无名指三指指腹或掌面置于受术部位，手部和臂部肌肉绷紧，主动施力，使手臂部产生有规律的颤动，使受术部位连同施术者手臂一起颤动。

【动作要领】

（1）前臂和手部要主动颤动：手臂部的肌肉需要绷紧，进行主动的运动，以形成外在可见的颤动波。

（2）要有一定的颤动频率：颤法的运动频率一般认为在每分钟 200 ～ 300 次，比振法频率低。

（3）要有一定的压力：操作时对施术部位要施加合适的压力，既不可过重，又不能过轻，以适合手臂的颤动传递为宜。

【注意事项】颤法对施术者体能的消耗较振法少，但亦应注意自体保护，不可长久操作，以免出现疲劳损伤。

【作用】主要用于腹胀、消化不良等。

【临床应用】治疗腹胀，消化不良，可指颤上脘、中脘、下脘，掌颤脐部，具有消胀除满、消食导滞的作用。常与揉胃脘、揉天枢等方法配合使用。近来也有人使用颤法达到减肥的目的。

（四）挤压类

用指、掌或者肢体的其他部分按压或对称性地挤压体表的一类手法，称为挤压类手法，包括按法、压法、点法、捏法、拿法、捻法、踩跷法等。

1. 按法

【概念】以手指或掌面按压受术部位体表，逐渐用力下压，称按法。可分为指按法、掌按法和肘按法（图 5-12）。

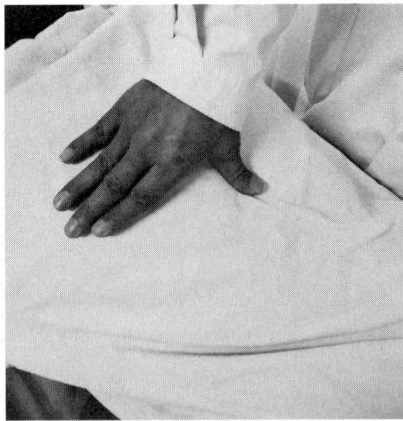
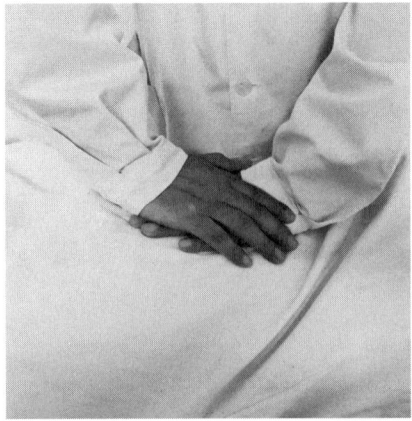

A   B

图 5-12 按法

A. 指按法；B. 掌按法

【操作】

（1）指按法：以手指指腹着力于受术部位，腕关节略屈曲，沉肩，使身体的力量通过手指垂直向受术部位深处按压。当按压力达到一定深度或所需的力度后，须稍停片刻，按而留之，然后缓慢地松劲撤力，但手指不可离开受术部位，再做重复按压，使按压既平稳又有节律性，可单指按和双指重叠按，双指重叠按压又称为叠指按。指按法最常用的是拇指，其他中指和食指也较常用，有单指按、双指按、三指按、多指按（图 5-12A）。

（2）掌按法：以单手或双手掌面置于受术部位。以肩关节为支点，利用上半身的重量，通过上、前臂传至手掌部，垂直向下按压，用力原则同指按法。有单掌按、双掌按、叠掌按（图 5-12B）。

（3）肘按法：肘关节屈曲，以肘尖尺骨鹰嘴部置于受术部位，尽量增大接触面积，使身体的力量，通过上臂传至肘尖部，垂直向下按压，用力原则同指按法。

【动作要领】

（1）指按法要沉肩，垂肘，悬腕。

（2）掌按法应以肩关节为支点。此时，身体的力量易通过上臂、前臂传至手掌部，可使发力沉稳着实，深在有力。

（3）肘按法要沉肩，使身体的力量传达到肘尖部。

（4）操作的施力方向应与受力面相垂直。

（5）用力要由轻到重，稳而持续，使刺激充分达到肌体组织的深部。

【注意事项】

（1）指按法切忌手指发力，手指仅仅是传导力量，否则容易损伤手指，即使当时不损伤，长此以往也容易导致手指变形。

（2）指按法接触面积较小，刺激较强，常在按后施以揉法，形成有规律的按后加揉的连续手法操作，统称按揉。

（3）不可突施暴力，尤其是肘按法。不论指按法、掌按法，还是肘按法，其用力原则均是由轻而重，再由重而轻，手法操作忌力量突发突止，暴起暴落，同时一定要掌握好患者的骨质情况，诊断必须明确，以避免造成骨折。

【作用】解痉止痛，散结消肿，活血化瘀。

【临床应用】本法是推拿中常用的手法之一，其刺激量较大，适用于全身各部位，多用于处理麻木、疼痛等感觉障碍症状，也可以用于恢复身体姿态的塑身性结构功能调整。指按法的接触面较小，但刺激的强弱和压力的轻重容易控制调节，可用于全身各部位或穴位；掌按法接触面大，力度较为柔和，临床上多用于腰背、臀部及大腿等肌肉较丰厚的部位，亦可用于腹部；叠掌按法与压法结合，多用于脊柱部位。肘按法力量最大，多用于腰背、臀部及大腿等肌肉较丰厚的部位。

按法在临床应用时以指按法和掌按法应用最多。按法常与揉法结合使用，组成按揉复合手法。按法又是自我保健推拿的常用手法之一。

2. 压法

【概念】用拇指指腹、掌面或肘关节尺骨鹰嘴突起部着力于受术部位进行持续按压，称压法。压法分为指压法、掌压法和肘压法，临床一般以肘压法常用。

【操作】

（1）指压法、掌压法的手法形态同指按法、掌按法，临床上常结合运用。

（2）肘压法操作时肘关节屈曲，以肘关节尺骨鹰嘴突起部着力于受术部位。以肩关节为支点，利用身体的力量，形成杠杆力，使肘关节垂直受术部位用力，持续按压（图 5-13）。

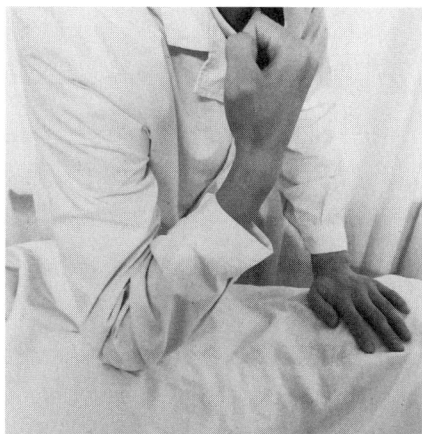

图 5-13　肘压法

【动作要领】

（1）指压法与掌压法的手法形态与准备动作同指按法与掌按法。

（2）肘压法操作时，以肩关节为支点，可巧用身体的力量，使发力平稳而深透，但要以受术者耐受为度。

（3）要持续施力。持续施力是压法区别于按法的根本点。压法与按法从手法动作来看，并无严格的区分标准，故而临床上常将两者统称为按压法。但有医家认为按法动作偏动，带有缓慢的节奏性，而压法动作偏静，压而不动。

（4）用力须由轻而重，结束时再由重而轻。肘压法因刺激较强，可间歇性施用。用力的方向一般多垂直向下或与受力面相垂直。

【注意事项】

（1）首先要明确诊断，其次在施用此手法时，受术者要放松，施术者要缓慢施力，不可突施暴力，以免造成骨折或其他意外。

（2）肘压法在结束操作时，要逐渐减力，注意不可突然终止压力。

【作用】舒筋通络，解痉止痛。

【临床应用】指压法、掌压法与指按法、掌按法的作用相同，常结合应用。肘压法主要用于腰部肌肉僵硬，板状腰，顽固性腰腿痛等疾患。治疗腰椎间盘突出症，可用肘压法压腰椎间盘突出节段椎旁 1～1.5cm 处压痛点以及患侧的肾俞、腰眼、环跳、承扶、委中、委阳、承山等穴，可配合腰部牵引，腰骶部法、按法、扳法等方法施用。

3. 点法

【概念】以指端、指间关节背侧或者肘部着力于受术部位，持续地进行点压，称为点法。点法主要包括拇指指端点法、屈指点法和肘点法等。临床以拇指指端点法、肘点法常用。

【操作】

（1）拇指指端点法：手握空拳，拇指伸直并紧靠于食指中节，以拇指指端接触于受术部位上。身体发力，沉肩、垂肘、松腕、拇指放松，仅仅是维持姿势，用于传导力量，进行持续性点压。亦可采用拇指按法的手法形态，用拇指指端进行持续点压。

（2）屈指点法：屈拇指或食指，其余四指放于自然位置，以拇指或食指指间关节背侧着力于受术部位上，身体发力，进行持续点压（图 5-14）。

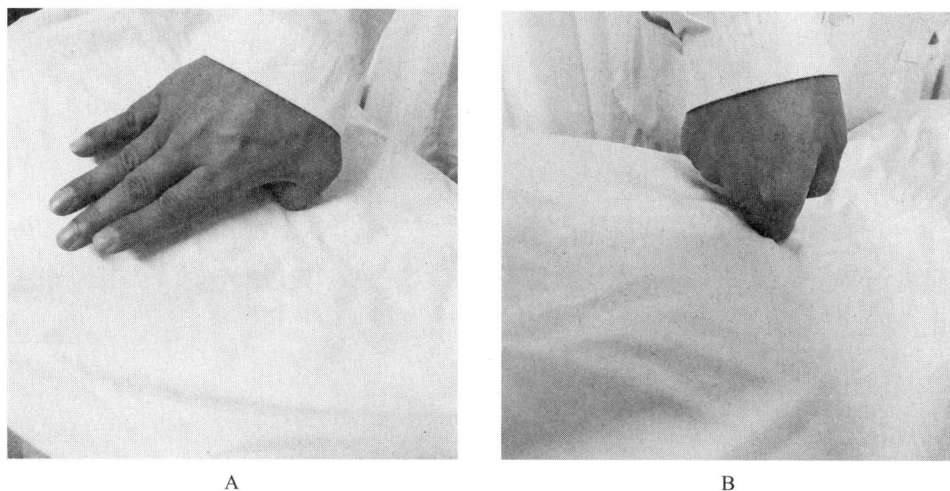

图 5-14 屈指点法

A. 屈拇指点法；B. 屈食指点法

（3）肘点法：屈肘，以肘关节尺骨鹰嘴突起部着力于受术部位。身体发力，通过松沉的肩和前臂进行持续性点压。

【动作要领】

（1）沉肩，垂肘，肘关节伸直或屈曲，腕部伸直或掌屈。

（2）以指端、指间关节突起部或尺骨鹰嘴部骨突处着力，全身整体发力，缓慢用力点压。

（3）用力要由轻到重，稳而持续，要使刺激力量充分达到受术部位的组织深部，要有得气的感觉，以耐受为度。

（4）用力方向应与受力面相垂直。

【注意事项】

（1）点压时要呼吸自然，不可使用蛮力。

（2）用力平稳，由轻到重，以患者能够耐受为度。

（3）接触部位要吸定，防止出现滑动，造成受术部位损伤。

（4）对年老体弱、久病虚衰的患者不可施用点法，尤其是心功能较弱患者忌用，防止出现意外。

（5）因为点法刺激量较大，同一处受术部位不能长时间使用，防止出现挤压伤害。

（6）在使用中须随时观察患者的反应，以防刺激量过大，发生意外。

【作用】镇静止痛，开通闭塞，解除痉挛。

【临床应用】本法属刺激量较强的一种手法，适用于全身各部位，但多用于穴位或压痛点，故有"点穴疗法"和"指针疗法"之称，主要用于各种痛证，其疗效一般情况下优于按法和压法。胃脘痛，点脾俞、胃俞；腹痛，点足三里、上巨虚；头痛，点鱼腰、头维、百会、太阳、风池等；牙痛，点合谷、下关、颊车等；落枕，点天宗、拇指根部；腰腿痛，点肾俞、气海俞、大肠俞、关元俞、八髎、环跳、承扶、委中、阳陵泉、承山等。以上各种痛证应用点法治疗，均具有通经止痛的作用，可用按法、压法及按揉法等，于上述穴位处配合应用。临床应用时要根据患者的体质、病情和耐受性，酌情选用。点法在临床上常与揉法、击法等结合使用。

附：点脊法

在脊柱或脊柱两侧足太阳膀胱经进行点按，称点脊法，是点法操作与身体部位结合而形成的综合性手法。具体操作方法：患者取俯卧位或坐位，医生用拇指沿脊柱及脊柱两侧竖脊肌进行点按；或屈食、中指，用两指指间关节沿脊柱两侧华佗夹脊穴进行点按；或用食、中指端分别置于脊柱两侧，然后沿足太阳膀胱经两条侧线和华佗夹脊穴进行点按。操作时可在相关腧穴上停留片刻，做重点操作，手法刺激强度以受术者感到有明显酸胀感为宜。具有强壮保健作用，常用于治疗脊柱疾病、脏腑疾病，是保健常用手法。

4. 捏法

【概念】以拇指和余四指的指面在受术部位做对称性的挤压，称为捏法。

【操作】用拇指和食、中指指面，或用拇指和其余四指指面夹持住受术部位，相对用力挤压，随即放松，再用力挤压、放松，重复以上动作，并沿肢体部位顺次移动。

【动作要领】

（1）拇指与其余四指应以指面着力，施力时双侧力量要对称。

（2）动作要连贯协调而有节奏性，用力要均匀而柔和。

（3）每次捏住受术部位后，要有短暂的停留。

【注意事项】

（1）不要用指端施力。

（2）操作时注意不要含有揉的动作成分，如捏中含揉，则其性质趋于拿法。

（3）操作频率不可忽快忽慢，或着急慌乱不按要点操作。

【作用】松肌舒筋，解除疲劳，疏通气血，行气止痛。

【临床应用】捏法主要用于疲劳性四肢酸痛、颈椎病等病证。用于治疗疲劳性四肢酸痛，用捏法自四肢的近端捏向远端，疏通气血，具有松肌舒筋、解除疲劳的作用，常配合四肢部拿法、理法等。治疗颈椎病，尤适于椎动脉型和交感型，以捏法自两侧风池穴向下循序捏至颈胸交界处，具有舒筋通络、行气活血的作用，可配合颈项部拇指按揉法及拨法、拿法等使用。

5. 拿法

【概念】以手指指腹和掌面相对用力，提捏或揉捏肌肤，称为拿法。传统有"捏而提起谓之拿"的说法。拿法可单手或双手同时操作。分为三指拿法、五指拿法、全掌拿法（图5-15）。

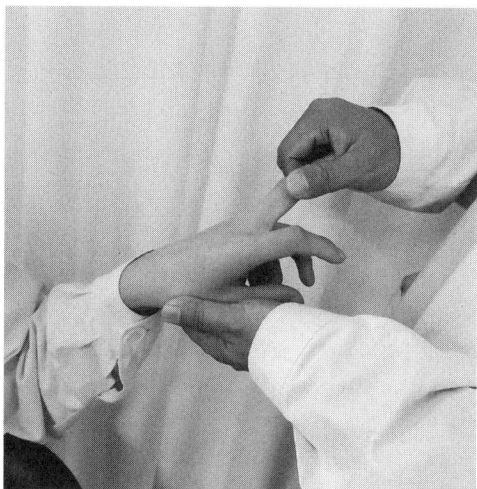

图 5-15 拿法

【操作】以手指的指面和掌面接触受术部位，捏住受术部位肌肤并逐渐收紧、提起，腕关节放松，然后进行轻重交替、连续不断的提捏并可施以揉动。

【动作要领】

（1）用拇指和其余手指的指腹部接触受术部位，掌根、大鱼际和掌指关节处着力，不能用指端或指甲部发力。

（2）拿法中宜含有捏、提、揉这三种动作成分，故拿法为一复合手法。

（3）腕关节放松，才能使动作协调、力量柔和，连绵不断。

【注意事项】

（1）施力要由轻渐重，不可突然发力。

（2）动作要缓和而有节律性，不要断断续续、忽轻忽重、忽快忽慢。

（3）拿法因其刺激量较大，要随时观察患者对手法的反应，以防意外发生。

【作用】祛风散寒，舒筋通络，解除痉挛，开窍醒神。

【临床应用】三指拿法多用于颈项及肩、肘、腕、膝、踝等关节部。五指拿法多用于腰、腹、胁肋部及头部。

拿法为临床常用手法，在具体应用时，其用力的大小必须根据辨证施治的原则，因人、因病制宜，同时还可用于急救，如拿合谷、拿内关等，应用时一般施力都较大，以患者清醒为度。颈椎病，可拿颈、项、肩部及患侧上肢，以行气活血，疏经通络，可与颈项部捏法、按揉法等配合使用；运动性疲劳，可由四肢近心端拿向远心端，具有松肌舒筋，止痛除酸的作用，常与四肢部捏法、揉法、抖法等配合应用；头痛恶寒等外感表证，可拿风池、颈项部、肩井穴及头部阳经，以祛风散寒，多与抹头面、扫散等方法配合使用。

6. 捻法

【概念】用拇、食指指面相对夹住某一受术部位，稍用力进行对称的、如捻线状的搓揉捻动，称为捻法。捻法为推拿辅助手法（图 5-16）。

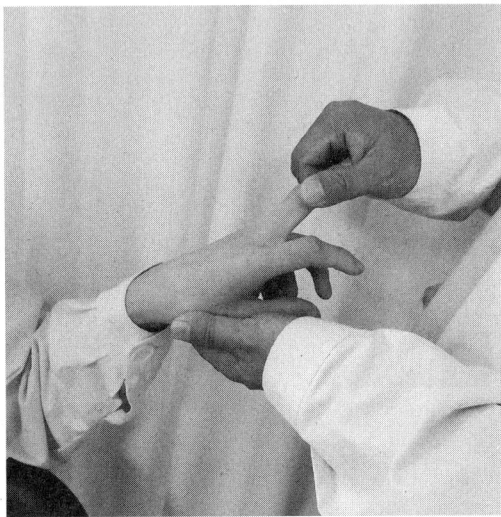

图 5-16　捻法

【操作】用拇指指腹与食指桡侧缘或指腹相对捏住受术部位，拇指、食指相向运动，稍用力做对称性的快速搓揉动作，如捻线状，手指应紧贴皮肤，使皮下组织随手指捻动而滑动。

【动作要领】

（1）捻动的速度不宜过快，每分钟 50 ～ 80 次，同时在受术部位沿长轴移动的速度宜慢。

（2）拇指与食指在捻动时，揉劲宜多，搓劲宜少，两指捻动的方向相反，是一种相向对称性运动。

（3）捻动时动作要灵活连贯，柔和有力，以透过皮下组织到达浅表筋膜为宜。

【注意事项】

（1）到达指间关节处要轻柔，避免损伤指间关节。

（2）捻动时动作要协调、快速、灵巧，不可呆滞、僵硬。

【作用】理筋通络，滑利关节，消肿散瘀，舒筋散结。

【临床应用】指间关节扭伤，可捻损伤的关节处，以消肿散瘀；类风湿关节炎，四肢小关节肿胀疼痛者，可依次捻治，以理筋通络，滑利关节；屈指肌腱腱鞘炎以患指的腹侧面为重点进行捻治，以舒筋散结。

7. 踩跷法

【概念】用足部在受术部位进行有节律踩踏的一种推拿手法，称踩跷法。踩跷法临床应用广泛，其特点是施术者以身体的重量为主要的发力手段，踩踏的力量沉稳着实，可深入骨间及脏腑，但踩跷法危险度较高，要求准确地掌握适应证及熟练的脚法。

【操作】常用的踩跷法有踏步式踩跷法、倾移式踩跷法及外八字踩跷法。

（1）踏步式踩跷法：受术者俯卧位，施术者以双手或单手扶住预先设置好的扶手（如横木或吊环等），以调节自身的重心和控制踩踏的力量。施术者双足横踏于受术者腰骶部，以轻踏步的方式，双足一起一落地进行节律性踩踏，身体的重心随双足的起落而转移，依次由腰骶部循脊柱上移，踩踏至第7颈椎下缘，然后再循序踩踏回返至腰骶部，如此可反复多遍。在背、腰部踩踏过程中，可行1～2遍腰部弹压踩踏。

腰部弹压时，在受术者的胸部和下肢股部各垫2～3个枕头，使腰部悬空，施术者双足分立于腰脊柱两侧，以足掌前部着力，足跟提起，身体随膝关节的屈伸动作而一升一降，对腰部做一弹一压的连续刺激，一般可持续踩压10～20次。

（2）倾移式踩跷法：受术者俯卧位，准备动作同踏步式踩跷法。施术者双足分踏于一侧肩胛部和腰骶部，类似弓步，面部朝向受术者头部。踏在肩胛部一侧足的内侧缘同脊柱平行，紧扣于所踏肩胛内侧缘，踏于腰骶部一侧足轴线同腰脊柱垂直，横踏于腰骶部。以腰为轴，身体中心节律性前倾后移，前倾时重心落于前足，后移时重心落于后足，如此连续不断地进行节律性的前倾后移踩踏，亦可依此法将两足分踏于背部和腰部进行踩踏。

（3）外八字踩跷法：受术者俯卧位，准备动作同踏步式踩跷法。双足呈外八字分踏于两下肢股后侧的承扶穴处，身体重心左右移动，向左移动时重心落于左足，向右移动时重心落于右足，如此连续不断地进行节律性踩踏，并循序上、下移动。

（4）单足踩跷法：受术者俯卧位，准备动作同踏步式踩跷法。施术者一足站于床面，另一足放置于受术部位，根据情况施以力量，可进行类似上肢推拿手法的足点、足推、足按、足揉、足擦等。

（5）双足分推法：受术者俯卧位，准备动作同踏步式踩跷法。双足分踏于脊柱两侧，以两足跟为轴，下肢外展，进行双足分推。

【动作要领】

（1）踩跷法危险度较高，要求准确地掌握适应证及熟练的脚法。

（2）传统的弹压踩跷法是在胸部和下肢股部、膝部各垫 2～3 个枕头，使腰部悬空。

（3）除弹压踩踏法外，踩跷法一般要求受术部位紧贴于床面，增加安全性。

（4）踩踏时要有节律性，呈轻踏步式，足底离开被踩踏部位不要过高，以身体重心能转移至对侧足部即可。踩踏的速度不可过快，亦不可过慢，以每分钟 60 次左右踩踏即可。

（5）弹压踩跷时足尖不可离开受术者腰部。

（6）以腰为轴身体前倾后移踩踏时，双足均不离开被踩踏部位。

（7）踩踏的力量、次数和时间应根据受术者的体质状况和病情来掌握。在施术过程中如患者难以忍受或不愿配合，应立即停止，不可勉强。

（8）嘱患者随踩压的起落进行呼吸，切忌屏气。

【注意事项】

（1）严格掌握好适应证，明确诊断。凡体质虚弱，有心、肝、肾疾患，骨质疏松及各种骨病者禁用。

（2）四肢关节处不要进行踩踏，防止出现关节意外伤害。

（3）受术者因病、年老体弱者、不能受力者禁用。

（4）不可在同一部位进行过长时间踩踏，在操作时要注意观察患者姿态、表情。

（5）推拿医师体重过重者应慎用踩跷法。

（6）踩跷法结束后受术者一般不要立即起床，平卧一会，防止头晕。

【作用】疏经通络，理筋整复，行气活血，安神定痛。

【临床应用】腰椎间盘突出症及腰背筋膜劳损，可用踏步式踩跷法反复踩踏腰部、背部，用外八字踩跷法踩踏两下肢股后侧，具有疏经通络，理筋整复的作用；颈椎病，凡病变位置较低，累及肩胛部酸痛者，可用倾移式踩跷法重踩肩胛部，以行气活血，止痛除酸，可配合颈项部其他手法施用；头痛，其痛势悠悠，缠绵难愈者，可用外八字踩跷法长时间踩踏双下肢股后侧，对承受能力较强者，亦可踩踏两小腿后侧，具有安神定痛的作用，可结合头面部手法施用。

8. 掐法

【概念】以指甲着力于一定受术部位上进行垂直按压的一种手法，称掐法（图 5-17）。

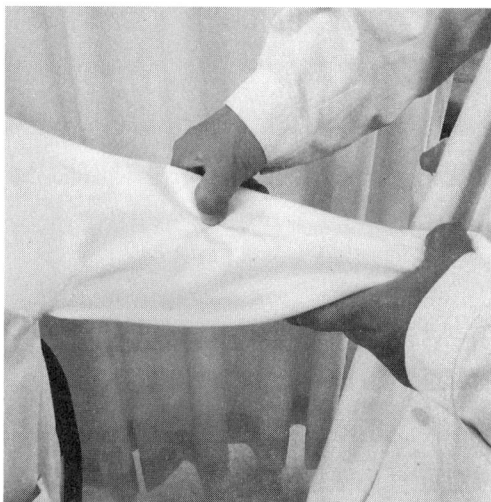

图 5-17　掐法

【操作】用指甲接触于受术部位，其余手指放松，用力将指甲垂直切入受术部位表面，引起受术者强烈痛感。

【动作要领】

（1）沉肩，肘关节略屈曲，沉腕。

（2）指间关节屈曲或伸直。

（3）指甲着力，上肢发力。

【注意事项】

（1）掐取的受术部位要准确无误。

（2）用力平稳，逐渐加重，以患者有痛感为度。

（3）若用于急救，则应突然发力，快速掐取，以患者清醒为度。

【作用】开窍醒神，镇惊止痛，解除痉挛。

【临床应用】本法刺激性较强，一般临床应用较少，常作为急救的手法。常用于昏厥、惊风、肢体痉挛、抽搐等症的治疗。掐法在临床应用时常与揉法结合使用，组成掐揉的复合手法。

9. 拨法

【概念】用拇指深按于受术部位进行单向或往返的拨动，称为拨法。又称指拨法、拨络法等。拨法力量沉实，拨动有力，作用强烈，有较好的止痛和松解粘连的作用，临床有"以痛为输，不痛用力"之说，即指拨法的应用技法而言。

【操作】拇指伸直，以指端着力于施术部位，其余四指自然放松。适当用力将拇指下压至一定深度，待受术者有酸胀感时，再做与肌腱、韧带、经络成垂直方向的单向或来回拨动。若单手指力不足时，亦可以双拇指重叠进行操作。

【动作要领】

（1）拨动力与将要操作的纤维或肌腱、韧带、经络方向互相垂直。

（2）拨动时拇指不能在皮肤表面有摩擦移动，应带动肌纤维或肌腱、韧带一起拨动。拨法与弹拨法有相似之处，其区别在于拨法对皮肤无摩擦移动，而弹拨法除对肌纤维或肌腱、韧带施以弹拨外，对皮表亦形成了较重的摩擦移动。

（3）用力要由轻而重，逐渐加大。

【注意事项】

（1）拨法在操作时应注意掌握"以痛为输，不痛用力"的原则。即在患处先找到某一体位时最疼痛的一点，以拇指指端按住此点不放，随后转动患部肢体，在运动过程中，找到并保持在指面下的痛点由痛变为不痛的新体位，而后施用拨法。

（2）同一痛点的拨法操作时间不宜太久，次数不宜太多，防止损伤组织。

【作用】解痉止痛，松解粘连。

【临床应用】拨法主要用于落枕、肩周炎、腰肌劳损、网球肘等病证。落枕可在项背部酸痛点施以拨法，并配合颈部的各个方向的被动活动；肩周炎，若软组织粘连，功能活动障碍时，可以拨法拨肱二头肌长、短头肌腱附着处及三角肌与肱三头肌交接处和肩贞、天宗等穴位，并配合肩关节外展、旋转等被动活动；网球肘，可拨肱骨外上髁压痛点。拨法常与按揉法、点法等于病变处配合应用。

附：弹拨法

【概念】弹拨法是指在拨法的基础上，施以弹动之力。分为拇指弹拨法和食指弹拨法两种。

【操作】

（1）拇指弹拨法：将拇指指端置于受术部位，其余四指自然放松。沉肩、垂肘、悬腕，将着力的拇指指端插入肌间隙或肌肉韧带的起止点处，通过拇指指端将力量送达深层组织，同时腕关节微微旋转并轻度摆动，用力由轻而重，速度由慢而快地拨而弹之，有如拨弦弹琴，指端下作响有声。

（2）食指弹拨法：以食指端置于受术部位，并着力插入肌间隙或肌肉韧带的起止点处。通过食指端将力量送达深层组织，用力由轻而重，速度由慢而快地拨而弹之，有如拨弦弹琴，指端下作响有声。

【动作要领】

（1）拇指弹拨法的肩、肘、腕姿势与一指禅推法相似，要沉肩、垂肘、悬腕，腕关节要保持桡侧高于尺侧，以利于腕关节的微微旋动和轻度摆动。除拇指外的其余手指自然放松。

（2）食指弹拨法关键是要将食指固定好，以保证食指挺而有力。

（3）弹拨法弹拨的方向是所用弹拨手指的腹侧面方向做与纤维或肌腱、韧带、经络成垂直方向的单向弹拨，用力须由轻而重，速度宜由慢而快，手法操作要轻巧、灵活。

【注意事项】

（1）同一部位不可弹拨多次。

（2）骨折的愈合期、急性软组织损伤者禁用。

【作用】松解肌筋，止痛除酸。

【临床应用】主要用于治疗颈椎病、肩周炎、腰背筋膜劳损等病证，一般多作为配合手法应用。颈椎病自上而下反复弹拨项韧带和两侧颈肌，以解痉止痛，可与颈项部按揉法、拿法等配合应用；肩周炎可弹拨三角肌与肱三头肌间隙处，肱二头肌长、短头肌腱以松肌止痛，可与肩部拿法、按揉法等配合应用；腰背筋膜劳损，可弹拨肩胛内缘、菱形肌及棘上韧带。腰部劳损者可弹拨两侧骶腰肌，尤其是第三腰椎横突处。本法可配合背腰部按揉法、擦法等手法应用。

（五）叩击类

用指、拳、掌、（桑枝）棒叩打体表受术部位，称叩击类手法。本类手法包括击法、拍法、叩法等。此类手法动作较为简单，可根据不同的病情和受术部位，选择相应的手法和使用适当的刺激强度。

1.击法

【概念】用拳背、掌根、掌侧小鱼际、指端或棒（桑枝棒等）叩击体表受术部位的一种手法，称为击法。以拳背击打称为拳击法，以掌根击打称为掌击法，用掌侧小鱼际击打称侧击法，以指端击打称指尖击法，以桑枝棒击打称棒击法（图5-18）。

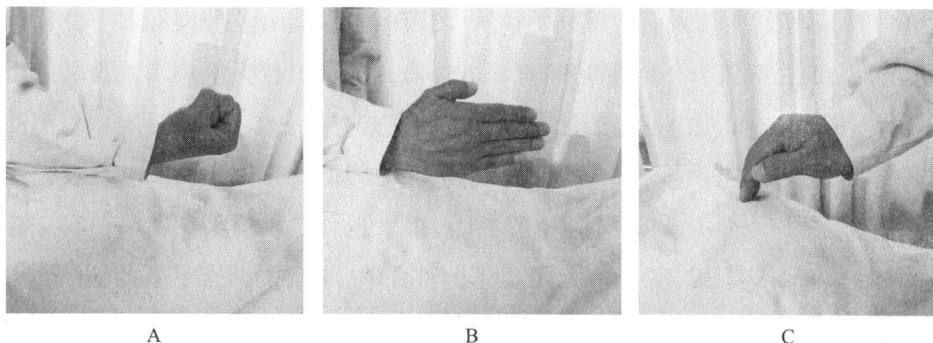

图 5-18　击法

A.拳背击法；B.小鱼际击（掌侧击）法；C.指尖击法

【操作】

（1）拳击法：手握空拳，腕关节伸直，用拳背、拳面或拳底为着力部位，节律性击打受术部位，常用于大椎穴及腰背部（图5-18A）。

（2）掌根击法：手指自然伸直，腕关节背伸，用掌根为着力部位，俯掌节律性击打受术部位，常用于臀部及大腿部。

（3）侧击法：掌指部伸直，腕关节略背伸，用小鱼际尺侧缘为着力部位，立掌节律性击打受术部位，又称小鱼际击法，常用于头部、肩背部及四肢部，可单手操作，亦可双手交替操作（图5-18B）。

（4）指击法：用中指指端或三指、或五指指端为着力部位，挥腕节律性击打受术部位，用于全身各部位，特别是穴位上（图5-18C）。

（5）棒击法：用桑枝棒或其他特制的棒叩击，挥棒节律性击打受术部位，常用于背部、腰骶部、臀部及四肢部位。

【动作要领】

（1）沉肩，垂肘，肘关节屈曲，腕关节放松，自然伸直或背伸。

（2）上臂或前臂发力，腕关节放松，做轻快、灵活的击打动作。

（3）击打时用力要稳，要含力蓄劲，收发自如。

（4）击打时要有反弹感，一触及受术部位后即迅速弹起，不要停顿或拖拉。

【注意事项】

（1）击法用力应快速短促，垂直叩击体表，不可出现拖带，防止损伤皮肤表面。

（2）叩击的部位要准确、一致，不可偏歪。

（3）叩击时动作要平稳、用力应由轻到重。

（4）叩击时要有顺序、节律，动作要连续，快慢要适中。

【作用】宣通气血，通络止痛。

【临床应用】本法为刺激较强的手法，临床应用较多，全身各部位均可应用。本法在应用时，必须要根据病情和患者的体质、耐受力选择应用，尤其是久病体虚、年老体弱者等慎重使用。击法又是自我保健推拿手法之一。对颈椎病引起的上肢麻木疼痛，可拳击大椎，具有舒筋通络，宣通气血的作用。操作时患者宜取坐位，颈腰挺直，千万不要在颈前屈位时击打，常配合颈项肩部按揉法、拿法等使用。风湿痹痛，肢体麻木不仁者，可用侧击法或棒击法击打患病肢体一侧的肌肉丰厚处，以调和气血，祛风除湿，宜配合病变处按法、拿法等一起使用。若腰椎间盘突出症，下肢部疼痛较重者，用掌根击法重击环跳穴，以通经活络，可配合腰臀部、下肢后侧拍法及小鱼际侧击法应用。若肌肉萎缩，常以桑枝棒击法击打萎缩的肢体，以活血通络，生肌起痿，常配合肌肉萎缩肢体部的拿法使用。

2. 拍法

【概念】用虚掌拍打体表受术部位的一种手法，称为拍法，又称拍打法（图5-19）。

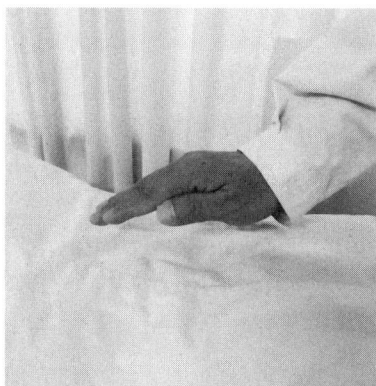

图 5-19　拍法

【操作】手指自然并拢，掌指关节微屈，使掌心空虚。上下挥臂平稳而有节奏地拍打受术部位体表，以皮肤出现微红充血为度。用双掌拍打时，宜双掌交替操作。

【动作要领】

（1）沉肩、垂肘，腕关节放松，同时肘关节微屈，腕部背伸。

（2）手指自然屈曲并拢，掌指关节微屈呈空掌状。拍击时动作要平稳，要使整个掌、指周边同时接触体表，声音清脆而无疼痛。

（3）前臂主动施力，带动手掌做连续拍打动作。

【注意事项】

（1）拍打后应迅速将手提起，不要在拍打部位停顿，用力宜先轻后重，但不可过大。

（2）拍打时力量不可有所偏移，否则易拍击皮肤而疼痛。

（3）拍打的次数应根据患者的耐受程度而随时调整。

（4）拍打背部时应嘱患者张口呼吸，不可屏气。

（5）对结核、肿瘤、冠心病等患者禁用拍法。

【作用】舒筋活络，调和气血，缓解痉挛，消除疲乏。

【临床应用】本法在临床上较为常用，多作为治疗的辅助手法。常用于治疗肢体酸痛、感觉迟钝、肌肉麻木、痉挛等症，缓解痉挛。对腰背筋膜劳损，腰椎间盘突出症，可以拍法拍背部、腰骶部及下肢后侧，宜反复施力，具有舒筋通络、行气活血的作用。常配合背部、腰部及臀腿部击法应用。拍法亦常作为推拿结束手法和保健手法使用，有消除疲乏的作用。

3. 叩法

【概念】以手指的指腹侧或空拳的底部击打体表一定部位，称为叩法。叩法刺激程度较击法为轻，有轻击为叩之说，实则叩法属击法范畴，叩击为一体，不易区分。

【操作】手指自然分开，腕关节略背伸，用指腹侧节律性叩击受术部位。或手握空拳，按上述要求以拳的小鱼际部节律性击打受术部位。若操作娴熟，可发出声响，有醒神镇静的作用。

【动作要领】

（1）施术者肩、肘、腕要放松，不可紧张施力。

（2）叩击时节奏感要强，施力要适当。

（3）单手或两手都可操作，如击鼓状。

【注意事项】注意不要施重力，重力叩击就失去了叩法的作用。一般叩法施用后受术者有轻松舒适的感觉。

【作用】缓解疲劳，调和气血，醒神开窍。

【临床应用】主要用于颈椎病及局部酸痛、倦怠疲劳等病证。颈椎病可用空拳叩击颈肩部、后背，疲劳倦怠可叩击腰骶部、下肢内侧及足跟。头昏欲睡可用指叩击头顶部，醒神开窍。

（六）运动关节类

对关节做被动性活动，使关节能在生理活动范围内，做伸展、屈伸或旋转等方向和角度变化的活动类手法，称运动关节类手法。本类手法包括摇法、背法、扳法、拔伸法。其特点是手法节奏明快，对某些病证往往能收到立竿见影的效果。

1. 摇法

【概念】用一手握住或夹住关节近端肢体，另一手握住关节远端肢体，做缓和回旋转动的一种手法，称为摇法（图5-20）。

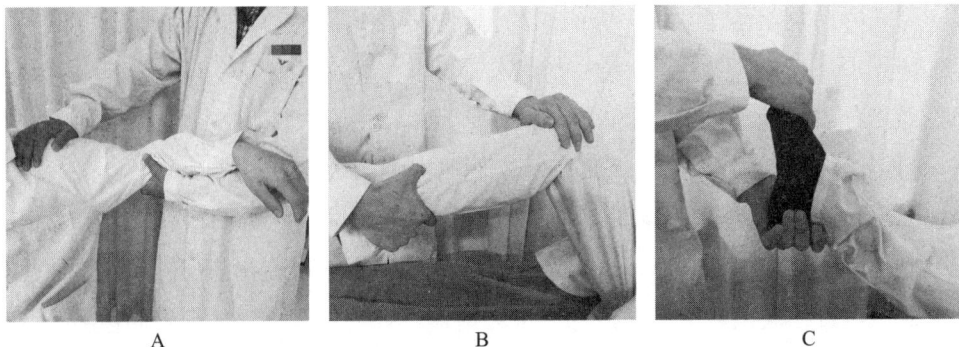

A   B   C

图5-20 摇法

A.托肘摇肩法；B.髋部摇法；C.踝部摇法

【操作】

（1）摇颈法：患者坐位，颈项部放松，施术者立于一侧，以一手托住下颌部，一手扶住头后枕部，双手以相反方向缓慢活动，使头颈部按顺时针或逆时针方向进行环形摇转，可反复摇转数次。

（2）摇腰法：包括端坐位摇腰法、仰卧位摇腰法、俯卧位摇腰法、站立位摇腰法和滚床摇腰法。

①端坐位摇腰法：受术者端坐，腰部放松，施术者站于受术者后侧，一手扶住其一侧腰部，一手扶住对侧肩部，双手协调用力使腰部做前后左右的环转摇动。或受术者坐位，一施术者夹持固定住其下肢，另一施术者双手扶住患者双肩，左右旋转摇动。一般操作3～5次。

②仰卧位摇腰法：受术者仰卧位，两下肢并拢，屈髋屈膝。施术者双手分按其两膝部或一手按膝，另一手按于足踝部，协调用力，做顺时针或逆时针方向的摇转运动。

③俯卧位摇腰法：受术者俯卧位，两下肢伸直。施术者一手按压其腰部，另一手臂托起双下肢，做顺时针或逆时针方向的摇转。摇转其双下肢时，按压腰部的手可根据具体情况向下施加压力，以确定腰部被带动摇转的幅度。

④站立位摇腰法：受术者站立位，双手扶墙。施术者立于其身体一侧，一手扶按其腰部，另一手扶按其脐腹部，两手协调施力，使其腰部做顺时针或逆时针方向的摇转运动。

⑤滚床摇腰法：受术者坐于床上，施术者立于其后方，助手扶按双膝以固定。以双手臂环抱其胸部并两手锁定，按顺时针或逆时针方向缓慢摇转。

（3）摇肩法

①握手摇肩法：受术者坐位，两肩部放松，被操作侧上肢自然下垂，施术者立于其一侧，一手扶住被操作侧肩部，一手与受术者同侧手部相握，使肩关节做顺时针或逆时针方向的小幅度环转摇动。

②托肘摇肩法：受术者坐位，肩部放松，肘关节屈曲，施术者立于一侧，两腿呈弓步，以一手扶住被操作肩关节上部，另一手托住同侧屈曲的肘部，然后使肩关节做顺时针或逆时针方向的中等幅度环转摇动（图5-20A）。

③大幅度摇肩法：受术者坐位，肩部放松，上肢自然下垂，施术者立于其前外侧，两足呈丁字步，一手握住受术者腕部，另一手相对以掌背将其慢慢向上托起，在向上托起至140°～160°时，随即反掌握住其腕部，将原握腕之手向下移至被操作肩上部按住，此时要停顿一下，两手协调用力，即按肩的手向下压，握腕的手向上拉，使被操作肩关节伸展，随即向后使被操作肩关节做大幅度转动，如此反复操

作，使其做连续地环转运动。由后向前做环转时两手动作相反。在大幅度摇转肩关节时，要配合脚步的移动，以调节身体重心。即当肩关节向上、向后外方摇转时，前足进一小步，身体重心在前；当向下、向前外下方复原时，前足退步，身体重心后移。

除以上三法外，还有拉手摇肩法和握臂摇肩法临床亦较常用。拉手摇肩法是让受术者拉住施术者的手，施术者在位于其外侧方的情况下主动圆周形摇转手臂以带动其手臂运动，使其肩关节做中等幅度的摇转。握臂摇肩法是在受术者坐位情况下，施术者立于其后，两手分别握住其两上肢的肘关节上部，同时做由前向外、向后下方的中等幅度的环转摇动。

（4）肘部摇法：施术者一手固定被操作的屈曲的肘部，一手握住其同侧腕上，做肘关节的顺时针或逆时针方向环转摇动。

（5）腕部摇法：施术者一手握住被操作腕上部前臂下端，一手握住其手掌，做腕关节顺时针或逆时针方向的环转摇动。

（6）掌指关节摇法：施术者以一手握住受术者一侧掌部，另一手以拇指和其余四指握捏住五指中的一指，在稍用力牵伸的情况下，做该掌指关节的顺时针或逆时针方向的摇转运动。

（7）髋部摇法：受术者仰卧，屈髋屈膝各呈90°，施术者立于一侧，一手按住其膝部，一手握住其踝部或足跟部，两手协调使髋关节做顺时针或逆时针的环转运动（图5-20B）。

（8）膝关节摇法：受术者仰卧，一侧下肢伸直放松，另一侧下肢屈髋屈膝。施术者以一手托扶其屈曲侧下肢的腘窝部，另一手握其足踝部或足跟部，按顺时针或逆时针方向环转摇动。

（9）踝部摇法：受术者仰卧，下肢伸直，踝部放松，施术者立于足端，一手托住其足跟部，一手握住其足趾部，稍用力做拔伸牵引，并在牵引下做踝关节的环转摇动。其次，受术者俯卧位，一侧下肢屈膝。施术者以一手扶按其足跟部，另一手握住其足趾部，做顺时针或逆时针方向的环转摇动。本法较仰卧位时的踝关节摇法容易操作，且摇转幅度较大（图5-20C）。

【动作要领】

（1）施术者取站立姿势，下肢保持弓步或马步。

（2）摇转的幅度要在人体生理活动范围内进行。应由小到大，逐渐增加。人体各关节的活动幅度不同，因此各关节的摇转幅度亦不同。

（3）摇动时施力要协调稳定，除被摇的关节、肢体外，其他部位不应随之晃动。

（4）摇转的速度宜慢，尤其是刚开始操作时的速度要缓慢，可随摇转次数的增加及受术者的逐渐适应稍微增快速度。

【注意事项】

（1）要诊断明确，对年老体弱者慎用，对关节畸形或关节本身有病变者，如关节结核、化脓性关节炎，以及先天性骨发育不良，如颈椎齿状突发育不全等，一律禁用。

（2）对椎动脉型、交感型颈椎病以及颈部外伤、颈椎骨折等病证禁用摇法。

（3）对于习惯性关节脱位者禁用摇法。

（4）摇动的幅度要在正常生理功能活动的范围内进行，不可逾越人体关节生理活动范围进行摇转，并结合被摇动关节的活动受限情况而定，一般在摇动时，其活动度由小到大，由慢到快，循序渐进，不可操之过急。

（5）动作要缓和协调，施力要平稳。不可突然快速摇转。

（6）环转摇动时要顺其自然，因势利导，切忌动作粗暴。

（7）颈部摇法频率要慢，以免引起眩晕。

【作用】滑利关节，松解粘连。

【临床应用】本法属于被动运动关节的一种手法，临床应用较多，常在治疗的中后期使用，适用于四肢关节部及颈、腰部。多用于治疗关节软组织损伤、粘连、关节错位、屈伸不利等症。临床应用时常与抖法等结合使用，组成复式操作法。

落枕、颈椎病、颈项部软组织损伤，可用颈项部摇法。肩关节周围炎、肩部软组织损伤用肩关节摇法。对肩关节周围炎早期，不宜施用肩关节大摇法，应小幅度摇动，以患者舒适为准。急性腰扭伤或腰肌劳损、腰椎间盘突出症的恢复期，可用腰部摇法。髋部伤筋可用髋关节摇法。膝、踝关节扭、挫伤，骨折后遗症等，可用膝关节摇法和踝关节摇法。如想达到滑利关节的目的，摇法可作为主要手法应用；如想达到解除粘连的目的，摇法则为辅助手法。摇法常与扳法、拔伸法及拿法、点法、按法等配合应用。

摇法作为保健手法使用，如操作得当，具有十分舒适的特点，各关节摇转时宜缓慢操作。

2. 扳法

【概念】双手做相反方向或同一方向的用力扳动，使关节伸展、屈曲或旋转到一定程度做被动的扳动的一种手法，称为扳法。扳法应用于关节，使关节产生伸展、屈曲或旋转等运动形式，且多数情况下为短暂的、快速的运动。扳法为推拿常用手法之一，也是正骨推拿流派的主要手法，如应用得当，效果立验（图5-21）。

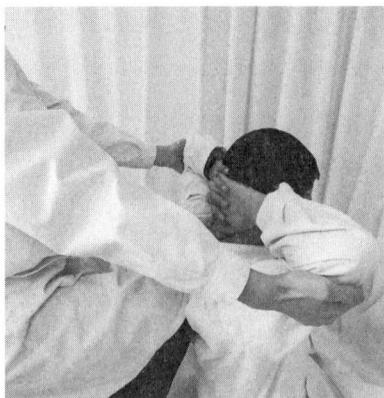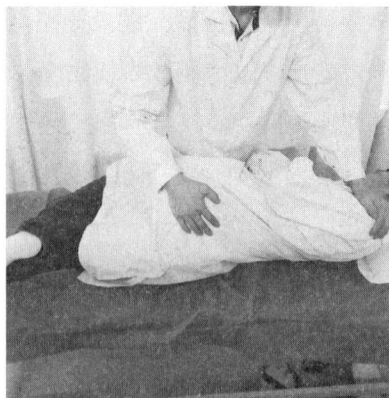

A

B

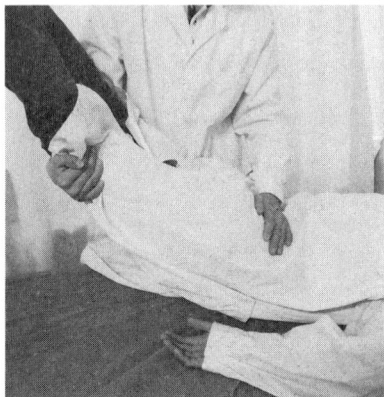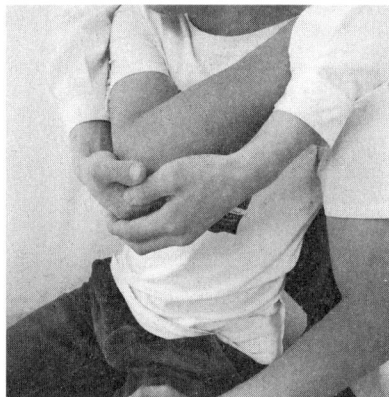

C

D

图 5-21　扳法

A.扩胸牵引扳法；B.腰椎斜扳法；C.腰椎后伸扳法；D.肩部内收扳法

【操作】

（1）颈项部扳法：包括颈部斜扳法、颈椎旋转定位扳法、寰枢关节旋转扳法。

①颈部斜扳法：受术者坐位，颈项部放松，头略前倾或中立位。施术者站于其侧后方，一手扶按其头顶后部，另一手扶托其下颌部。两手协同动作，使其头部向侧方旋转，当旋转至有阻力时，略停顿片刻，随即用寸劲巧力，做一突发性的有控制的快速扳动，常可听到"咯嗒"弹响声，之后可按同法向另一侧方向扳动。颈部斜扳法亦可在仰卧位情况下施用。受术者仰卧位，全身放松。施术者坐或站于其头端，以一手扶托于下颌部，另一手置于枕后部。两手协调施力，先缓慢地将颈椎向上牵引，在牵引的基础上将颈向一侧旋转，当遇到阻力时略停片刻，然后以寸劲巧力做一突然的、稍增大幅度的快速扳动，常可听到"咯嗒"弹响声。

②颈椎旋转定位扳法：受术者颈部前屈至一定角度后，施术者立于患者一侧后方，一手用肘部托住其下颌部，手掌绕过对侧耳部扶住其枕部，另一手拇指顶按在病变处颈椎的棘突旁，然后先向上沿轴线牵引颈部，同时使头向一侧被动旋转至

最大限度后，稍做停顿，随即以寸劲巧力用力扳动颈椎，此时常可听到"咯嗒"响声，同时拇指下可感到屈颈至一定角度活动度最大的棘突出现"跳动感"，表示定位扳法操作成功。

③寰枢关节旋转扳法：受术者坐于低凳上，颈微屈。施术者站于其侧后方，以一手拇指顶按住第二颈椎棘突，另一手以肘弯部托住其下颌部。肘臂部协调用力，缓慢地将颈椎向上拔伸。在拔伸基础上，使颈椎向患侧旋转，当旋转到有阻力的位置时，随即用寸劲巧力，做一突然的、增加幅度的快速扳动，而顶住棘突的拇指亦同时施力进行拨动。此时常可听到关节弹响声，拇指下亦有棘突跳动感，表明手法复位成功。寰枢关节扳法容易出危险，应慎用。

（2）胸部扳法：包括扩胸牵引扳法、胸椎对抗复位扳法、扳肩式胸椎扳法和仰卧压肘胸椎整复法。其中扩胸牵引扳法和胸椎对抗复位扳法较常用。

①扩胸牵引扳法：受术者坐位，令其双手十指交叉扣于后枕部，施术者立于其身后，两手托住其两肘部，并用一膝顶住其背部病变的胸椎棘突，嘱其做俯仰活动，并配合呼吸，俯身时呼气，仰起时吸气，此时施术者两手同时用力向后扳动，随即会听到一个或连续的"咯嗒"响声，表明手法操作成功，同时施术者会感觉到膝下棘突的活动（图5-21A）。

②胸椎对抗复位扳法：受术者坐位，双手十指交叉抱于枕部，施术者立于其后，以双手从其腋下伸过，并从其前臂与上臂之间穿出，双手握住其前臂远端，施术者前臂托住其腋部或上臂部，一侧膝部顶住其病变的胸椎棘突上。受术者上半身略前俯，配合呼吸，当其呼气时，握住前臂的双手下压，前臂上抬，形成一个向上的牵引力，将其脊柱向上牵引，同时施术者膝部向前方用力顶压，形成对受术者脊柱的向下牵引，最后以寸劲巧力增大动作幅度，常可听到胸背部"咯嗒"的响声，表明小关节已复位，手法操作成功。

③扳肩式胸椎扳法：受术者俯卧位，全身放松。施术者站其患侧，一手拉住其对侧肩前上部，另一手以掌根部着力，按压在病变胸椎的棘突旁。拉肩的手将其肩部拉向后上方，同时按压胸椎的手将其病变处胸椎缓缓推向健侧，当遇到阻力时，略停片刻，随即以寸劲巧力做一快速的、有控制的扳动，常可听到"咯嗒"的弹响声，表明小关节已复位，手法操作成功。

④仰卧压肘胸椎整复法：受术者仰卧位，两臂交叉于胸前，两手分别抱住对侧肩部，全身自然放松。施术者一手握拳，拳心朝上，将拳垫在其背脊柱的患椎处。另一手按压于其两肘部。嘱受术者深呼吸，当呼气时，按肘一手随势下压，待呼气将尽未尽时，以寸劲巧力做一快速的、有控制的向下按压，常可闻及"咯嗒"的弹响声，表明小关节已复位，手法操作成功。

（3）**腰椎扳法**：包括腰椎斜扳法、腰椎后伸扳法、腰椎旋转扳法和直腰旋转扳法，均为临床常用手法。

①**腰椎斜扳法**：受术者侧卧位，患侧下肢在上，屈膝屈髋（其屈曲角度根据实际情况而定），健侧下肢在下，自然伸直，全身放松。施术者面对其站立，一手前臂或肘按住肩前部，另一手前臂或肘部抵按住臀部，两前臂或两手协调施力，先做数次腰部小幅度的扭转活动，缓慢地晃动腰椎，即按于肩部的手、前臂或肘同按于臀部的另一手、前臂或肘同时施用较小的力对其肩部向前下方、臀部向后下方进行按压，压后即松，使腰部形成连续的小幅度扭转而放松。待感到有明显阻力时，略停片刻，然后施以寸劲巧力，做一个突然的、增大幅度的快速扳动，此时常可听到"咯嗒"的响声，表明小关节已复位，手法操作成功（图5-21B）。

②**腰椎后伸扳法**：受术者俯卧位，全身放松，两下肢并拢。施术者立于患者一侧，一手按压其腰部或骶部，另一手臂托起其两下肢膝关节上方并缓缓上抬，使其腰部后伸。当后伸至最大限度时，两手协调施力，以寸劲巧力，做一增大幅度的下按腰部与上抬下肢的扳动，常可听到"咯嗒"的响声，表明小关节已复位，手法操作成功（图5-21C）。

腰部后伸扳法，另有以下三种操作方法。一是受术者俯卧位，施术者骑坐于患者的腰部，两手托抱住其两下肢或单侧下肢。先做数次小幅度的下肢上抬动作以使其腰部放松。待其充分放松后，臀部用力下坐，两手臂用力使其下肢上抬至最大幅度，然后以寸劲巧力，做一增大幅度的快速扳动，常可听到"咯嗒"的响声，表明小关节已复位，手法操作成功。二是受术者俯卧位，施术者一手按压于其腰部，另一手臂托抱住患侧肢的膝上部。两手协调施力，下压腰部与上抬下肢并举，当下肢被上抬至最大限度时，以寸劲巧力，做一增大幅度的快速扳动，常可听到"咯嗒"的响声，表明小关节已复位，手法操作成功。三是受术者侧卧位，患侧下肢屈膝在上。施术者一手抵住其腰椎部，另一手握住其足踝部。两手同时施力，向前抵按腰骶部和向后牵拉足踝部，至最大限度时，施以寸劲巧力，做一增大幅度的快速扳动，常可听到"咯嗒"的响声，表明小关节已复位，手法操作成功。

③**腰椎旋转扳法**：以病变在右侧为例。受术者坐位，腰部放松，两臂自然下垂。助手立于受术者左前侧，固定左下肢，施术者位于其右侧后方，左手拇指按于腰椎偏歪棘突的右侧，右手从其右侧腋下穿过，抵按住左侧颈肩部，做腰部前屈配合，至施术者拇指下感到棘突活动，棘突间隙张开时则其腰椎前屈活动停止，保持这一前屈幅度。然后按住左侧颈肩部的手臂缓慢施力，拇指顶按住腰椎偏歪的棘突为支点，使其腰部向右屈至一定幅度后，再使其腰部向右旋转至最大限度。略停片刻后，按住左侧颈肩部的掌部下压其项部，肘部上抬，按于腰椎偏歪棘突的拇指则

同时用力向对侧顶推偏歪的棘突，两手协调用力，以寸劲巧力做一增大幅度的快速扳动，常可听到"咯嗒"的弹响声，表明小关节已复位，手法操作成功。

④直腰旋转扳法：受术者坐位，两下肢分开，与肩同宽，腰部放松。以向右侧旋转扳动为例。施术者立于患者对面，用下肢夹持住其左小腿部及股部以固定。施术者左手抵住其左肩后部，右臂从其右腋下伸入并以右手抵住右肩前部。然后两手协调施力，以左手前推其左肩后部，右手向后拉其右肩，且右臂部同时略微施加上提的力量，如此则使其腰部向右旋转。至有阻力时，以寸劲巧力，做一突然的、增大幅度的快速扳动，常可听到"咯嗒"的弹响声，表明小关节已复位，手法操作成功。

直腰旋转扳法的另一种操作方法：受术者坐位，两下肢并拢。施术者立于患者对面，以双下肢夹住其两小腿及股部。以一手抵于其患侧肩前，另一手抵于健侧肩后。两手协调用力，一推一拉，使其腰椎小幅度旋转数次，待腰部充分放松后，使其腰椎旋转至有阻力位时，略停片刻，然后以寸劲巧力，做一增大幅度的快速扳动，常可听到"咯嗒"的弹响声，表明小关节已复位，手法操作成功。

（4）肩部扳法：包括肩关节上举扳法、后伸扳法、内收扳法、外展扳法、前屈扳法和旋内扳法等。

①上举扳法：受术者坐位，施术者半蹲于其前外侧，将其上肢肘部置于施术者肩上，两手按住受术者肩部，然后慢慢站起，做压肩、抬肘的扳动，反复3～5次。如有粘连组织被撕开时，可有撕破布的感觉。

另有一种肩关节上举扳法：受术者坐位，两臂自然下垂。施术者立于其身体后方。以一手托握住患肩侧上臂下段，并自前屈位或外展位缓缓向上抬起，至120°～140°时，以另一手握住其前臂近腕关节处。两手协调施力，向上逐渐拔伸牵引，至有阻力时，做一较快速的、有控制的向上拉扳，如有粘连组织被撕开时，可有撕破布的感觉。

肩关节上举扳法还可于卧位情况下操作。即受术者侧卧位，患侧肩部在上。施术者坐于其头端。令其患侧上肢自前屈位上举，待达到120°～140°时，以一手握其前臂，另一手握其上臂，两手臂同时施力，向其头端方向缓缓拔伸牵引，至有阻力时，做一较快速的、有控制的向上拉扳，如有粘连组织被撕开时，可有撕破布的感觉。

②后伸扳法：受术者坐位，上肢自然下垂，施术者立于其患侧，一手按住患侧肩部，另一手握住患侧腕部缓缓向后扳动，在扳至最大限度时再做屈肘动作，并将掌背沿脊柱向上缓缓移动。如有粘连组织被撕开时，可有撕破布的感觉。

③内收扳法：受术者坐位，患侧上肢屈肘置于胸前，手搭扶于对侧肩部。施术

者立于其身体后侧。以右手扶按于患侧肩部以固定，左手托握于其肘部并缓慢向对侧胸前上托，至有阻力时，做一增大幅度的快速扳动。如有粘连组织被撕开时，可有撕破布的感觉（图5-21D）。

④外展扳法：受术者仰卧位，施术者一手扶住患侧肩部，另一手握住其患侧肘部做外展的扳动。如有粘连组织被撕开时，可有撕破布的感觉。

另一种肩关节外展扳法：受术者坐位，患侧手臂外展45°左右。施术者半蹲于其患肩的外侧。将其患侧上臂的肘关节上部置于一侧肩上，以两手从前后方向将患肩扣住、锁紧。然后施术者缓缓起立，使其肩关节外展，至有阻力时，略停片刻，然后双手与身体及肩部协同施力，以寸劲巧力，做一肩关节外展位增大幅度的快速扳动，如有粘连组织被撕开时，可有撕破布的感觉。

肩关节外展扳法亦可采取肩关节前屈扳法的术式进行操作。

⑤前屈扳法：受术者坐位，患侧肩关节前屈30°～50°。施术者半蹲于患肩前外侧。以两手自前后方向将其患肩锁紧、扣住，患侧上臂置于施术者内侧的前臂上。手臂部协调施力，将其患臂缓缓上抬，肩关节前屈至有阻力时，以寸劲巧力，做一稍微增大幅度的快速扳动。如有粘连组织被撕开时，可有撕破布的感觉。在做扳动之前，亦可使其肩关节小幅度的前屈数次或进行小范围的环转摇动数次，以使其肩关节尽量放松。

另有一法，即受术者坐位，两臂下垂，肩关节放松，施术者立于其身后。以一手扶按其对侧肩部以固定，另一手握住患侧肘关节上部，并缓缓上抬患臂至肩关节前屈到有阻力时，做一增大幅度的快速扳动。如有粘连组织被撕开时，可有撕破布的感觉。

⑥旋内扳法：受术者坐位，患侧上肢的手与前臂置于腰部后侧。施术者立于其患侧的侧后方。用一手扶按其患侧肩部以固定，另一手握住其腕部将患肢小臂沿其腰背部缓缓上抬，以使其肩关节逐渐内旋，至有阻力时，做一较快速的、有控制的上抬其小臂动作，以使其肩关节旋转至极限。如有粘连组织被撕开时，可有撕破布的感觉。

肩关节旋内扳法另一方法：受术者坐式同前。施术者立于患者的对面，身体略下蹲，稳定好重心。一手扶按其对侧肩部以固定，将下颌部抵在其患侧肩井部以增强固定。另一手臂托握住其患侧手臂，并将其手臂缓缓上抬，如同前法的动作、要领一样进行扳动。如有粘连组织被撕开时，可有撕破布的感觉。

（5）肘关节扳法：受术者仰卧位，患侧上臂平放于床面，施术者坐于其一侧。用一手托握其肘关节上部，另一手握住前臂远端，先使肘关节做缓慢的屈伸运动。然后视其肘关节功能障碍的具体情况来决定扳法的施用。如肘关节屈曲功能受限，则在其屈伸活动后，将肘关节置于屈曲位，缓慢施加压力，使其进一步向功能位靠近。当遇到明显阻力时，以握前臂的手施加一个持续的使肘关节屈曲的压力，达到一定时间后，两手协调用力，做一小幅度的、快速的加压扳动。如肘关节伸直功能受限，则以反方向操作，道理一样。

其他如腕关节、髋关节、膝关节和踝关节等关节的扳法，均可参照肘关节扳法操作。

（6）直腿抬高扳法：受术者仰卧位，双下肢伸直、放松。助手以双手按于其健侧膝关节上下部以固定。施术者立于其患侧。将其患侧下肢缓缓抬起，并将其小腿扛在肩上，两手扶按其膝关节上下部，以避免扛扳过程中膝关节屈曲。肩部与两手协调用力，将患肢慢慢扛起，使其膝关节在伸直位的状态下屈髋，当遇到阻力时，略停片刻，做一稍增大幅度的快速扳动。为加强腰部神经根的牵拉幅度，可在其下肢上抬到最大阻力位时，以一手握住足掌前部，突然向下扳拉，使其踝关节尽量背伸，可重复扳拉 3～5 次。对于患侧下肢直腿抬高受限较轻者，可以一手下拉足前掌，使其踝关节持续背伸，另一手扶按膝部以保证患侧下肢伸直，然后进行增大幅度的上抬、扛扳，可重复操作 3～5 次。

【动作要领】

（1）要顺应、符合关节的生理功能。各关节的构成要素虽然基本相同，但在结构上各自有各自的特点，其生理功能有很大差异。所以要把握好各关节的结构特征、生理活动范围、活动方向及其特点，顺应、符合各关节各自的生理运动规律来实施扳法操作。

（2）操作时要分阶段进行。扳法操作第一步是使关节放松，可使关节做小范围的活动或结合摇法而使关节逐渐放松、松弛；第二步是将关节极度地伸展或屈曲、旋转，在保持这一位置的基础上，再实施第三步的扳法。

（3）扳法必须用寸劲巧力。扳法在操作过程中，所谓寸劲指短促之力，即发即止。即操作比较快速，能够充分地控制扳动幅度，做到中病即止。所谓巧力是指手法的技巧能力，是与蛮力、拙力相对而言，可以经过长期的锻炼和临床实践来获得。

（4）扳动发力的时机要准，用力要适当。如发力时机过早，关节还有松弛的运动余地，则不能成功；如发力时机过迟，关节在极度伸展或屈曲、旋转的状态下停留时间过长，易使松弛的关节变得紧张，而不易操作。若用力过小，则达不到治疗效果，用力过大，则易导致不良反应，产生伤害。

【注意事项】

（1）扳动时不能超过正常的生理活动范围。超越关节生理活动范围的扳动，容易使关节自身及附着于关节的肌肉、韧带等软组织受到损伤。对于脊柱来说，其中椎管内有脊髓、马尾神经及神经根组织。脊髓为低级神经中枢，在颈、胸部做扳法时，尤其应加以注意，绝不可逾越其生理活动范围。

（2）不可粗暴用力和使用蛮力。所谓粗暴用力，是指操作时手法不精细，没有准备动作，不分操作过程的阶段性，到手就扳，而且扳动时发出的操作力量不知大小，不能有效控制。所谓蛮力，是指操作扳法时力量有余而灵巧不足，能发而不能收，野蛮鲁莽。总之，操作时使用暴力和蛮力，是不会手法要领、没有掌握手法技巧的缘故。其后果轻则造成患者不适，重则造成意外伤害，从而发生推拿医疗事故。

（3）不可强求关节弹响。在颈、胸及腰部操作扳法，操作过程中常可听到"咯嗒"的弹响声，是关节弹跳或因扭转摩擦所发出的声音，一般认为是关节复位、手法成功的标志之一。但在实际操作过程中如果没能出现这种响声，也不应该过于强求。如果反复扳动，容易使关节紧张度增大，有可能造成不良后果。

（4）诊断不明确的脊柱外伤和带有脊髓症状体征的禁用扳法。

（5）根据患者的年龄、体质和病情掌握操作力量的大小。老年人伴有较严重的骨质增生、骨质疏松者慎用扳法，对于骨关节结核、骨肿瘤者禁用扳法。

【作用】滑利关节，整复错缝或脱位，松解粘连，矫正畸形，恢复肢体功能。

【临床应用】本法是临床常用的一种手法。本法在临床应用时，必须根据患者的病情及其耐受程度来决定扳动的幅度和力度的大小，而对年老体衰、久病体虚者慎用；对关节或脊柱僵硬、强直或畸形严重，或骨组织本身有病变者，一律禁用。

颈椎病、落枕，可用颈部斜扳法。颈椎后关节错位，可用颈椎旋转定位扳法。对椎动脉型、脊髓型颈椎病则不可使用扳法。颈椎间盘突出症早期虽然没有脊髓症状体征，也应当慎用或不用颈部扳法。寰枢关节半脱位，可用寰枢关节旋转扳法，宜谨慎操作，以免发生事故。肩周炎，适宜用肩关节扳法。肩周炎粘连时间较长，功能障碍较重者，在使用扳法分解粘连时，一般情况下应从小量分解开始，每次少撕开一点，循序渐进，功到则自然成。切忌一次性撕开粘连组织，避免造成关节囊等软组织大面积撕裂伤。对于胸椎或腰椎关节紊乱，可使用扩胸牵引扳法、胸椎对抗复位扳法、扳肩式胸椎扳法、仰卧压肘胸椎整复法和腰椎斜扳法。腰椎间盘突出症，适宜用腰椎斜扳法、后伸扳法及直腿抬高扳法。对腰椎间盘突出症突出物较大，椎管内硬膜囊受压较重者则忌用后伸扳法；突出物堵塞侧隐窝，造成侧隐窝极度狭窄者，做直腿抬高扳法时宜缓慢操作，扳动的力量不可过大，以避免造成神经根撕裂。四肢外伤、骨折术后关节功能障碍、骨化性肌炎等，使用四肢关节扳法，也要采用循序渐进的治疗原则。全身各关节扳法均具有滑利关节、整复错位、松解粘连的功效，兼具舒筋通络、解痉止痛的作用。扳法常与摇法、拔伸法、擦法、拿法、按法、点法、按揉法等方法配合应用于各关节部。

3. 背法

【概念】将受术者背起来达到牵引拉伸腰部脊柱的手法，称为背法。通常所说的背法是指反背法，即背靠背所施的背法。而从正面或侧面所施的正背法和侧背法，临床应用较少。

【操作】受术者站立位。施术者与其背靠背站立，两足分开，与肩同宽。用两肘勾套住其两肘弯部，然后屈膝、弯腰、挺臀，将受术者反背起，使其双足离地悬空，短暂持续一段时间，利用其自身重力以牵伸其腰脊柱。然后施术者臀部施力，做小幅度的左右晃动或上下抖动，以使其腰部放松。当其腰部完全处于放松状态时，做一突发性的、快速的伸膝屈髋挺臀动作，以使其脊柱突然加大后伸幅度。这一动作可连续操作3次，中间可以间歇进行调整，使用臀部的轻度颤抖动作。

【动作要领】

（1）将受术者背起时，应嘱其放松身体，自然呼吸，头宜后仰，紧靠在施术者背部。

（2）做伸膝屈髋挺臀动作时，动作要协调连贯，掌握好臀部施力的轻重，控制受术者脊柱突然加大后伸的幅度。

（3）要掌握好受术者与施术者之间的身高比例关系，以施术者的臀部能够顶在受术者的腰骶部为好。如果施术者较矮或受术者较高，可以用较牢固的低凳、台阶等器物进行调节。

【注意事项】

（1）受术者的腰部持续紧张、痉挛，疼痛较明显者禁用。

（2）年老体弱或有较严重的骨质增生、骨质疏松及其他骨病者禁用。

（3）操作时间不应过长，否则会因为脊柱长时间过伸，导致颅内压力增高而出现头晕、恶心、呕吐等不良现象的发生。

（4）操作完毕时，将受术者放下，待双足落地站稳后先放开肘弯部套在一起的一侧上肢，然后回转身体将其扶住，再放开另一侧上肢，以避免因体位性改变或颅内压力的改变而失衡跌倒，避免出现意外事故。

（5）腰椎间盘中央型大块突出者不能使用背法。如果腰椎间盘突出症急性期疼痛比较明显者，不可以应用背法，必须待病情缓解后才能使用。

【作用】整复错位，解痉止痛。

【临床应用】主要用于腰椎后关节紊乱，腰椎间盘突出症，急性腰扭伤等病证。治疗腰椎后关节紊乱、滑膜嵌顿等病证，应用背法可以起到立竿见影的效果，症状会立即消失，不需要再配合应用其他手法。急性腰扭伤者，必须等腰部肌肉紧张度下降后才能使用背法。可以在背法操作前针刺人中或后溪透合谷等方法以缓解腰部肌肉紧张痉挛。背法操作后可配合腰部按法、揉法、点法、擦法等操作。背法可以预防腰部脊柱后弓。

4. 拔伸法

【概念】固定关节或肢体的一端，牵拉另一端，应用对抗的力量使关节或半关节得到伸展的手法，称为拔伸法。拔伸法又名牵引法、牵拉法、拉法和拔法，包括全身各部关节、半关节的拔伸牵引方法，是正骨推拿流派常用手法之一（图5-22）。

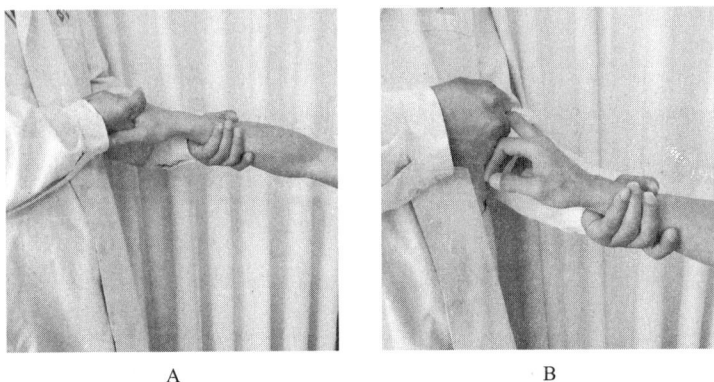

图 5-22 拔伸法

A. 腕关节拔伸法；B. 指间关节拔伸法

【操作】

（1）颈椎拔伸法：包括掌托拔伸法、肘托拔伸法和仰卧位拔伸法三种。

①掌托拔伸法：受术者坐位，施术者站在其身后。用双手拇指指端和指腹分别顶按住其两侧枕骨下方风池穴处，两掌分置在两侧下颌部来托夹助力。然后掌指及臂部同时协调用力，拇指上顶，双掌上托，缓慢地向上拔伸1～2分钟，使颈椎在较短时间内得到持续牵引。

②肘托拔伸法：受术者坐位，施术者站在其身后方。用一手扶在其枕后部来固定助力，另一侧上肢的肘弯部托住其下颌部，手掌则扶住对侧颜面以加强固定。托住其下颌部的肘臂与扶枕后部的手协调用力，向上缓慢地拔伸1～2分钟，使颈椎在较短的时间内得到持续的牵引。

③仰卧位拔伸法：受术者仰卧位，施术者坐在其头侧。用一手托扶其枕后部，另一手扶托下颌部。双手臂协调用力，向其头侧缓慢拔伸，拔伸时间可根据病情需要而定，使颈椎得到持续的水平位牵引。

（2）肩关节拔伸法：包括上举拔伸法、对抗拔伸法和手牵足蹬拔伸法。

①肩关节上举拔伸法：受术者坐在低凳上，两臂自然下垂。施术者站立在其身

体后方。用一手托握患肩侧上臂下段，并自前屈位或外展位将其手臂缓缓抬起，至120°～140°时，用另一手握住其前臂近腕关节处，同时握上臂的手上移其下。两手协调施力，向上缓慢地拔伸，至阻力位时，持续进行牵引。

肩关节上举拔伸法还可于侧卧位时操作，参见"肩关节上举扳法"在卧位情况下的操作方式。

②肩关节对抗拔伸法：受术者坐位，施术者站立在其身旁患侧。用两手分别握住其腕部和肘部，在肩关节外展位逐渐用力牵拉。同时嘱受术者身体向另一侧倾斜，或由助手协助固定其身体上半部，与牵拉之力相对抗，持续进行牵引。

③肩关节手牵足蹬拔伸法：受术者仰卧位，患肩侧位于床边。施术者坐在其患侧。用邻近受术者一侧下肢的足跟置于其腋下，双手握住其腕部或前臂部，徐徐向外下方拔伸牵引。手足协调用力，使其患侧肩关节在外展位20°左右得到持续牵引，并同时用足跟顶住腋窝与其对抗，持续一定时间后，再逐渐使患肩内收、内旋。

（3）腕关节拔伸法：受术者坐位，施术者站立在其身体一侧。一手握住其前臂下端，另一手握住其手掌部。双手同时向相反方向用力，缓慢地拔伸（图5-22A）。

腕关节拔伸法还可以双手握住受术者的掌指部，嘱其身体向另一侧倾斜或以助手固定其身体上部，进行持续拔伸牵引。

（4）指间关节拔伸法：用一手握住受术者腕部，另一手捏住患指末节，两手同时用力，做相反方向拔伸牵引（图5-22B）。

（5）腰部拔伸法：受术者俯卧位，双手用力抓住床头。施术者站立在其足侧，用两手分别握住其两踝部，向下逐渐用力牵引。在牵引过程中，身体上半部应顺势后仰，如同拔河一样，以加强牵拉拔伸的力量。

（6）骶髂关节拔伸法：受术者仰卧位，患侧膝关节略屈，会阴部垫一软枕。施术者站立在其足侧。用一手扶按其膝部，另一手臂穿过其腘后，握住扶膝的手的前臂下段，并用腋部夹住其小腿下段，再以一足跟部抵住其会阴部软枕处。然后手足协同用力，将其下肢向下方逐渐拔伸，身体亦同时随之后仰，来增强拔伸之力。

（7）踝关节拔伸法：受术者仰卧位。施术者用一手握住其患肢侧的小腿下段，另一手握住其足掌前部。两手协同用力，向相反方向牵拉拔伸。在牵拉拔伸过程中，可配合进行踝关节的屈伸活动。

【动作要领】

（1）拔伸动作要平稳和缓，用力大小要均匀而持续。

（2）在拔伸的开始阶段，用力要由小到大，逐渐增加，拔伸到一定程度后，持续作用一段时间，从而得到一个稳定的持续拔伸牵引力。

（3）要掌握好拔伸操作方式，根据病情的轻重缓急不同和施术部位的不同，控制好拔伸的力量和方向。

【注意事项】

（1）不可用突然性的暴力或蛮力进行拔伸牵引，以免造成牵拉损伤。

（2）拔伸牵引时要注意拔伸的角度和方向。

（3）关节复位时不可在疼痛、痉挛较重的情况下拔伸，以免手法失败和增加患者痛苦。

【作用】分解粘连，整复错位，舒筋通络，滑利关节。

【临床应用】拔伸法在骨科临床主要适用于骨折和关节脱位，而推拿临床则常用于软组织损伤和关节脱位。颈椎病适宜用颈椎拔伸法，操作时注意不可使患者的头部后仰，不可按压住颈部两侧动脉窦。肩关节周围炎，可用肩关节上举拔伸法、肩关节对抗拔伸法。肩关节脱位，可用肩关节手牵足蹬拔伸法。腕关节扭伤、腕骨错位等可用腕关节拔伸法。腰椎间盘突出症、腰椎后关节紊乱、急性腰扭伤等症，可用腰部拔伸法。骶髂关节半脱位，可用骶髂关节拔伸法。踝关节扭伤，用踝关节拔伸法。拔伸法常与扳法、拿法、擦法、按揉法等，在各关节部配合应用。

四、成人推拿操作注意事项

（一）体位

体位的选择对施术者和受术者都是十分重要的，因此手法操作前要选择好恰当的体位。对受术者而言，应该选择使其感觉舒适，肌肉放松，既能维持较长时间，又有利于施术者手法操作的体位。对施术者来说，适宜选择一个手法操作方便，并有利于手法运用、力量发挥的操作体位。同时要做到意到、身到、手到，步法随手法相应变化。

（二）手法的刺激强度

手法刺激强度主要与手法的压力、作用部位、着力面积、受力方式及操作时间有关。

一般而言，刺激强度的大小与手法压力成正比关系，即压力越大刺激越强。同时，手法刺激强度又与作用部位的敏感性、肌肉软组织层厚度等有关。如果用同样压力的手法，在经络、穴位等较敏感的部位操作，就显得刺激较强，而在非经络、穴位处的应用，则显得刺激相对较弱；作用在胸腹部等肌肉不太发达部位刺激较强，作用在腰臀部等肌肉发达部位则刺激较弱。青壮年肌肉发达，应用手法的力量要相对适当加重，以增强刺激；老年人、儿童或肌肉松软者，使用的手法力量应适当减轻，以免造成不必要的损伤。软组织损伤的初期，局部肿胀严重，疼痛比较剧烈，手法的压力宜轻；宿痛、劳损，或感觉迟钝、麻木不仁者，手法刺激要强。久病身体弱，用力以轻为宜；初病身体结实，用力应适当加重。手法的刺激强度一般与着力面积成反比。相同的压力，着力面积大，则刺激强度小；反之，着力面积小，则刺激强度大。如果双掌按法，压力较大，但刺激并不强，而掐法和点法的压力并不太大，但刺激却比较强。一般冲击性力量的用力形式要比缓慢柔和形式的用力刺激强烈得多。例如叩击类手法的拳背击法、点穴法以冲击力方式作用于人体，此类手法刚劲有力，操作时特别要注意动作的技巧性和选择适当的力度。一般而言，操作时间短，手法刺激强度小；操作时间长，手法刺激强度大。故操作时间太短则不易达到治疗效果，但操作时间过长也可能对局部组织产生医源性损伤。所以操作时间要根据手法和疾病的性质以及操作范围大小而定。

（三）用力原则

一个完整的手法操作过程，一般应遵循轻→重→轻的原则，即前、后的操作过程手法刺激量轻一些，中间一段时间的操作过程手法刺激量相对要重一些，体现出一定的轻重节奏变化。而具体在某一部位操作时，又需注意手法操作的轻重交替，以及点、线、面的结合运用。虽然有重点和非重点部位，但是也不可在某一点上持续长时间运用重手法刺激。

（四）手法间的衔接

一个完整的手法操作过程往往由数种操作手法组合而成，操作时需要经常变换手法的种类，这要求施术者的步法要根据手法的需要而变化，使手法变换自然、连续，而不间断，如同行云流水，一气呵成。要做到这一点，一方面要求施术者对手法的掌握和运用十分熟练；另一方面，要充分集中注意力，做到意到手到，意先于手。

（五）推拿的适应证

成人推拿的适应证比较广泛，可用于骨伤、内、外、妇、儿各科，尤其对以下几个方面的病证疗效显著。

1.由肌肉、关节或神经系统病变所引起的肌肉酸胀、疼痛、麻木、萎缩、瘫痪、关节疼痛或运动障碍等表现的神经系统或骨伤科病证。例如，各种扭挫伤、急慢性损伤、半身不遂、各种神经损伤、椎间盘突出、颈椎病、肩周炎、骨折后遗症以及各种骨质增生性疾患，如颈、腰椎骨质增生、膝关节骨质增生、跟骨骨刺等。

2.以机能障碍为主的一些内、妇科病证。如头痛、失眠、高血压、糖尿病、胃下垂、胃痛、月经不调、产后耻骨联合分离症、盆腔炎、痛经等。

3.某些五官科疾病，如咽喉痛、喑哑、鼻炎、屈光不正、声门闭合不全等。

4.某些外科病证，如乳痈初期、术后粘连等。

（六）推拿的禁忌证

成人推拿也有一定的局限性，在某种病理情况下使用时，有使病情加重和恶化的可能。若有下列各种情况出现时推拿应慎重，或禁止推拿，以防止意外情况发生。

1. 诊断不明的急性脊柱损伤或伴有脊髓症状患者，推拿可能加剧脊髓损伤。

2. 骨折、骨关节结核、骨髓炎、骨肿瘤、严重的老年性骨质疏松患者（腰椎、肩关节骨质疏松），推拿可能使骨质破坏、感染扩散。

3. 由结核菌、化脓性致病菌引起的运动器官有菌性炎症。

4. 严重心、肝、肺、肾疾患的患者或体质过于虚弱者，不能承受推拿疗法的刺激。

5. 各种急性传染病、胃或十二指肠溃疡病急性穿孔患者，不能推拿，以免贻误病情。

6. 有出血倾向或有血液病患者，推拿可能导致局部组织内出血。

7. 受术部位有严重皮肤破损或皮肤病患者，手法刺激可加重皮肤损伤。

8. 月经期、妊娠期妇女的腹部、腰骶部进行手法刺激，有引起流产的可能或可能导致月经量增加，经期延长。

9. 精神病患者不能配合医生操作，也应列为禁忌证。

10. 各种恶性肿瘤的局部。

11. 饥饿、过度疲劳、剧烈运动及酒后不宜立即推拿。

（七）推拿中常见的几种意外情况的预防和处理

推拿是一种外治法，如果手法操作不当或因为其他原因而发生一些意外情况，不但会减弱应有的疗效，而且能加重患者的痛苦，甚至会导致不良后果，危及生命，所以应当积极预防推拿意外的发生，一旦发生，应及时正确处理。比较常见的意外情况主要涉及肢体的骨与关节、神经系统、内脏系统、软组织等。

1. 四肢骨折与关节损伤：当组织遭受直接、间接或重复暴力等外力作用，容易造成骨折和关节损伤。推拿在临床上由于存在手法操作和认识方面的不足，同样也可造成医源性骨折与关节损伤。

（1）预防：①应对骨与关节的解剖结构和正常的生理活动范围有深刻的了解，加强基础知识理论修养。②在推拿操作时不乱使用强刺激手法，以及大幅度的超过关节的活动范围的手法，特别是对年老体弱者，更应谨慎，不使用暴力、蛮力。③全面深入地掌握病情，尤其对年老体弱者更应如此，明确诊断，以防病理骨折的发生。

（2）处理方法：一旦发生骨折或关节损伤，应立即终止推拿操作，制动患者，转骨科治疗。

2. 腰椎压缩性骨折 推拿操作引起腰椎压缩性骨折虽不常见，但由于后果严重，应引起高度注意。

（1）预防：双下肢屈膝屈髋运动是检查腰骶部病变的方法之一，也是解除腰骶后关节滑膜嵌顿和缓解骶棘肌痉挛的有效手法。运用此法时一定要在髋、骶关节正常活动范围内，且双下肢屈髋的同时，不再附加腰部前屈的冲击力，特别是对老年人，久病体弱或伴骨质疏松的患者更需谨慎。

（2）处理方法：一旦发生骨折应视情况而定。①单纯性椎体压缩性骨折，指椎体变形小于1/2，无脊髓损伤者，可采用非手术疗法，指导患者锻炼腰背伸肌，可以使压缩的椎体复原，早期锻炼不至于产生骨质疏松现象，通过锻炼增强腰背伸肌的力量，避免慢性腰痛的后遗症发生。②脊柱不稳定的损伤，即椎体压缩变形大于1/2，同时伴有棘上、棘间韧带损伤或骨折，或伴有脊髓损伤者，应该以手术治疗为主。

3. 寰枢椎关节脱位 进行颈部旋转、侧屈或前俯后仰的运动类推拿手法操作，可能发生寰枢椎关节脱位。

（1）预防：①运用颈部运动关节类手法操作时应慎重，特别是颈部扳法时更应注意，颈部后伸位不可使用手法操作。②颈部推拿操作前应详细了解病情，常规摄X线片，并结合患者年龄，确定操作手法。③切忌手法粗暴、生硬、野蛮，颈部扳法不要强求弹响声。

（2）处理方法：一旦发生寰枢关节脱位或半脱位，轻者采用围领固定，重者立即转骨科诊治，出现脊髓刺激症状时应及时手术，以免出现脊髓坏死。

4. 软组织损伤 软组织包括皮肤、皮下组织、肌肉、肌腱、韧带、关节附件、血管、神经、淋巴管等。日常生活中造成软组织损伤的主要原因是各种的外伤性因素，如摩擦、挤压、打击、扭挫、跌仆、撕裂、刺戳等。在推拿操作中常由于治疗时手法使用不当，而导致各种软组织的损伤。

（1）预防：①医生应加强手法基本功的训练，正确掌握各种手法的动作要领，提高手法的娴熟程度。②提高诊断能力，结合患者的个体差异，正确运用手法。

（2）处理方法：一旦发生软组织损伤应立即停止在局部运用推拿手法，轻者几天后可自愈，稍重者可按局部外伤处理。

5. 肩关节脱位 对肩部疾病推拿治疗时，如果操作方法掌握不当，就可能造成医源性的肩关节脱位，甚至并发肱骨大结节撕脱骨折、肱骨外科颈骨折等。

（1）预防：①熟悉肩关节的生理活动范围。②肩关节运动操作幅度要由小到大，顺势而行。切不可急速、猛烈、强行操作。对有其他病理改变者更应慎重。

③两手操作动作应协调，尤其不能同时做反方向的猛烈运动。

（2）处理方法：当发生肩关节脱位后，应停止推拿手法，及时给予复位，并适当固定。

6. 肋骨骨折 在推拿操作时，由于用力过大，可能会导致肋骨的侧部发生断裂。

（1）预防：目前的推拿操作床一般是硬质铁木类结构，在做背部俯卧位推拿操作时，要慎重选用挤压类手法，尤其是双掌重叠的较重掌根按压等操作。若临床需要应用此类手法时，要注意手法的力量不可过重或过于持续。

（2）处理方法：①单纯的肋骨骨折，因有肋间呼吸肌固定，很少发生移位，可用胶布外固定胸廓，限制胸壁呼吸运动，让骨折端减少移位，达到止痛的目的。②肋骨骨折后出现反常呼吸、胸闷、气急、呼吸短浅、咯血、皮下气肿症状时，应考虑肋骨骨折所产生的胸部并发症，应及时转科会诊治疗。

7. 神经系统损伤 推拿手法操作不当，造成神经系统的损伤，包括中枢神经和周围神经损伤两大类。其危害程度之严重，可居推拿操作意外伤害之首。其轻则造成周围神经、内脏神经的损伤，重则造成脑干、脊髓的损伤，甚至造成死亡。其中脊柱手法操作不当是导致神经系统损伤的主要原因。

（1）预防：①颈部做侧屈被动运动时，切不可超过45°。同时切忌使用猛烈而急剧的侧屈运动。②肩部活动操作时应逐渐进行，循序渐进。③腰部活动时应参照病情适当运动。

（2）处理方法：一旦发生神经损伤应立即停止推拿治疗，然后根据不同的情况采用手术或其他方法。

8. 休克 休克临床表现主要有表情淡漠、反应迟钝、嗜睡、意识模糊甚至昏迷，皮肤苍白、口唇、甲床轻度发绀、四肢皮肤湿冷、脉搏细弱而快、血压下降、呼吸深而快、尿量明显减少等。

（1）预防：①为了防止推拿操作诱发休克，临床上必须做到患者空腹时不进行推拿操作。②剧烈运动后或过度劳累后的患者不进行重手法操作。③使用重手法刺激时，必须在患者能够忍受的范围内，而且必须排除其他器质性疾病。④对于踩跷法的使用，要注意选择好操作对象，即年轻、体格健壮、无明显脊椎骨质病变、无内脏器质性病变者才能进行操作。

（2）处理方法：①推拿操作中，出现休克病证时应立即终止重手法的不良刺激。如果仅仅表现为心慌气短、皮肤苍白、冷汗等症状，应立即取平卧位，或头低足高位，并且立即口服糖水或静脉注射葡萄糖。也可给予开天门、揉内关、掐人中等手法操作，使其恢复正常。②如果症状较重应立即进行抗休克治疗，补充血容量，维持水、电解质和酸碱平衡，运用血管扩张剂，以维护心、脑、肾脏的正常生理功能，必要时立即请内科会诊治疗。

第二节　小儿推拿基本技能

小儿推拿疗法是推拿疗法的一个重要分支，是在中医基本理论指导下，根据小儿的生理病理特点，在其体表特定的穴位或部位施以手法，以防治疾病或助长益智的一种外治疗法。

小儿具有脏腑娇嫩，形气未充和生机蓬勃，发育迅速的生理特点。发病方面特点以外感疾病和饮食内伤居多，辨证以阳证、实证、热证为多，因此在推拿治疗上常用的也以解表法、消导法为多。小儿推拿的穴位除使用少数的经穴、奇穴外，多数穴位与成人不同，为小儿特定穴位，多分布在两肘以下，且穴位不仅有点状，还有面状和线状，这些特有穴位的分布特点，给临床治疗带来了方便。

一、小儿推拿常用穴位

小儿推拿常用穴位如下（图 5-23 ～图 5-25）。

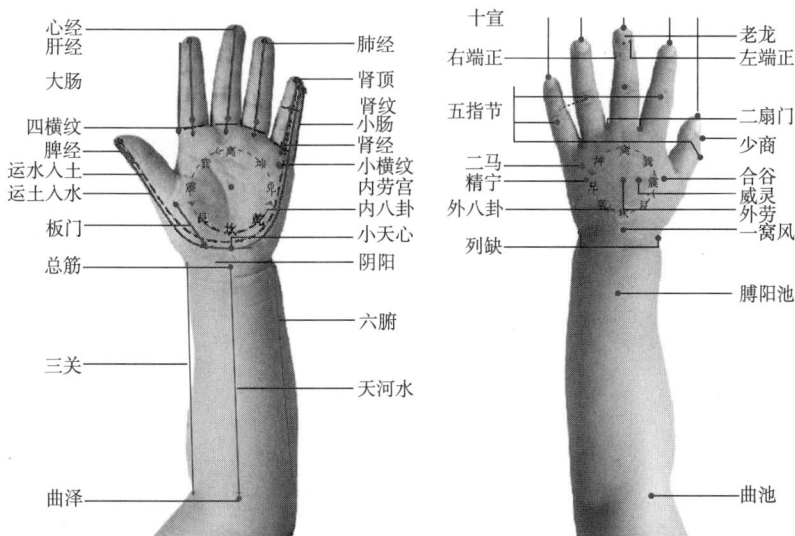

图 5-23　上肢穴位

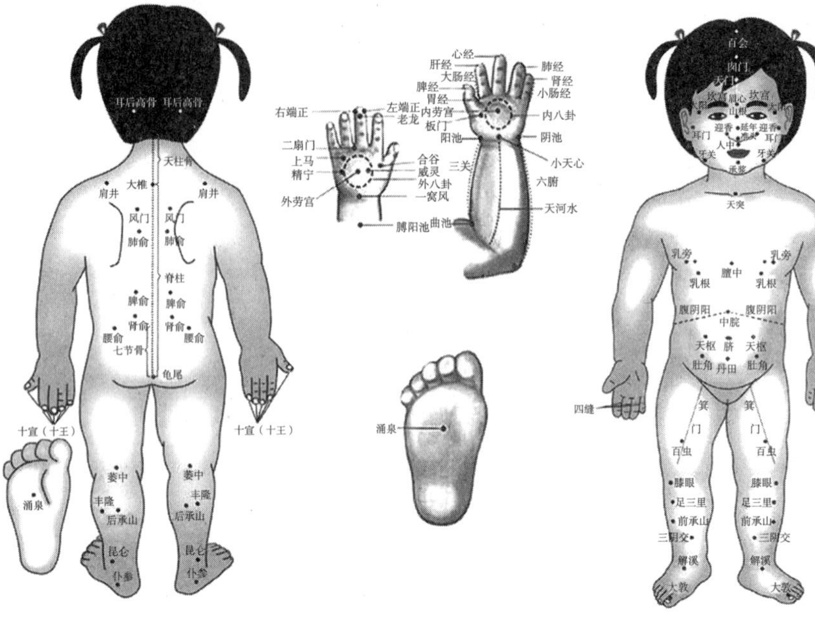

图 5-24　小儿身体正、背面穴位

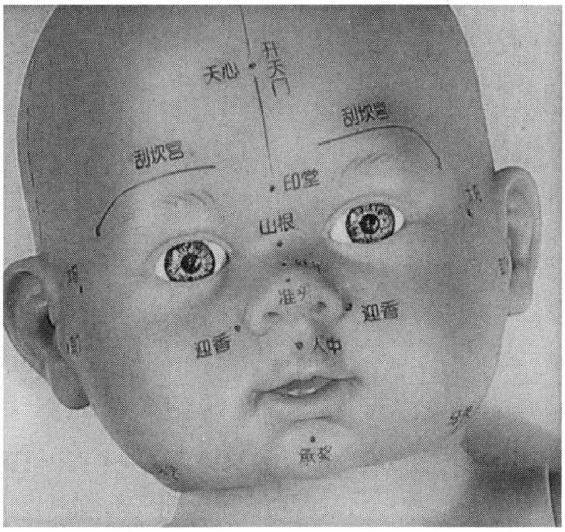

图 5-25　小儿头面穴位

1. 天门

【位置】眉心至前发际成一直线。

【操作】两拇指自下而上地交替直推，称开天门，又称推攒竹。若用两拇指自下而上交替推至囟门为大开天门。

【主治】头痛、感冒、发热等。

【临床应用】开天门能疏风解表，开窍醒脑，镇静安神。用于外感发热、头痛等症时，多与推坎宫、揉太阳穴等合用；用于惊惕不安，烦躁不宁时多与清肝经、按揉百会等合用。

2. 坎宫

【位置】自眉心起沿眉至眉梢成一横线。

【操作】两拇指自眉头向眉梢成分推,称推坎宫。

【主治】外感发热、头痛、惊风等。

【临床应用】推坎宫能疏风解表,醒脑明目,止头痛。常用于外感发热、头痛,多与开天门、揉太阳等合用;若用于治疗惊风,多和清肝经、掐揉小天心、清天河水合用。

3. 太阳

【位置】眉梢后凹陷处。

【操作】两拇指自前向后直推,名推太阳。用中指揉该穴,称揉太阳。

【主治】发热、头痛、惊风。

【临床应用】推、揉太阳能疏风解表、清热、明目、止头痛。推太阳主要用于外感发热,常与开天门、推坎宫合用;揉太阳主要用于外感头痛,常与推百会、黄蜂入洞合用。

4. 山根

【位置】两目内眦连线之中点,鼻根低洼处。

【操作】拇指甲掐,称掐山根。

【主治】惊风、抽搐。

【临床应用】掐山根有开关窍、醒目安神的作用,治疗惊风、昏迷、抽搐等症多与掐人中、掐老龙等合用。本穴也用于小儿疾病的诊断,如见山根处青筋显露多为脾胃虚寒或惊风。

5. 牙关

【位置】耳下一寸、下颌骨陷中。

【操作】拇指按或中指揉,称按牙关或揉牙关。

【主治】牙关紧闭,口眼㖞斜。

【临床应用】按牙关主要用于牙关紧闭;揉牙关则用于口眼㖞斜。

6. 耳风门

【位置】在耳屏上切迹之前方与下颌骨髁状突稍上方之凹陷处,开口取之。

【操作】拇指按或揉,称按耳风门。

【主治】耳鸣。

【临床应用】按耳风门主要用于治疗耳鸣,常和补肾经、补脾经合用。

7. 囟门

【位置】发际正中直上,百会前骨陷中。

【操作】两拇指自前发际向该穴轮换推之（囟门未合时，仅推至边缘），称推囟门。拇指端轻揉本穴，称揉囟门。指摩本穴，称为摩囟门。

【主治】头痛、惊风。

【临床应用】推、揉囟门能镇惊安神通窍。多用于头痛、惊风、鼻塞等症。摩囟门时常蘸药，以祛寒。由于正常儿前囟在生后 12 ～ 18 个月闭合，故临床操作时手法需注意，不可用力按压。

8. 高骨

【位置】耳后入发际高骨后凹陷处，又称耳后高骨。

【操作】用拇指揉，称揉耳后高骨。

【主治】头痛、烦躁不安、惊风。

【临床应用】揉耳后高骨主要能疏风解表，治感冒头痛，多与推攒竹、推坎宫、揉太阳等合用。

9. 天柱骨

【位置】颈后发际正中至大椎穴成一直线（图 5-26）。

【操作】用拇指或食指自上向下直推，称推天柱骨。也可用汤匙边蘸油自上向下刮，称刮天柱骨。

【主治】项强、发热、惊风、呕吐。

【临床应用】推、刮天柱骨能降逆止呕，祛风清热，主要治疗呕吐、恶心和外感发热、项强等症。治疗呕恶多与横纹推向板门、揉中脘等合用。治疗外感发热、颈项强痛等症多与拿风池、掐揉二扇门等同用。用刮法时因刺激量较大，可在该处先垫以一层绢绸之物，再自上向下刮。

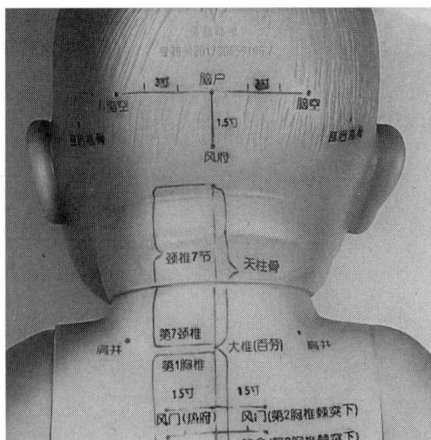

图 5-26 天柱骨

10. 桥弓

【位置】自耳后翳风至缺盆成一斜线（图 5-27）。

【操作】用拇指指腹自上而下推抹，称抹桥弓；用拇、食、中三指拿捏，称拿桥弓；或用食、中、无名指揉，称揉桥弓。

【主治】肌性斜颈。

【临床应用】抹桥弓能行气活血，拿桥弓能软坚消肿，揉桥弓可舒筋通络。三法配合用于治疗小儿先天性肌性斜颈。

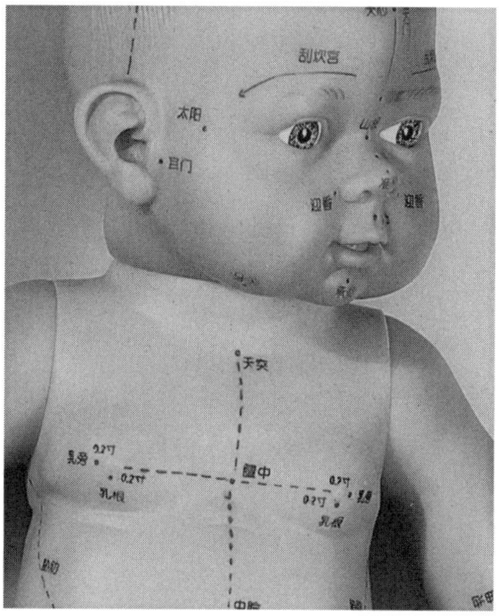

图 5-27　桥弓

11. 腹

【位置】腹部（图 5-28）。

【操作】沿肋弓角边缘向两旁分推称分推腹阴阳；掌或四指摩称摩腹。

【主治】腹痛、消化不良。

【临床应用】摩腹、分推腹阴阳能健脾和胃，理气消食。对于小儿腹泻、便秘、腹胀、厌食、呕吐、恶心等消化功能紊乱效果较好，常与捏脊、按揉足三里合用，作为小儿保健手法。腹痛拒按之实证，常用指摩；腹痛喜按之虚证，常用掌摩或掌揉。一般按顺时针方向。

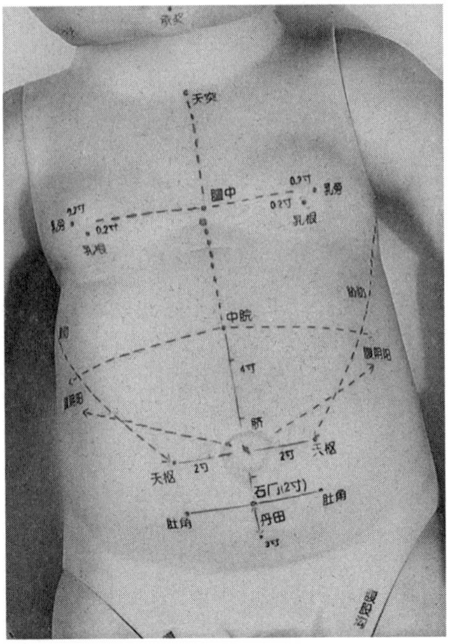

图 5-28　腹部穴位

12. 脐

【位置】肚脐正中，或脐腹部。

【操作】用中指端揉，或食、无名指揉天枢穴同时操作，称揉脐；用指摩或掌摩操作时称摩脐。

【主治】腹胀、腹痛、食积、吐泻、便秘。

【临床应用】揉脐、摩脐能温阳散寒、补益气血、健脾和胃、消食导滞。多用于腹泻、便秘、腹痛、疳疾等证。临床上揉脐、摩腹，推七节骨、揉龟尾常配合应用，简称"龟尾七节，摩腹揉脐"。

13. 丹田

【位置】小腹部脐下 2 寸与脐下 3 寸之间。

【操作】或揉或摩，称揉丹田，或摩丹田。

【主治】腹痛、泄泻、遗尿、脱肛、疝气。

【临床应用】揉、摩丹田能培肾固本，温补下元，分清别浊。多用于小儿先天不足，寒凝少腹之腹痛、疝气、遗尿、脱肛等证，常与补肾经、推三关、揉外劳等合用。揉丹田对尿潴留有效，临床上常与推箕门、清小肠等合用。

14. 肚角

【位置】脐中旁开 2 寸大筋。

【操作】用拇、食、中三指做提拿法，称拿肚角；或用中指端按，称按肚角。

【主治】腹痛。

【临床应用】按、拿肚角对各种原因引起的腹痛均可应用，特别是对寒痛、伤食痛效果更好。本法因刺激较强，一般拿 3 ～ 5 次即可。

15. 脊柱

【位置】大椎至长强成一直线（图 5-29 ）。

【操作】用食、中二指指腹自上而下做直推，称推脊；用捏法自下而上操作称为捏脊。

【主治】发热、惊风、疳积、泄泻、瘫痪等。

【临床应用】捏脊能调阴阳、理气血、和脏腑、通经络、培元气，具有强健身体的功能，是小儿保健常用主要手法之一。临床上多与补肺经、补肾经、推三关、摩腹、按揉足三里等配合应用，治疗先、后天不足，以及小儿瘫痪。本法单用名捏脊疗法，常用于小儿疳积、腹泻等病证。

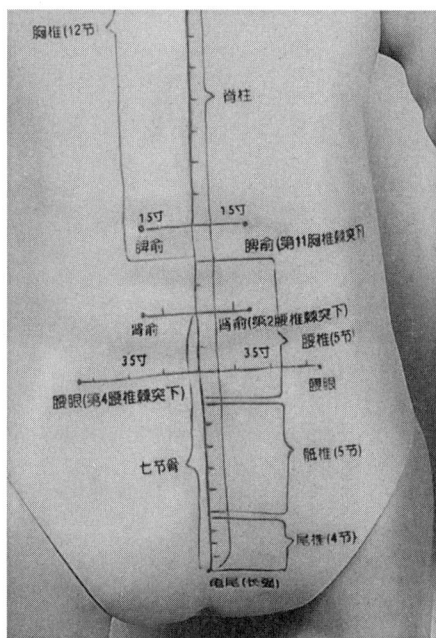

图 5-29　脊柱、七节骨、龟尾

16. 七节骨

【位置】命门至尾椎骨端（长强）呈一直线。

【操作】用拇指指腹或食、中二指指腹自下向上或自上向下做直推，分别称为推上七节骨、推下七节骨。

【主治】泄泻、便秘、脱肛、痢疾。

【临床应用】推上七节骨能温阳止泻，多用于虚寒腹泻、久痢等证。临床上还与按揉百会、揉丹田等合用治疗气虚下陷的脱肛、遗尿等证。推下七节骨能泄热通便，多用于肠热便秘，或痢疾等症。

17. 龟尾

【位置】尾椎骨端。

【操作】拇指端或中指端揉，称揉龟尾。

【主治】泄泻、便秘、脱肛、遗尿。

【临床应用】揉龟尾能通调督脉之经气，调理大肠的功能。多与揉脐、推七节骨配合应用，治疗腹泻、便秘等症。

18. 脾经

【位置】拇指指腹。

【操作】旋推或将拇指屈曲、循拇指桡侧边缘向指根直推，称推脾经。通常以旋推为补，直推为清。

【主治】消化不良、呕吐、泄泻、疳积等。

【临床应用】补脾经能健脾胃，补气血。用于脾胃虚弱，气血不足而引起的食欲不振、肌肉消瘦、消化不良等症。清脾经能清热利湿，化痰止呕。用于湿热熏蒸、皮肤发黄、恶心呕吐、腹泻痢疾等证。小儿脾胃薄弱，不宜攻伐太甚，故脾经穴多用补法，体壮邪实者方能用清法。

19. 肝经

【位置】食指指腹。

【操作】旋推或直推，称推肝经。通常以旋推为补，直推为清。

【主治】烦躁不安、惊风。

【临床应用】清肝经能平肝泻火，息风镇惊，解郁除烦。常用于抽搐、惊风、烦躁不安、五心烦热等症。肝经宜清不宜补，若肝虚应补时，则需补后加清，或以补肾经代之，以水涵木，滋肾养肝。

20. 心经

【位置】中指指腹。

【操作】直推或旋推，称推心经。通常以旋推为补，直推为清。

【主治】身热无汗、烦躁、高热神昏。

【临床应用】清心经能清热退心火。常用于心火旺盛而引起的高热神昏、面赤口疮、小便黄短等，多与清天河水、清小肠等合用。本穴宜用清法，不宜用补法，以防引动心火。若气血不足而见心烦不安、睡卧露睛等症，需用补法时，可补后加清，或以补脾经代之。

21. 肺经

【位置】无名指指腹。

【操作】旋推或直推，或自无名指端沿尺侧缘直推，称推肺经。常以旋推为补，直推为清。

【主治】胸闷、咳嗽。

【临床应用】补肺经能补益肺气，用于肺气虚损、咳嗽气喘、汗出气短等肺经虚寒证；清肺经能宣肺清热，疏风解表，化痰止咳，用于感冒发热及咳嗽、气喘、痰鸣等肺经实热证。

22. 肾经

【位置】小指指腹。

【操作】直推或旋推，称推肾经。通常以旋推为补，直推为清。

【主治】尿多、小便黄短。

【临床应用】补肾经能补肾益脑，温养下元。用于先天不足、久病体虚、肾虚久泻、多尿、遗尿、虚汗喘息等症。清肾经能清利下焦湿热。用于膀胱经热，小便黄短等症。临床上肾经一般多用补法，需用清法时，多以清小肠代之。

23. 四横纹

【位置】掌面食、中、无名、小指第一指间关节横纹处。

【操作】拇指指甲掐，称掐四横纹；或四指并拢，自食指横纹处推向小指横纹，称推四横纹。

【主治】惊风、气喘、腹痛。

【临床应用】掐四横纹能退热除烦，散瘀结；推四横纹能调中行气、和气血、消胀满。临床上多用于疳积、腹胀、气血不和、消化不良等症。常与补脾经、揉中脘等合用。也可用毫针或三棱针点刺本穴出血以治疗疳积。

24. 小横纹

【位置】掌面食、中、无名、小指掌指关节横纹处。

【操作】拇指指甲掐，称掐小横纹；拇指桡侧推，称推小横纹。

【主治】发热、烦躁、腹胀。

【临床应用】推、掐小横纹能退热、消胀、散结，主要用于脾胃热结、口唇破烂及腹胀等症。推小横纹对肺部干性啰音有较好的治疗作用。

25. 肾纹

【位置】手掌面，小指第二指间关节横纹处。

【操作】中指或拇指端按揉，称揉肾纹。

【主治】目赤、鹅口疮。

【临床应用】揉肾纹能祛风明目，散瘀结。主要用于目赤肿痛、鹅口疮等症。

26. 肾顶

【位置】小指顶端。

【操作】以中指或拇指端按揉，称揉肾顶。

【主治】自汗、盗汗。

【临床应用】揉肾顶能收敛元气、固表止汗，常用于自汗、盗汗。

27. 掌小横纹

【位置】掌面小指根下，尺侧掌纹头。

【操作】中指或拇指端按揉，称揉掌小横纹。

【主治】痰热喘咳，口舌生疮，顿咳流涎等。

【临床应用】揉掌小横纹能清热散结、宽胸宣肺、化痰止咳。主要用于喘咳、口舌生疮等。

28. 大肠

【位置】食指桡侧缘，自食指尖至虎口成一直线。

【操作】从食指尖直推向虎口或反之，称推大肠。通常以向心推为补，离心推为清。

【主治】便秘、泄泻、脱肛。

【临床应用】补大肠能涩肠固脱、温中止泻。用于虚寒腹泻、脱肛等病证。清大肠能清利肠腑、除湿热、导积滞。多用于湿热、乳食停滞、身热腹痛、大便秘结等症。

29. 小肠

【位置】小指尺侧边缘，自指尖到指根成一直线。

【操作】从指尖直推向指根或反之，称推小肠。通常以向心推为补、离心推为清。

【主治】遗尿、尿闭、发热。

【临床应用】补小肠能温补下元，常用于下焦虚寒，多尿、遗尿等症；清小肠能清利下焦湿热，泌清别浊，多用于小便黄短不利、尿闭、水泻等症。若心经有热，移热于小肠，以本法配合清天河水，能加强清热利尿的作用。

30. 胃经

【位置】拇指掌面近心端第一节。

【操作】旋推为补，称补胃经；离心直推为清，称清胃经。补胃经和清胃经统称推胃经。

【主治】呕恶嗳气、烦渴善饥、食欲不振、吐血衄血等。

【临床应用】补胃经能健脾胃、助运化，临床上常与补脾经、揉中脘、摩腹、捏脊、按揉足三里等合用，治疗脾胃虚弱、消化不良、纳呆腹胀等症；清胃经能清中焦湿热，和胃降逆，泻胃火，除烦止渴，临床多与清脾经、清大肠、推天柱骨、横纹推向板门等合用，治疗脾胃湿热，或胃气不和所引起的上逆呕恶等症。

31. 板门

【位置】大鱼际部。

【操作】指端揉，称揉板门。也可用推法，称推板门，其中自拇指指根推向掌根称板门推向横纹；自掌根推向拇指根部称横纹推向板门。

【主治】食积腹胀、呕吐、泄泻。

【临床应用】揉板门能健脾和胃、消食化滞，运达上下之气。多用于乳食停积、食欲不振或嗳气、腹胀、腹泻、呕吐等症，常与摩腹、揉足三里等合用。板门推向横纹能止泻，横纹推向板门能止呕吐。本穴还常用割治，以治疗疳积。

32. 内劳宫

【位置】掌心中，握拳中指端是穴。

【操作】中指端揉，称揉内劳；或用中指端沿内劳宫运之，称为运内劳宫。

【主治】退热发汗。

【临床应用】揉内劳能清热除烦，用于心经有热而致口舌生疮、发热、烦渴等症，常与补肾经、掐二扇门等合用。运内劳能清虚热，对心、肾两经虚热最为适宜。

33. 内八卦

【位置】通常以掌心为圆心，以掌心至中指根的 2/3 为半径作圆。

【操作】用拇指面做运法，称运八卦；或用掐法，称掐八卦。

【主治】胸闷气逆、泄泻、呕吐。

【临床应用】运内八卦能宽胸利膈、理气化痰、行滞消食。用于痰结喘嗽、乳食内伤、胸闷、腹胀、呕吐及泄泻等症，多与推脾经、推肺经、揉板门、揉中脘等合用。顺运止泻，逆运止吐，常与摩腹、推天柱骨等合用。

34. 小天心

【位置】手掌大、小鱼际交接处凹陷中。

【操作】用指掐、揉、捣，称掐、揉、捣小天心。

【主治】惊风、神昏、夜啼。

【临床应用】揉小天心能清热、镇惊、利尿、明目，主要用于心经有热导致的目赤肿痛、口舌生疮、惊惕不安；或心经有热，移热于小肠而见小便短赤等症。掐、捣小天心能镇惊安神。主要用于惊风抽搐、夜啼、惊惕不安等症。若见惊风眼翻、斜视，可配合掐老龙、掐人中、清肝经等合用。

35. 总筋

【位置】掌后腕横纹中点，又称内一窝风。

【操作】按揉本穴称揉总筋，用拇指指甲掐称掐总筋。

【主治】口舌生疮、潮热、夜啼。

【临床应用】掐总筋能清热散结，揉总筋能通调周身气机。掐总筋多与清天河水、清心经配合，治疗口舌生疮、潮热、夜啼等实热证。

36. 大横纹

【位置】仰掌，掌后横纹。近拇指端称阳池，近小指端称阴池。

【操作】两拇指自掌后横纹中（总筋）向两旁分推，称分推大横纹，又称分阴阳。若自两旁中间合推，则称合推大横纹或合阴阳。

【主治】乳食停滞、腹胀、腹泻、呕吐。

【临床应用】分阴阳能平衡阴阳，调和气血，行滞消食，多用于阴阳不调，气血不和而致寒热往来，烦躁不安，以及乳食停滞、腹胀、腹泻、呕吐等症。但在操作时，如实热证阴池宜重分，虚寒证阳池宜重分。合阴阳能行痰散结，多用于痰结喘嗽、胸闷等症。若本法配揉肾纹、清天河水能加强行痰散结的作用。

37. 三关

【位置】前臂桡侧，阳池至曲池成一直线。

【操作】用拇指面或食、中指面自腕推向肘，称推三关；自拇指外侧端推向肘称为大推三关。

【主治】发热、恶寒、无汗。

【临床应用】推三关性温热，能补气行气，温阳散寒，发汗解表，主治一切虚寒病证，对非虚寒病证宜慎用。临床上治疗气血虚弱、命门火衰、下元虚冷、阳气不足引起的四肢厥冷、面色无华、食欲不振、疳积、吐泻等症，多与补脾经、补肾经、揉丹田、捏脊、摩腹等合用。对感冒风寒、怕冷无汗或疹出不透等症，多与清肺经、推攒竹、掐揉二扇门等合用。

38. 天河水

【位置】前臂正中，总筋至洪池（曲泽）成一直线。

【操作】用食、中二指指腹自腕推向肘，称清天河水。用指腹拍打天河水，称打马过天河。

【主治】发热。

【临床应用】清天河水性凉，较平和，能清热解表，泻火除烦，主要用于治疗热性病证，清热而不伤阴分。多用于五心烦热、口燥咽干、唇舌生疮、夜啼等症；对于感冒发热、头痛、恶风、汗微出、咽痛等外感风热者，常与推攒竹、推眉弓、揉太阳等合用。打马过天河清热之力大于清天河水，多用于实热、高热等证。

39. 六腑

【位置】前臂尺侧，阴池至肘（少海）成一直线。

【操作】用拇指面或食、中指面自肘推向腕，称退六腑或推六腑。

【主治】发热多汗。

【临床应用】退六腑性寒凉，能清热、凉血、解毒。对温病邪入营血，脏腑郁热积滞、壮热烦渴、腮腺炎及肿毒等实热证均可应用。若患儿平素大便溏薄，脾虚腹泻者，本法慎用。本法与推三关为大凉大热之法，可单用，亦可合用。若患儿气虚体弱，畏寒怕冷，可单用推三关，如高热烦渴等可单用退六腑。两穴合用能平衡阴阳，防止大凉大热，伤其正气。如寒热夹杂，以热为主，则可以退六腑三数，推三关一数之比推之；若以寒为重，则可以推三关三数，退六腑一数之比推之。

40. 老龙

【位置】中指甲根正中后一分处。

【操作】用拇指指甲做掐法，称掐老龙。

【主治】急惊风。

【临床应用】掐老龙主要有醒神开窍的作用。若小儿急性暴厥，或高热抽搐，掐之知痛有声有泪者，较易治，不知痛而无声无泪者，症较危重。

41. 端正

【位置】中指指甲根两侧赤白肉际处，桡侧称左端正，尺侧称右端正。

【操作】用拇、食指指甲对掐或拇、食指指腹对揉称掐、揉端正。

【主治】鼻衄、惊风、呕吐、泄泻。

【临床应用】揉右端正能降逆止呕，主要用于胃气上逆而引起的恶心呕吐等症；揉左端正功能升提中气，主要用于水泻、痢疾等症。掐端正多用于治疗小儿惊风，常与掐老龙、清肝经等配合。

42. 二扇门

【位置】掌背食指与中指，及中指与无名指指根交接处。

【操作】拇指甲掐，称掐二扇门；拇指偏峰按揉，称揉二扇门。

【主治】惊风抽搐、身热无汗。

【临床应用】掐、揉二扇门能发汗透表、退热平喘，是发汗效法。揉时要稍用力，速度宜快，多用于风寒外感。对平素体虚者，常与揉肾顶、补脾经、补肾经等配合应用。

43. 二马

【位置】手背无名指及小指掌指关节后陷中。

【操作】拇指端揉，称揉二马。

【主治】腹痛、小便赤涩、潮热。

【临床应用】揉上马能滋阴补肾，顺气散结，利水通淋，为补肾滋阴的要法。主要用于阴虚阳亢、潮热烦躁、小便赤涩等症。

44. 外劳宫

【位置】掌背第2、3掌骨歧缝间凹陷中，与内劳宫相对。

【操作】或掐或揉，称掐外劳或揉外劳。

【主治】腹痛、消化不良。

【临床应用】揉外劳能温阳散寒、升阳举陷、发汗解表。主要用于一切寒证，不论外感风寒、鼻塞流涕，以及脏腑积寒、完谷不化、肠鸣腹泻、寒痢腹痛、疝气等症，常与补脾经、补肾经、推三关、揉丹田等合用。

45. 外八卦

【位置】掌背外劳宫周围，与内八卦相对。

【操作】用拇指做运法，称运外八卦。

【主治】胸闷、腹胀、便秘。

【临床应用】运外八卦能宽胸理气、通滞散结，常与摩腹、推揉膻中等合用，治疗胸闷、腹胀、便秘等。

46. 一窝风

【位置】屈腕，手背掌根中凹陷处。

【操作】指端揉，称揉一窝风。

【主治】腹痛、肠鸣。

【临床应用】揉一窝风能温中行气、止痹痛、利关节。常用于受寒、食积等原因引起的腹痛等，多与拿肚角、推三关、揉中脘等合用。

47. 百虫窝

【位置】膝上内侧肌肉丰厚处（图5-30）。

【操作】或按或拿，称按百虫或拿百虫。

【主治】四肢抽搐、下肢瘫痪。

【临床应用】按、拿百虫能通经络、止抽搐，多用于下肢瘫痪及痹痛等症，常与拿委中、按揉足三里等合用。

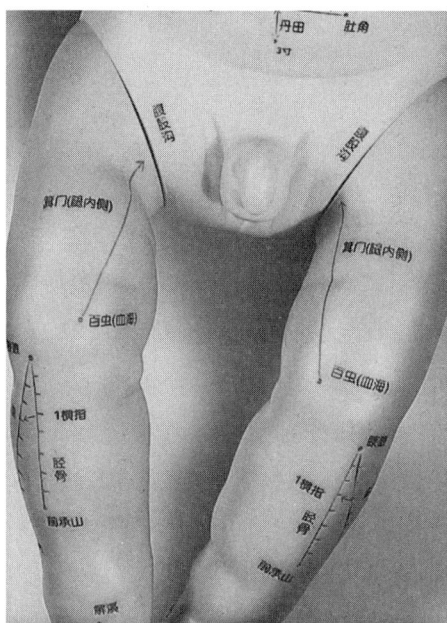

图 5-30　百虫窝

二、小儿推拿常用手法

（一）单式手法

小儿推拿手法的单式手法种类较少，常借助于成人的推拿手法。

1. 推法　用拇指或食、中二指指面附着于施术部位或穴位上进行单方向的直线或环旋移动的方法称推法（图 5-31）。根据施术方向的不同可分为直推法、旋推法、分推法、合推法（图 5-32）等。

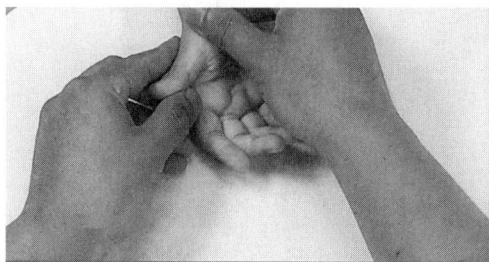

图 5-31　推法

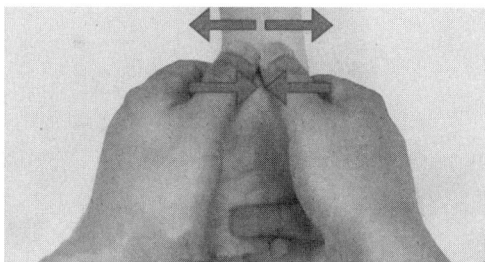

图 5-32　分推法、合推法

【操作方法】

（1）直推法：用拇指桡侧指面，或食、中二指指面在穴位上做单方向的直线推动。

（2）旋推法：以拇指指面在穴位上做顺时针或逆时针方向的旋转推动。

（3）分推法：用两手拇指桡侧或指面，或食、中二指指面自穴位向两旁分向推动，或做"八"字形推动。

（4）合推法：双手拇指伸直，四指分开，用拇指指腹或手掌面紧贴受术部位，分别自穴位两旁向中间合向推动。

【动作要领】

（1）直推法：术者肩、肘、腕关节放松，伸直拇指或食中二指。用拇指桡侧缘做直推法时主要依靠拇指做主动的内收或外展活动，用食、中指指面做直推法主要依靠肘关节的屈伸活动。动作要求轻快柔和连续，频率为每分钟250～300次。

（2）旋推法：术者肩、肘、腕关节放松，以拇指指面在皮肤表面做顺时针或者逆时针方向推动，不带动皮下组织运动。用力均匀柔和，频率为每分钟160～200次。

（3）分推法：两手向两旁分推时用力要均匀、柔和，动作应轻快并协调一致。操作时既可做直线移动，也可顺体表做弧形移动，频率为每分钟120～160次。

（4）合推法：合推法的动作与分推法相似。

【注意事项】

（1）做直推法时，注意手法的方向，轻重，快慢，以期获得补、泻的效果。

（2）为防止推伤小儿皮肤并增加疗效，在推法操作时应适当加用介质，如葱姜汁、麻油、蛋清等。

（3）推法操作要用力均匀，操作平稳。

2. 揉法　以手指指腹或鱼际部，吸定于一定部位或穴位上做摆动或者环转运动的手法，称为揉法（图5-33）。根据施术部位的不同可分为指揉法、掌根揉法、鱼际揉法等。

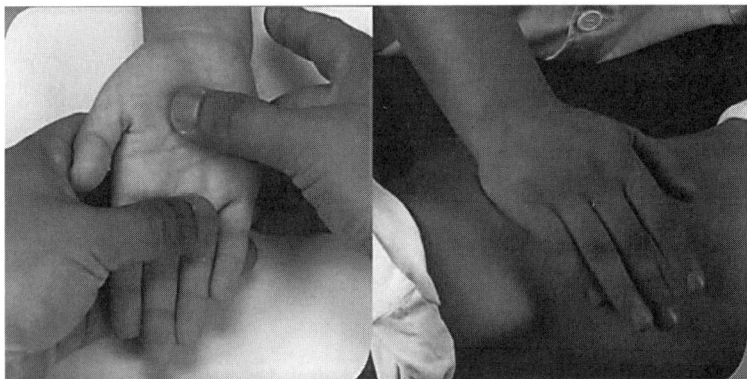

图5-33　揉法

【操作方法】

（1）指揉法：单指、双指或三指指面吸定于受术部位或穴位上，带动皮下组织，做轻柔、小幅度的摆动或者环转运动。

（2）掌根揉法：以掌根吸附于受术部位上，腕部放松，稍用力下压，以肘关节为支点，前臂做主动运动，带动着力部位做轻柔、小幅度的环旋揉动。

（3）鱼际揉法：以大鱼际部着力于施术部位，腕部放松，前臂主动摆动或者环旋运动，通过腕关节带动该处皮肤做轻快柔和的运动。

【动作要领】

（1）术者肩、肘、腕关节放松，手指自然伸开。

（2）用力持续、均匀、协调而有节奏性，做到旋而不滞，转而不乱。

（3）揉法的幅度由小到大，力量由轻渐重，频率为每分钟 200～300 次。

【注意事项】

（1）手法用力柔和，着力点吸定，不出现局部滑动或摩擦。

（2）不可用力按压。

3. 按法　以手指或手掌在一定部位或穴位上逐渐用力，垂直向下按压，称为按法。根据不同的着力部位，分为掌按法、指按法（图 5-34）。

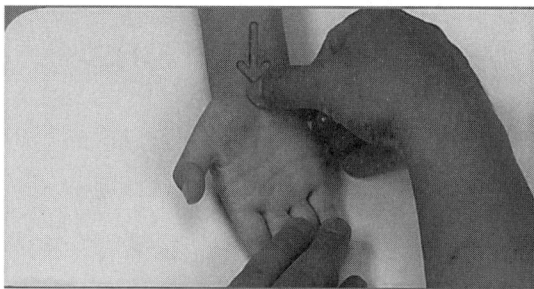

图 5-34　按法

【操作方法】

（1）掌按法：腕关节背伸，五指伸直放松，用掌面或掌根着力于受术部位，垂直用力，向下按压，力量由小至大、再由大变小，然后放松，如此反复操作。

（2）指按法：用拇指或中指指腹为着力部，垂直用力，向下按压。余同掌按法。

【动作要领】

（1）自然呼吸，不可屏气用力。

（2）按而不动，用力平稳，力量逐渐由小到大、再由大变小。

【注意事项】

（1）按而留之，忌粗暴施力。

（2）掌按法接触面积大，按压力量可稍重。

（3）指按法接触面积较小，刺激要轻柔。

4. 摩法　以手掌或食、中、无名指指面附着于一定部位或穴位上，以腕关节连同前臂做顺时针或逆时针方向环形运动，称为摩法（图 5-35）。

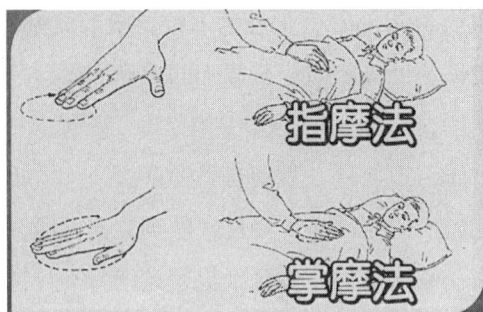

图 5-35 摩法

【操作方法】

（1）指摩法：食指、中指、无名指、小指四指并拢伸直，腕部微悬屈，以指面着力于受术部位或穴位上，前臂主动运动，通过腕关节带动做环形摩动。

（2）掌摩法：指掌自然伸直，腕关节微背伸，用掌面着力，轻附于受术部位上，腕关节放松，前臂主动运动，手掌随腕关节连同前臂做顺时针或逆时针方向的环形摩动。

【动作要领】

（1）肩、肘、腕关节放松。

（2）掌摩时，腕部放松，手掌自然伸直；指摩时，腕部微悬屈，掌指关节微屈。

（3）用力应自然，动作缓和协调，摩动频率为每分钟 120 ～ 160 次。

【注意事项】

（1）在操作过程中应避免带动皮下组织。

（2）手指应随手法一起做环形运动。

5. 掐法　用拇指指甲缘着力，切压于穴位或一定部位的手法，称掐法（图5-36）。

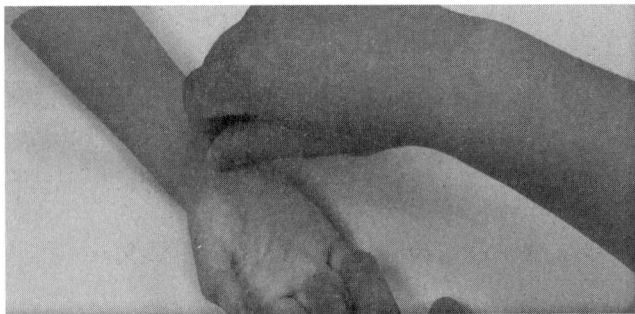

图 5-36 掐法

【操作方法】医者手握空拳，拇指伸直，以拇指指甲缘着力，吸定在治疗的穴位或部位上，逐渐用力进行较重的掐压。

【动作要领】

（1）掐时应垂直用力，力量逐渐加重，也可间歇性用力以增强刺激。

（2）操作次数一般掌握在 4 ～ 5 次，或中病即止，不宜反复长期使用；若用于急救则用力要重，以患儿清醒为度。

【注意事项】掐法是强刺激手法之一，不宜反复长时间应用，施术时为避免损伤皮肤，可在施术部位上置一薄布。掐后常继用揉法，以缓和刺激，减轻局部的疼痛或不适感。

6.捏法 以双手拇指与食、中、无名三指指腹为着力部，夹持住患儿的肌肤或肢体，相对用力挤压做连续的交替提拿动作，称捏法（图 5-37）。

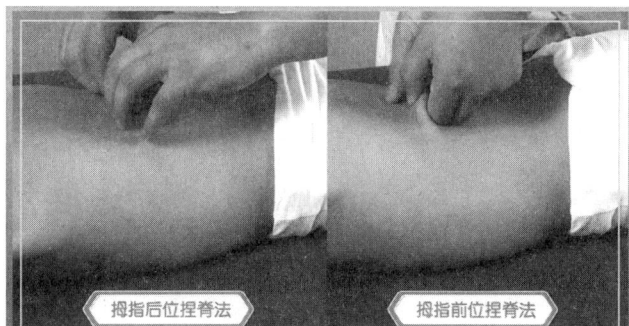

图 5-37　捏法

【操作方法】

（1）三指捏：用拇指指面顶住皮肤，食、中两指前按，三指同时对称用力提拿，双手一紧一松交替挤压移动向前。

（2）两指捏：食指屈曲，以中节指骨桡侧面顶住皮肤，拇指前按，两指同时对称用力提捏，双手交替移动向前。

【动作要领】

（1）以腕关节活动为主，带动掌指关节做连续灵活轻快的捻转活动。

（2）手法操作顺序：先捏住皮肤，再提起、捻动、推移，复捏住皮肤，进行下一循环的动作，周而复始，连绵不断。

（3）移动缓慢，用力柔和，动作要灵活，均匀而有节律性。

【注意事项】

（1）动作不可断续、跳跃，捏起皮肤多少及捏拿的力量要适当。

（2）捏动时不可用指甲掐压皮肤，捻动向前时，要做直线前进，不可歪斜。

7.运法 以拇指或中指指腹在一定穴位上由此至彼做弧形或环形推动的手法，称运法（图 5-38）。

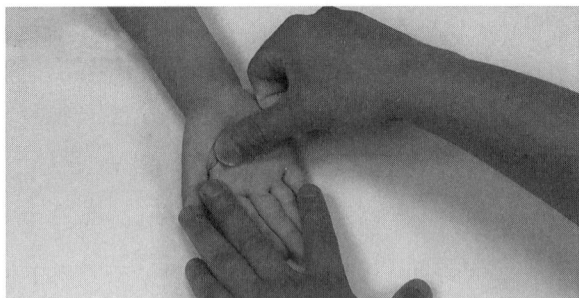

图 5-38 运法

【操作方法】用拇指或中指的指腹，轻附于受术部位，做由此穴向彼穴的弧形推动，或在穴位周围做周而复始的环形推动。

【动作要领】

（1）腕部自然伸平，拇指伸直，余指屈曲，虎口张开；以拇指端桡侧着力，或拇指、食指、无名指、小指屈曲，中指伸直，以中指端着力。

（2）以拇指掌指关节或腕关节为主，带动拇指或中指端做弧形或环形移动。

（3）手法宜轻不宜重，操作时仅有皮肤表面的摩擦感。频率为每分钟 80～120 次。

【注意事项】

（1）运时带动深层组织，用力较推法和摩法都轻。

（2）可配合使用润滑剂作为介质，以保护患儿皮肤。

（二）复式手法

1. 黄蜂入洞

【操作方法】以一手轻扶患儿头部，使患儿头部相对固定，另一手食指、中指的指端着力，紧贴在患儿两鼻孔下缘处，以腕关节主动运动，带动着力部分做反复揉动 50～100 次（图 5-39）。

【作用】发汗解表，宣肺通窍。用于治疗外感风寒的发热无汗及急慢性鼻炎的鼻塞、呼吸不畅等。

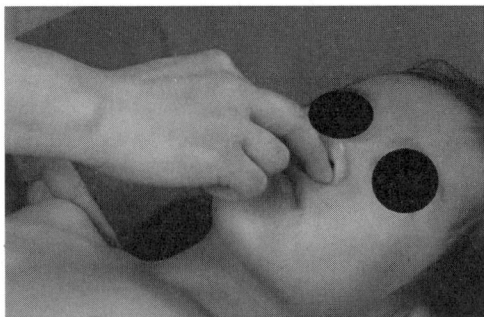

图 5-39 黄蜂入洞

2. 双凤展翅

【操作方法】先用两手食指、中指夹患儿两耳，并向上提 3 ～ 5 次后，再用一手或两手拇指端按、掐眉心、太阳、听会、人中、承浆、颊车诸穴，每穴按、掐 3 ～ 5 次（图 5-40）。

【作用】祛风散寒，温肺通经，止咳化痰。用于外感风寒，咳嗽多痰等上呼吸道疾患。

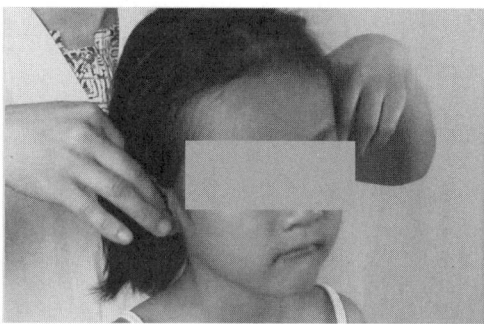

图 5-40　双凤展翅

3. 按弦走搓摩

【操作方法】患儿坐位或家长将患儿抱坐怀中，将患儿两手交叉搭在对侧肩上，医者坐于患儿身前。用双手掌面着力，轻贴在患儿两侧胁肋部，呈对称性搓摩，并自上而下搓摩至肚角处 50 ～ 500 次（图 5-41）。

【作用】理气化痰，健脾消食，用于治疗痰积，胸胁不畅，咳嗽气喘，腹痛、腹胀、饮食积滞等。

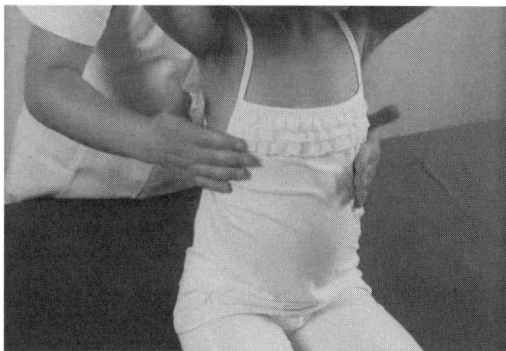

图 5-41　按弦走搓摩

4. 猿猴摘果

【操作方法】

第一种：（《按摩经》）患儿坐位或仰卧位，医者坐其身前。用两手拇指、食指捏患儿螺蛳骨（尺骨小头桡侧缘骨缝中）上皮，一扯一放，反复多次。

第二种：（《幼科推拿秘书·十三大手法推拿注释》）用拇指、食指两指摄小儿两耳尖，向上提几次，再扯两耳坠，往下拉几次（图 5-42）。

【作用】健脾化痰。用于治疗食积、寒痰、寒热往来等。

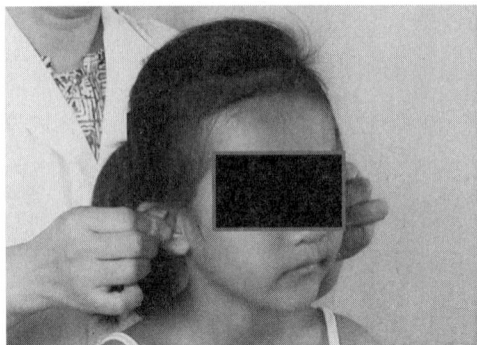

图 5-42　猿猴摘果

5. 水底捞月

【操作方法】患儿坐位或仰卧位，医者坐其身前。用一手握捏住患儿四指，将掌面向上，用冷水滴入患儿掌心，用另一手拇指指腹着力，紧贴患儿掌心并做旋推法，后自小指根沿手掌边缘经坎宫运至内劳宫，边推边用口对其掌心吹凉气，反复操作 3～5 分钟（图 5-43）。

【作用】本法大寒大凉，有清热凉血、宁心除烦之功。用于治疗高热神昏、热入营血、烦躁不安、便秘等实热病证。

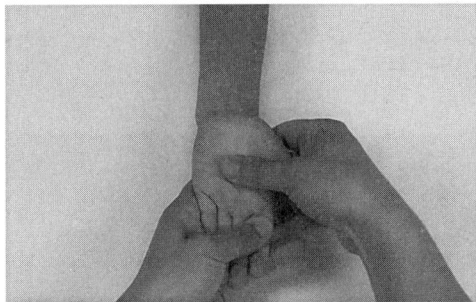

图 5-43　水底捞月

6. 打马过天河

【操作方法】患儿坐位或仰卧位，医者坐其前。用一手捏住患儿四指，将掌心向上，用另一手的中指指面运内劳宫后，再用食指、中指、无名指三指由总筋起沿天河水弹打至洪池穴，弹击 20～30 遍（图 5-44）。

【作用】清热凉血通络，用于治疗高热烦躁、神昏谵语、上肢麻木抽搐等。

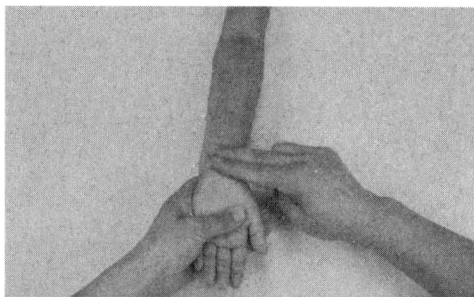

图 5-44　打马过天河

7. 运土入水

【操作方法】患儿坐位或仰卧位，医者坐其身前。用一手握住患儿食指、中指、无名指、小指四指，使掌面向上，另一手拇指桡侧缘着力，自患儿脾土穴推起，沿手掌边缘，经小天心、掌小横纹，推运至小指端肾水穴止，呈单方向，反复推运 100 ～ 300 次。

【作用】清脾胃湿热，利尿止泻，滋补肾水。用于治疗小便赤涩、频数、小腹胀满，泄泻等。

8. 运水入土

【操作方法】患儿坐位或仰卧位，医者坐其身前。用一手握住患儿食指、中指、无名指、小指四指，使掌面向上，另一手拇指桡侧缘着力，自患儿肾水穴推起，沿手掌边缘，经掌横纹、小天心，推运至拇指端脾土穴止，呈单方向，反复推运 100 ～ 300 次。

【作用】健脾助运，润燥通便。用于治疗脾胃虚弱的消化不良、食欲不振、便秘、腹胀、腹泻等。

（习题）

第六章　其他疗法

第一节　穴位贴敷疗法

一、取穴原则

穴位贴敷疗法的取穴应在中医脏腑经络理论的指导下辨证选穴，取穴宜少而精。常用的取穴原则包括近部取穴、经验取穴、辨证取穴。

1. 近部取穴　选择病变局部或邻近部位的腧穴。如马钱子贴敷颊车、颧髎治疗面瘫。

2. 经验取穴　选取病变反应点或临床有效验的腧穴。如吴茱萸粉贴敷涌泉治疗小儿流涎，威灵仙贴敷身柱穴治疗百日咳等。神阙、内关等穴也是临床治病的经验穴、常用穴。

3. 辨证取穴　根据疾病的证候特点，分析病因病机而辨证选取腧穴贴敷药物的方法。如白芥子贴敷肺俞、肾俞穴治疗肺肾两虚的哮喘。

二、操作方法

1. 贴敷前准备

（1）体位：根据所选穴位，选择患者感觉舒适、方便操作的体位。可采取卧位（仰卧、俯卧、侧卧）、坐位（仰靠、俯伏、侧伏）等姿势，使药物能贴敷稳妥，以防药物流失或灼伤其他部位皮肤。

（2）准备：贴敷药物之前，定准穴位，用温水将局部洗净，或用乙醇棉球擦净。若使用助渗剂者，可在敷药前先在穴位上涂以助渗剂或将助渗剂与药物调和后备用。

2. 贴敷操作

（1）敷药：将所选用贴敷剂填于穴位敷贴的贴模中。

（2）固定：将敷贴固定于已清洁部位，可使用胶布加强固定。

（3）换药：需要换药的，可用消毒干棉球蘸温水或植物油，或石蜡油轻轻揩去粘在皮肤上的药物，擦干后再敷药。一般情况下，刺激性小的药物，每隔 1～3 天换药一次；不需溶剂调和的药物，还可适当延长到 5～7 天换药 1 次；刺激性大的药物，应视患者的反应和发疱程度确定贴敷时间，数分钟至数小时不等，如需再贴敷，应待局部皮肤基本恢复正常后再应用。

三、适用范围

本法适用范围广泛，既可治疗某些慢性疾病，又可治疗一些急性病证。治疗病证主要有感冒、急慢性支气管炎、支气管哮喘、风湿性关节炎、三叉神经痛、面神经麻痹、神经衰弱、胃下垂、胃肠神经官能症、腹泻、冠心病、心绞痛、糖尿病、遗精、阳痿、月经不调、痛经、子宫脱垂、牙痛、口疮、小儿夜啼、厌食、遗尿、流涎等。此外，还可用于防病保健。

四、注意事项

穴位贴敷疗法，一般无危险性和副作用。但如果操作不仔细，方法掌握不当，穴位选择有误，药物用量过大，也会发生问题。因此，必须注意以下几点。

1. 安全事项 使用贴饼剂或贴药后加灸加热、温化药膏贴敷时均应掌握好温度，避免烫伤。灸后的艾炷要及时熄灭，以防复燃，引起火灾事故。

2. 药物筛选 对久病体弱消瘦以及有严重心脏病、肝病等的患者，特别是使用一些刺激性强、毒性大的药物时，贴敷穴位不宜过多，使用药量不宜过大，贴敷时间不宜过久，以免患者发生呕吐、眩晕等反应，或者发疱过大甚至发生药物中毒。

3. 及时换药 使用膏剂贴敷穴位，应注意膏剂的软硬度，并须及时更换，以防药膏干燥、裂伤皮肤、引起疼痛或溃烂。

4. 固定防脱 贴药后要注意固定。在夏季用药剂贴穴位，胶布固定后，防止因汗液浸润而致滑脱，对胶布过敏者宜用绷带固定。

5. 保暖休息 在秋冬寒凉季节，应注意保暖，防止受寒。贴敷期间，应注意休息，不宜参加过重体力劳动。

6. 禁忌病证 使用穴位贴药前，要详细询问病史。皮肤过敏的患者应谨慎选用药物、介质。孕妇、幼儿应避免贴敷刺激性强、毒性大的药物。小儿使用穴位贴敷疗法时，还要注意做好护理，勿令抓破和拭擦。

7. 掌握疗程 每个贴敷部位一般不可连续贴药 10 次以上，以免刺激过久，引起不良后果。小儿皮肤娇嫩，贴药时间不能过长，应在 1～2 小时，以免产生不良反应。

第二节 刮痧疗法

一、刮痧疗法的作用

1. 活血祛瘀、排泄毒素 刮痧能通过调节肌肉的收缩和舒张，调节组织间压力而促进被刮拭组织周围血液的循环，增加组织的血流量，从而起到"活血化瘀""祛瘀生新"的作用。刮痧可使局部组织形成高度充血，使血管扩张，随着血流及淋巴液流动的增快，吞噬作用及搬运力量加强，加快了体内废物、毒素的排泄。

2. 调整内脏、平衡阴阳 通过对一定部位的刮拭，刮痧具有良好的调节内脏功能，起到调和阴阳，恢复机体平衡的作用，如肠蠕动亢进者，在腹部和背部等处进行刮痧可使亢进者逐渐平息，进而恢复正常。反之，肠蠕动功能减退者，则可使其蠕动得到增强。又如刮拭内关穴，能调整冠状动脉循环，延长左心室射血时间，使心绞痛患者的心肌收缩力增强，心输出量增加，改善冠心病的 S-T 段和 T 波，增加冠脉流量和血养供给等。而刮拭足三里穴，能调整肠运动，提高免疫功能，对垂体－肾上腺髓质功能有良性调节作用。

3. 疏经活络、舒筋壮骨 人体的经络"内属于脏腑、外络于肢节"，通过刮拭腧穴或局部，能起到"通其经脉、调其血气"的作用，从而消除病理因素以治愈疾病。通过对局部疼痛部位的刮拭，刮痧疗法可以松弛紧张的肌肉，明显减轻，乃至消除疼痛和压迫症状，加强新陈代谢和物质的吸收，"通则不痛"促进病灶的修复，达到防治疾病的目的。

二、部位选择

1. 循经刮痧 循经刮痧，就是按照十四经的走行循经进行刮拭，此法既可作为常规或保健刮拭，也可在中医辨证的基础上，选择病变经脉刮拭，以达防治疾病的目的。常见的循经刮痧如下：

（1）头部：中线的督脉，两侧的膀胱经、胆经。

（2）颈前部：自上而下，由中间向两边。刮中间的任脉，两旁的胃经、大肠经、三焦经、胆经。

（3）颈后部：自上而下，由中间向两边。刮中间的督脉，两旁的膀胱经、小肠经。

（4）肩部：颈侧至肩胛，循手少阳经、手太阳经在左右肩部各刮拭两道。

（5）背腰部：由内向外，循督脉刮拭、两侧的足太阳经及沿背部骨间刮拭。

（6）胸腹部：自胸骨上端至少腹，循任脉刮拭。在任脉两旁，可循足少阴经、足阳明经刮拭。或可沿胸部肋骨间刮拭。

（7）上肢：内侧循手三阴经刮拭；外侧循手少阳经、手太阳经、手阳明经刮拭。

（8）下肢：前侧循足阳明经刮拭；背侧循足太阳经刮拭；内侧循足少阴经、足太阴经、足厥阴经刮拭；外侧循足少阳经刮拭。

2. 选穴刮痧 根据中医基础理论，在辨证论治原则指导下，结合腧穴的功能特性和刮痧的特点，从全身的经穴中选出针对病证有效的经穴，组成配方作为刮拭的部位。

（1）局部取穴：根据所有腧穴均可治疗其所在部位和邻近部位的病变，在刮痧时就可在病变的部位及邻近部位选取腧穴进行刮拭，达到行气止痛、活血化瘀的目的。如鼻病取鼻部大肠经的迎香穴，胃痛取上腹部任脉中脘穴、胃经梁门穴，肝病取腹部肝经的期门穴、章门穴，偏头痛取头部两侧的太阳穴、头维穴等。

（2）背部取穴：即取督脉和膀胱经的腧穴。因督脉总督一身的阳经，对调节全身的气机至关重要，尤其常取五脏六腑的背俞穴，达到调整脏腑功能、平衡机体的目的。如心脏病变，取膀胱经上的心俞及与之平行的督脉部位。肝胆病变，取肝俞、胆俞及与之平行的督脉部位等，以此类推。

（3）远端取穴：根据中医上病下取，下病上取，"经脉所过，主治所及"的原则，可以选取距离病变处较远的部位经穴进行刮拭。如脱肛取头顶部督脉的百会穴，颈项痛取太阳小肠经手部的后溪穴，胃脘痛取下肢胃经的足三里穴，腰痛取足太阳膀胱经的委中穴等。

（4）随证取穴：即对证取穴，这种取穴方法不以病变部位的远近为依据，而是根据中医理论结合腧穴的功能主治，针对全身性的某些疾病或证候取穴的一种方法。如外感发热取督脉的大椎、大肠经的合谷、曲池穴以清热解表；气血亏损取任脉的关元、气海，胃经的足三里，脾经的三阴交穴补益虚损；昏迷取督脉的人中，心包经的内关，肾经的涌泉穴醒神开窍；筋脉之病取胆经的阳陵泉穴；骨骼之病取膀胱经的大杼穴；气机不调之病取任脉的膻中穴等。

3. 发病局部刮痧 根据中医"不通则痛""通则不痛"的原则，当疾病发生时，常在病证所在部位出现相应的阳性反应征象，如疼痛、肿胀、肌肉僵硬等，此时可直接选取发病局部进行刮痧，可以达到迅速通畅局部气血，排泄病理产物，疏理气机，缓解疼痛，改善症状的效应。

4. 全息穴区刮痧　根据生物全息理论，刮拭某些与疾病相关的区域或部位，可以疏通经络，调整脏腑的阴阳气血，起到治疗和保健作用。如胃病患者可以刮拭上腹部、小臂中部的大肠经皮部、小腿中部的胃经皮部和脾经皮部，还可以刮拭背腰部、手、足、耳部胃的全息穴区。根据部位对应式的原理，四肢和五官的病变，治疗健侧对应部位同样可取效。

三、操作方法

1. 刮痧基本手法

（1）持板手法：刮板分厚、薄两边，用于治疗疾病则以手掌握住刮板厚的一边，使用薄的一边刮拭，用于保健则以手掌握住刮板薄的一边，使用厚的一边刮拭。用手握住刮板，刮板的底边横靠在手掌心部位，大拇指及另外四个手指呈弯曲状，分别放在刮板两侧。施术者手法要持久、有力、均匀、柔和，便能将力传递深透，有效地刺激刮拭部位的经络腧穴，取得良好的疗效。

（2）刮拭方向：颈、背、腹、上肢、下肢部从上向下刮拭，胸部从内向外刮拭。

（3）刮拭角度：刮板与刮拭方向保持45°～90°进行刮痧。

（4）刮痧力度：刮痧时上下、内外、左右、前后等均应用力均匀，刮痧部位应尽量拉长。

（5）刮痧补泻法：根据刮拭对象的体质需要，通过不同的刮痧力量和速度，决定行补刮、泻刮、平补平泻手法。

2. 刮拭方法

（1）面刮法：刮拭时用刮板的一侧边缘接触皮肤，刮板向刮拭的方向倾斜30°～60°，以45°应用最广，利用腕力多次向同一方向刮拭，有一定刮拭长度。适用于身体比较平坦部位的经络和穴位。

（2）点按法：用刮板角与穴位呈90°垂直，由轻到重，逐渐加力，片刻后再抬起，再复原，多次重复，手法连贯。适用于无骨骼的软组织处和骨骼凹陷部位。

（3）角刮法：用刮板角部在穴位处自上而下刮拭，刮板面与刮拭皮肤呈45°倾斜。适用于肩部及胸部穴位。

（4）厉刮法：用刮板角部与穴区呈90°角垂直，刮板始终不离皮肤，做短距离（约1寸长）前后或左右快速移动。适用于头部穴位。

（5）拍打法：用刮板一端的平面拍打体表部位的经穴。先在拍打部位涂以刮痧润滑剂，再进行拍打。多用于治疗四肢麻木。

（6）按揉法：用刮板角部的平面以 20°倾斜按压在穴位上，做柔和的旋转运动，刮板角平面始终不离开所接触的皮肤，速度较慢，按揉力度应深透至皮下组织或肌肉。以出现酸、麻、胀感觉为度，常用于对脏腑有强壮作用的穴位。

（7）疏理经气法：按经络走向，用刮板自上而下或自下而上循经刮拭，用力轻柔均匀，平稳和缓，连续不断。一般刮拭面宜长，从肘膝关节部位刮至指趾尖。常用于治疗刮痧结束后或保健刮痧时对经络进行整体调理，松弛肌肉，消除疲劳。

3. 刮痧治疗的操作步骤

（1）术前准备

①明确诊断、确定治则：通过详细询问病情，明确临床诊断，以确定是否属于刮痧适应证。同时根据患者病情，确定待刮拭的部位（经络与腧穴）。在临床上还应根据患者的性别、年龄的长幼、形体的胖瘦、体质的强弱，病情的虚实，病变部位的表里深浅和所取经络腧穴所在的具体部位，选用补刮、泻刮或平补平泻手法。

②检查用品、部位清洁：刮痧板以天然的水牛角为佳，具有一定硬度、弹性和韧性，对人体表皮无毒性刺激。刮痧前应检查刮痧板是否清洁，边缘是否光滑，刮痧介质是否备好，刮痧板的板质对皮肤是否有刺激。刮痧板可用消毒液或肥皂水清洗，然后用毛巾擦干。刮拭部位表面可用酒精消毒。

（2）体位选择

①俯卧位：适用于刮拭身体后部的经络、腧穴或部位。俯卧位舒适自然，全身放松，不易疲劳，易于持久，为刮痧疗法最佳体位，也是最常使用的体位。对初次刮痧，精神紧张，体虚病重者尤为适宜。

②仰卧位：适用于刮拭身体前部的经络、腧穴、部位。

③侧卧位：适用于刮拭身体侧部的经络、腧穴、部位。

④仰靠坐位：适用于刮拭前头、颜面、颈前、上胸部以及肩部与上、下肢前面、侧面的经络、腧穴、部位。

⑤俯伏坐位：适用于刮拭头顶、后头、项背、肩部的经络、腧穴、部位。

⑥侧伏坐位：适用于刮拭侧头、面颊、颈侧、耳部的经络、腧穴、部位。

⑦站立位：适用于刮拭背部、腰部、下肢后侧部的经络、腧穴、部位。

（3）具体操作方法

①暴露待刮痧的皮肤，如将刮拭颈部，需暴露颈部的皮肤；将刮拭腰部，需暴露腰部皮肤。

②在刮拭的皮肤（经络腧穴部位）上涂抹刮痧润肤油或润肤乳等介质。

③刮拭顺序为头部、颈部、背部（胸椎部、腰椎部、骶椎部）、胸部、腹部、

上肢（内侧、外侧）、下肢（内侧、外侧、后侧）。

④一个部位（或经络腧穴）刮拭完毕后，再刮另一个部位（或经络腧穴）。

（4）医患交流：医者对患者进行刮痧时，应积极与患者沟通，不断询问患者的感受，如是否能承受，刮拭部位是否疼痛等。并即时根据患者诉说，调整手法轻重或进行一定的解释，寻求患者的积极配合，以真正达到疏通经络、行气止痛的目的。

（5）刮痧时间：刮痧操作的时间因补泻手法不同而长短不一。一般用补刮手法每个部位刮拭时间为5～10分钟；用泻刮或平补平泻手法进行刮痧，每个部位一般刮拭时间为3～5分钟。通常一次刮痧操作，选3～5个部位。此时，还应根据患者的年龄、体质、病情、病程以及刮痧的施术部位而灵活掌握刮拭时间。对于保健刮痧无严格的时间限制，以舒适为原则。

（6）刮痧疗程：两次刮痧一般需间隔3～6天，以皮肤上痧斑完全退失为标准。一般刮痧3～5次为1个疗程。

（7）术后处理：刮痧后一般用干净手纸或毛巾将刮拭部位所使用的刮痧介质擦拭干净即可，不需进行特殊处理。亦可用手掌在刮拭部位进行按摩，使刮痧介质被皮肤充分吸收，以增加疗效。然后，让被刮拭者饮一杯温开水或淡糖盐水，休息15～20分钟。

四、适用范围

1. 神经系统疾病 如神经官能症，神经衰弱，神经根炎，肋间神经痛，坐骨神经痛以及面部神经痉挛，面部神经麻痹等。

2. 运动系统疾病 如人体各部位关节、韧带、肌腱的扭伤、挫伤、关节紊乱，如落枕，肩关节软组织扭伤，肘关节软组织损伤，膝关节扭伤，胸部挫伤，岔气，腰部扭伤、挫伤，腰椎间盘突出，膝关节软组织损伤，梨状肌损伤，膝关节副韧带损伤，踝关节及足跟部的损伤，颈腰椎退行性改变，肩周炎等。

3. 心血管系统疾病 心悸，心脏病，高血压等。

4. 呼吸系统疾病 感冒，中暑，咽喉肿痛，鼻炎，气管炎，哮喘等。

5. 消化系统疾病 急、慢性胃肠炎，消化不良，胃、十二指肠溃疡，胃下垂，肠粘连，便秘，腹泻，呕吐等。

6. 泌尿系统疾病 泌尿系统感染，膀胱炎，前列腺炎，尿频，尿失禁，遗尿，尿闭等。

7. 妇科疾病 痛经、闭经，月经不调，功能性子宫出血，子宫脱垂，盆腔炎，白带过多，更年期综合征，乳腺炎等。

8. 养生保健　强壮身体，减肥美容，延缓衰老等。

五、注意事项

1. 刮痧治疗时应注意室内保暖，尤其是在冬季应避寒冷与风口。夏季刮痧时，应避免风扇、空调直接吹刮拭部位。

2. 刮痧过程中，施术者思想要集中，尤其要心平气和；嘱患者肌肉要放松，不要有紧张感，否则效果不佳，且易产生疼痛。冬天要使刮具和手掌暖和，如可用热水浸泡或双手掌互相摩擦至热，以免因手或工具冰冷触及肌肤而引起肌肉紧张，影响疗效。

3. 患者的体位是否适当，直接关系到刮痧的治疗效果。刮痧时应选择可以保持完成刮痧手法整个过程的舒适体位。在刮痧施术时，无论任何部位，都要朝一个方向刮拭，不可来回刮拭，影响疗效。凡肌肉丰满处，如背部、臀部、胸部、腹部、四肢等，宜用刮痧板的横面刮拭。对一些关节处、手足指（趾）部、头面部等肌肉较少、凹凸较多处宜用刮痧板棱角刮拭。

4. 选择合适的刮痧工具和介质。禁用化学品，如塑料品刮拭皮肤，以免化学刺激造成继发病证。金属、陶瓷、玉石等由于易伤皮肤、易碎或价格昂贵等，慎用。原则上一人一板，避免交叉感染。

5. 切实掌握刮痧的适应证和刮痧的手法。对于体弱年迈、儿童、特别紧张怕痛的患者宜用补法刮拭。随时注意观察患者的面色表情及全身情况，以便及时发现和处理意外情况。若患者出现头晕目眩、面色苍白等现象，应参照刮痧不良情况（晕刮）处理中的办法进行处理。

6. 病情重、病灶深、但体质较好或疼痛性疾病患者，刮痧宜用泻法或平补平泻法刮拭。病情轻、病灶浅，但体质较差的患者，宜用补法。冬季或天气寒冷时刮痧时间宜稍长，夏季或天气热时则刮痧时间宜缩短。刮痧出痧后，一般应在 30 分钟后方可洗澡。

7. 两次刮痧之间的间隔时间，一般需 3～6 天，以皮肤上痧退为标准。对一些不出痧或出痧较少的患者，不可强求出痧。

第三节 拔罐疗法

一、拔罐作用

1.疏通经络、运行气血 经络输布、濡养、联络、调节人体的五脏、六腑、四肢、百骸、五官、九窍，使之维持正常的生理功能及机体的协调和平衡。通过拔罐对某些相应的穴位或部位的负压作用，进而通过经络的调节，激发经络之气，使其发挥特有的生理作用，从而调节机体重新获得平衡。

2.行气活血 拔罐疗法的机械刺激，通过牵拉神经、肌肉、血管以及皮下的腺体，可引起一系列神经内分泌反应，调节血管舒、缩功能和血管的通透性，从而改善局部血液循环，如因某种原因导致气血运行不畅，则在相应的穴位或部位上拔罐，通过拔罐的负压作用，使之充血或出血，从而疏通了瘀滞，补益了不足，使气血通行而趋于平衡。

3.扶正祛邪 拔罐的负压作用使局部迅速充血、瘀血，小毛细血管甚至破裂，红细胞破坏，发生溶血现象。红细胞中血红蛋白的释放对机体是一种良性刺激，它可通过神经系统对组织器官的功能进行双向调节，同时促进白细胞的吞噬作用，提高皮肤对外界变化的敏感性及耐受力，从而增强机体的免疫力。另外，负压的强大吸拔力可使毛孔充分张开，汗腺和皮脂腺的功能受到刺激而加强，皮肤表层衰老细胞脱落，从而使体内的毒素、废物得以加速排出，凡机体内外的湿热邪毒痈肿，通过火罐使之相应部位充血或出血，泻出毒血，调补正气，使之湿热以清，邪毒以解，痈肿以消，达到扶正祛邪之目的。

此外，拔罐局部的温热作用不仅使血管扩张、血流量增加，还可增强血管壁的通透性和细胞的吞噬能力。拔罐处血管紧张度及黏膜渗透性的改变，淋巴循环加速，吞噬作用加强，对感染性病灶，无疑形成了一个抗生物性病因的良好环境。另外，溶血现象的慢性刺激对人体起到了保健功能。

二、部位与体位选择

拔罐部位的选择以肌肉、皮下组织丰满及毛发较少的部位为宜。可选择以下体位进行相应部位的拔罐。

1.卧位 舒适自然，全身放松，不易疲劳，易于持久，为拔罐疗法最佳体位，也是最常使用的体位。对初次拔罐，精神紧张、体弱儿童或病重，需要走罐或大面积拔罐者尤为适宜。

（1）俯卧位：适用于身体后部的拔罐治疗。

（2）仰卧位：适用于身体前部的拔罐治疗。

（3）侧卧位：适用于身体侧部的拔罐治疗。

2. 坐位

（1）仰靠位：适用于前头、颜面、颈前、上胸部以及肩部与四肢前面、侧面的拔罐治疗。

（2）俯伏位：适用于头顶、后头、项背、肩部的拔罐治疗。

（3）侧伏位：适用于侧头、面颊、颈侧、耳部的拔罐治疗。

三、操作方法

拔罐疗法的操作方法因促使产生负压的方式、拔罐的形式、综合应用的措施不同而各异，常用的操作方法分述如下。

1. 以排气法分类

（1）火罐：利用热胀冷缩的原理，排去空气。即借燃烧时火焰的热力，排去罐内空气，使之形成负压而吸着于皮肤上，称火罐法。又可分为四种：

①投火法：用小纸条点燃后，投入罐内，不等纸条燃完，迅即将罐罩在应拔部位上，即可吸于体表。

②闪火法：以镊子夹住点燃的酒精棉球，在罐内绕一圈，迅即将罐罩在应拔部位上，即可以吸住。

③贴棉法：用 1cm 见方的棉花一块，不要过厚，略浸酒精，贴于罐内壁中下段，点燃后，罩于选定的部位上，即可吸住。

④架火法：用一不易燃烧及传热的块状物，直径 2～3cm，放在应拔部位上，上置小块酒精棉球，点燃后将罐扣上，可产生较强吸力，使罐吸住。

（2）水罐：利用煎煮水热力排去罐内空气。一般应用竹罐，先将罐放在锅内加水煮沸，用时将罐倾倒用镊子夹出，甩去水液，或用折叠的毛巾紧扣罐口，趁热扣在皮肤上，即能吸住。

（3）抽气罐：抽出罐内空气。先将抽气罐紧扣于需要拔罐的部位上，用注射器从橡皮塞中抽出瓶内空气，产生负压，即能吸住。或用抽气筒套在塑料罐活塞上，将空气抽出，即能吸住。

2. 以拔罐形式分类

（1）单罐：用于病变范围较小或明显压痛点。可按病变或压痛范围大小，选取适当口径的火罐。如胃病在中脘处拔罐；肱二头肌长头肌腱炎在肩内陵处拔罐；冈上肌腱炎在肩髃处拔罐等。

（2）多罐：用于病变范围较广泛的疾病。可在病变部位吸拔数个乃至排列吸拔十余个罐，称为"排罐法"。如某一肌束劳损时可按肌束位置成行排列拔罐。治疗某些内脏器官瘀血时，可按脏器解剖部位在相应体表纵横排列拔罐。

（3）闪罐：吸拔后即起去，反复多次。即将罐拔上迅即起下，再拔上，再起下，如此反复吸拔多次，至皮肤潮红为止。多用于局部皮肤麻木或机能减退的虚证。

（4）留罐：吸拔后留置一定时间，即拔罐后，留置 5～15 分钟。罐大吸拔力强的应适当减少留罐时间，夏季及肌肤瘠薄处，留罐时间不宜过长，以免损伤皮肤。

（5）走罐：又称推罐，吸拔后在皮肤表面来回推拉。一般用于面积较大，肌肉丰厚处，如腰背、臀髋、腿股等部位。须选用口径较大的罐，罐口要平滑，玻璃罐最好，先在罐口涂一些滑润油脂，将罐吸上后，以手握住罐底，稍倾斜，即后半边着力，前半边不用力略向上提，慢慢向前推动，如此上下左右来回推拉移动数十次，至皮肤潮红或郁血为止。

3. 以综合运用分类

（1）药罐：用中药煎煮竹罐后吸拔，称煮药罐；或在罐内存贮药液，称贮药罐。

①煮药罐：将配制成的药物装入布袋内，扎紧袋口，放入清水煮至适当浓度，再将竹罐投入药汁内煮 15 分钟，使用时，按水罐法，拔于需要的部位上，多用于风湿病等。常用药有麻黄、羌活、独活、鸡血藤、徐长卿、桑寄生、防风、秦艽、木瓜、川椒、生乌头、曼陀罗花、刘寄奴、当归、续断、杜仲、乳香、没药等。

②贮药罐：在抽气罐内或玻璃罐内事先盛贮一定量的药液，药液量约为罐容积的 1/3～2/3，使之吸在皮肤上。常用药为辣椒水、两面针酊、生姜汁、风湿酒等。常用于治疗风湿病、哮喘、咳嗽、感冒、溃疡病、慢性胃炎、消化不良、牛皮癣等。

（2）针罐：在留针的过程中，施加拔罐。即先在一定的部位施行针刺，待有酸、胀、重、麻等得气感后，留针原处，再以针刺点为中心拔罐。多用于风湿痛。

（3）针药罐：在留针过程中，加拔药罐。即先针刺，得气后留针，再以针刺点为中心，加拔药罐。

（4）刺络拔罐：用三棱针、皮肤针等刺出血后加拔罐。即用三棱针或皮肤针等叩刺病变局部或小血管，使潮红、渗血或出血，然后加拔火罐。适用于各种急慢性软组织损伤、神经性皮炎、皮肤瘙痒、丹毒、神经衰弱、胃肠神经官能症等。

四、适用范围

随着罐具的不断创新、吸拔方法与罐法的增多，以及拔罐作用机理研究的不断深入，拔罐疗法的适应证范围也相应扩大，目前常用于临床的病种已达100余种。在临床治疗上获得广泛应用之外，还可用于防病保健。

1. 伤科及软组织疾病 颈椎病、肩周炎、腰椎间盘突出、坐骨神经痛、落枕、肌肉劳损、退行性关节病、腱鞘炎、风湿性关节炎、类风湿关节炎以及软组织炎症产生的疼痛等。

2. 内科病证 感冒、发热、中暑；咳嗽、急慢性支气管炎、支气管哮喘及其他肺部疾患者；胃肠疾患，如胃病、腹痛、腹泻、呕吐、便秘、胃痉挛、胃下垂、慢性阑尾炎等；泌尿系统疾患，如尿潴留、尿失禁；心血管疾患，如高血压病、动脉硬化；神经系统疾患，如面神经麻痹、头痛、三叉神经痛、神经衰弱、中风后遗症等。

3. 妇产科病证 痛经、月经不调、闭经、带下、盆腔炎、子宫脱垂、功能性子宫出血、产后病证、更年期综合征、乳腺炎等。

4. 儿科病证 厌食症、小儿腹泻、消化不良、营养不良、遗尿、夜惊症、上呼吸道感染、百日咳、流行性腮腺炎等。

5. 外科及皮肤病证 疖、疔、痈、疽、丹毒、虫蛇咬伤、痤疮、湿疹、神经性皮炎、带状疱疹，还可用于美容美颜等。

6. 五官科病证 鼻炎、慢性咽炎、麦粒肿、急性扁桃体炎等。

五、注意事项

1. 选择合适的体位，并根据不同部位选用大小适宜的罐具。体位不当，拔罐局部凹凸不平或留罐时移动，都易使罐具脱落。

2. 要确定拔罐者的体质。如体质过于虚弱者就不宜拔罐，或不宜拔罐太多，否则使虚者更虚，达不到治疗的效果。前一次拔罐部位罐斑未消退之前，不宜原处拔罐。急性创伤骨折处、皮肤肿瘤部、皮肤溃烂部、心尖区、体表大动脉搏动部、静脉曲张部、眼耳口鼻等五官孔窍部，以及妊娠妇女的腹部、腰骶部、乳房部、前后阴等部位不宜使用。

3. 孕妇、年老且患有心脏病者拔罐应慎重。孕妇的腰骶部及腹部是禁止拔罐部位，以免造成流产。在拔罐时，皮肤在负压下收紧，对全身是一种疼痛的刺激，一般人完全可以承受，但年老且患有心脏疾病的患者在这种刺激下可能会使心脏疾病发作，所以此类人群在拔罐时要慎重。糖尿病患者、皮肤病患者也应慎用。

4. 一些特殊部位不宜拔罐。血管浅显处，胸壁，皮肤细嫩处，瘢痕处，鼻、眼、乳头、骨突处，皮肤松弛有较大的皱褶处，或局部皮肤破溃处均不宜拔罐。

5. 拔罐时应注意留罐时间，一般在 10 ～ 15 分钟，不宜留罐过长，以免造成起疱。儿童应缩短留罐时间，病情需要者例外。若在拔罐后不慎起疱，直径在 1mm 以内的或散发的水疱可不用处理，自行吸收；如水疱较大，直径超过 1mm，且水疱个数较多或伴有糖尿病及免疫功能低下者，应及时处理、消毒，以防感染。

6. 起罐时手法宜轻缓，以一手指抵住罐口边缘的肌肉，按压一下，使空气渗入，罐具即自行脱落，不可硬拉强扳或旋转。

7. 注意罐具的清洁，以防止交叉感染。

第四节　穴位注射疗法

一、穴位注射的作用

穴位注射（又称水针），是选用某些中西药物注射液注入人体穴位，以防治疾病的一种方法。它在针刺腧穴治病基础上，结合了药物的药理作用，所以既有针灸的疏通经络、活血化瘀、扶正祛邪的作用，又有不同药物的各种药理作用，从而发挥综合效能以提高疗效。

二、操作方法

1. 选穴处方

（1）一般可根据针灸治疗时的处方原则辨证取穴，但穴位注射有其"精、便、验"的特点。所谓"精"是指取穴要少而精，以 1 ～ 2 个穴为妥，一般最多不超过 4 个穴，宜选取肌肉较丰满的部位进行穴位注射。"便"是指所选穴位要能够进行注射并且便于操作，取穴时尽量以患者方便为原则。如皮下脂肪多的部位便于药物的吸收，要避开大的神经和血管，而这些穴位又要便于取穴。冬天进行穴位注射，尽可能取四肢部穴位，以免脱衣受凉。行动不便者，尽量以卧位、半卧位或坐位取穴。"验"是指治疗效果灵验。如足三里注射维生素 B_6 对消化系统疾病有明显治疗作用，注射维生素 B_1、B_{12} 可治疗小儿麻痹后遗症；合谷穴位注射可治疗面口疾患；内关穴位注射可治疗心绞痛等。

（2）穴位注射的局部取穴，常选用压痛点、皮下结节、条索状物等阳性反应点进行治疗。临床上可结合经络、经穴的触诊法选取阳性反应点，即用拇指或食指以均匀的力量在患者体表进行按压、触摸、滑动，以检查其有无压痛、条索状或结节等阳性反应物，以及皮肤的凹陷、隆起、色泽的变化等。触诊检查的部位一般是背腰部的背俞穴，四肢部则沿经络循行路线触摸，尤其是原穴、郄穴、合穴等特定穴部位及一些经验穴。有压痛等阳性反应者，注入反应点往往效果较好，反应不明显者，也可取有关背俞穴、募穴、郄穴进行治疗。

（3）软组织损伤者可选取最明显的压痛点；较长肌肉的肌腹或肌腱损伤时，可取肌肉的起止点；腰椎间盘突出症，可将药液注入神经根附近。

（4）穴位注射应用于耳穴时可根据耳针疗法中耳穴的探查方法选取有关穴位。

2. 操作程序　首先根据所选穴位的部位不同及用药剂量的差异，选择较合适的注射器及针头。局部常规消毒，以无痛进针法刺入穴位，然后慢慢推进或上下提插，待针下有"得气"感后，回抽一下，若回抽无血即可将药推入。

一般疾病用中等速度推入药液；慢性病体弱者用轻刺激，将药液缓慢轻轻推入；急性病体强者可用强刺激，快速将药液推入。如需注入较多药液时，可将注射针由深部逐步提出到浅层，边退针边推药，或将注射针更换几个方向注射药液。

3. 角度和深度　根据穴位所在部位与病变组织的不同要求，决定针刺角度和注射的深浅。如头面及四肢远端等皮肉浅薄处的穴位多浅刺，而腰部和四肢肌肉丰厚部位的穴位可深刺。三叉神经痛于面部有触痛点或面肌痉挛在面部有扳机点（制动点），可在皮内注射成一"皮丘"；腰肌劳损的部位多较深，故宜适当深刺注射。

4. 常用药物

（1）中草药制剂：如复方当归注射液、丹参注射液、黄芪注射液、生脉注射液、鱼腥草注射液、柴胡注射液、银黄注射液、板蓝根注射液、清开灵注射液、徐长卿注射液、威灵仙注射液、祖师麻注射液等。

（2）维生素制剂：如维生素 B_1、B_6、B_{12}、C、K_3 等。

（3）其他常用药物：如葡萄糖注射液、生理盐水、注射用水、盐酸普鲁卡因注射液、甲钴铵注射液、肾上腺素注射液等。许多供肌内注射用的药物也可考虑做小剂量穴位注射。

5. 药物剂量　穴位注射的用药剂量差异较大，一般取决于注射部位及药物的性质和浓度。耳穴每穴注射 0.1mL；面部每穴注射 0.3 ～ 0.5mL；四肢部每穴注射 1 ～ 2mL；胸背部每穴注射 0.5 ～ 1mL；腰臀部每穴注射 2 ～ 5mL。5% ～ 10% 葡萄糖每次可注射 10 ～ 20mL；刺激性较大的药物（如乙醇）和特异性药物（如抗生素、激素、阿托品等）一般用量较小，即谓小剂量穴位注射，每次用量多为常规量的 1/10 ～ 1/3。中药注射液的穴位注射常规剂量为 1 ～ 4mL。

6. 疗程 穴位注射一般每日或隔日注射 1 次，反应强烈者亦可隔 2 ～ 3 日 1 次，穴位可左右交替使用。10 次为 1 个疗程，休息 5 ～ 7 天再进行下一个疗程的治疗。

三、适用范围

穴位注射法的适用范围非常广泛，凡是针灸的适应证大部分可以用本法治疗。

1. 运动系统疾病 痹证（肩周炎、风湿性关节炎）、腰腿痛（腰肌劳损、骨质增生、椎间盘突出）、扭伤等。

2. 神经系统疾病 头痛、不寐、口眼㖞斜、痿证、三叉神经痛、坐骨神经痛、肋间神经痛、癫狂痫证等。

3. 消化系统疾病 胃痛（胃下垂、溃疡病、胃肠神经官能症）、腹泻、痢疾等。

4. 呼吸系统疾病 咳嗽（急慢性支气管炎、上呼吸道感染）、哮喘、肺痨等。

5. 心血管病 心悸（心动过速）、心痛（冠心病、心绞痛）、高血压等。

6. 外科、皮肤科疾病 乳痈、肠痈、腹痛、淋证（尿路结石）、风疹、痤疮、银屑病等。

7. 五官科疾病 咽喉肿痛、目赤肿痛、中耳炎、鼻炎等。

8. 妇产科、小儿科疾病 阴挺（子宫脱垂）、催产；小儿肺炎、小儿腹泻等。

9. 用于外科手术的麻醉穴位注射 施行针麻在五官科中用得最多，用穴有体穴、耳穴，用药有生理盐水、维生素 B_1 注射液等。

四、注意事项

1. 严格遵守无菌操作，防止感染，最好每注射一个穴位换一个针头。

2. 对患者说明注射后的正常反应，如局部可能有酸胀感，8 小时内局部有轻度不适，一般不超过 1 日。另外，由于穴位注射的特殊性，取穴要少而精。

3. 注意药物的性能、药理作用、剂量、配伍禁忌、禁忌及毒副作用和过敏反应。凡能引起过敏的药物，如青霉素、链霉素、普鲁卡因等，必须常规皮试，皮试阳性者不可应用。副作用较严重或刺激作用较强的药物，使用时应谨慎。某些中草药制剂有时也可能有反应，应用时也应注意。

4. 使用穴位注射法前，应注意药物的有效期，不要使用过期药物。并注意检查药液有无沉淀变质等情况，如已变质应停止使用。

5. 药物不宜注入关节腔、血管内和脊髓腔。若药物误入关节腔，可致关节红肿、发热、疼痛；注射时如回抽有血，必须避开血管后再注射；误入脊髓腔，有损伤脊髓的可能，严重者可导致瘫痪。

6. 在主要神经干通过的部位做穴位注射或在神经干旁注射时，应注意避开神经干或浅刺以不达神经干所在的深度，以免损伤神经。如针尖触到神经干，有触电样感觉，应及时退针，更不可盲目地反复提插。

7. 躯干部穴位，内有重要脏器的部位注射不宜过深，防止刺伤内脏。背部脊柱两侧穴位针尖可斜向脊柱，避免直刺而引起气胸。

8. 年老体弱及初次接受治疗者，最好取卧位，注射部位不宜过多，药量也可酌情减少，以免晕针。孕妇的下腹部、腰骶部及合谷、三阴交等穴，不宜做穴位注射，以免引起流产。

第五节　穴位埋线疗法

一、穴位埋线的作用

穴位埋线是用埋线器具将人体可吸收的羊肠线植入穴位，利用羊肠线对穴位的长期持续刺激作用，激发经气、调和气血，达到预防和根治疾病目的的一种方法。现代研究表明，羊肠线刺激经络穴位后，能升高体内肌肉合成代谢，降低分解代谢，增高肌蛋白、糖类合成而降低乳酸、肌酸分解，从而提高肌肉的营养和代谢。此外，羊肠线的刺激作用还能提高机体免疫功能，增强抗病能力，并能改善血液循环。临床操作时，可根据病证特点，辨证论治，取穴配方，发挥针刺、经穴和"线"的综合作用，以"疏其气血，令其条达"，具有刺激性较强、疗效较持久的优点。

二、操作方法

1. 选穴处方　一般可根据针灸治疗时的处方原则辨证取穴，穴位埋线一般选择肌肉比较丰厚部位的穴位，以腰背部和腹部最常用。选穴原则与针刺疗法相同，但取穴要精简，取穴宜少不宜多。例如：哮喘可取肺俞；胃病可取中脘、脾俞、胃俞等。

2. 操作程序　常规消毒局部皮肤，取一段 1～2cm 已消毒的羊肠线，28 号 2 寸毫针做针芯，将 0～1 号的羊肠线用镊子放入注射针头的前端，其后接针芯，左手舒张或捏起进针部位的皮肤，右手持针，刺入穴位相应的深度，当出现针感后，边推针芯，边退针管，将羊肠线埋在穴位的皮下组织或肌层，出针，必要时止血，针眼处覆盖纱布。

3. 疗程　根据不同的病种和病情，每次一般取 1～3 穴，最多 6 穴，间隔 2～4 周埋线 1 次，3～5 次为 1 个疗程。

三、适用范围

穴位埋线法的适用范围非常广泛，凡是针灸的适应证大部分可以用本法治疗。

1. 神经系统疾病　儿童脑瘫、神经性头痛、偏头痛、不寐、头晕、癫痫、腰腿痛等。

2. 消化系统疾病　胃病（慢性胃炎、溃疡病、胃肠神经官能症）、慢性腹泻等。

3. 呼吸系统疾病　慢性咳嗽、哮喘等。

4. 精神系统疾病　神经衰弱、睡眠障碍、焦虑抑郁症、疲劳综合征等。

5. 五官科疾病　面瘫、痤疮、黄褐斑、过敏性鼻炎等。

6. 内分泌疾病　肥胖、骨质疏松、更年期综合征等。

四、术后反应

1. 正常反应　由于埋线部位的损伤及羊肠线（异体蛋白）的刺激，短期内埋线局部有红、肿、热、痛、胀、痒等感觉及现象，36 小时左右达到高峰期，之后日减，这是穴位受异物刺激引起的"针感效应"，一般无须处理。若渗出液较多突出皮肤表面时，可将乳白色渗液挤出，用 75% 酒精棉球擦去，覆盖消毒纱布即可。少数患者有全身反应，即体温上升，一般在 38℃ 左右，局部无感染，持续 2～4 天体温可恢复正常。埋线后还可有白细胞计数的增高现象，应注意观察。

2. 异常反应

（1）少数患者可因无菌操作不严或伤口保护不好，造成感染。一般在治疗后 3～4 天出现局部红肿、疼痛加剧，并可伴发热。应予抗感染处理。

（2）个别患者对羊肠线过敏，治疗后出现局部红肿、发热等反应，甚至切口处羊肠线溢出，应适当做抗过敏处理。

（3）神经损伤，如感觉神经损伤，出现神经分布区皮肤感觉障碍；运动神经损伤，出现神经支配的肌肉群瘫痪，如损伤坐骨神经、腓神经引起的足下垂和拇指不能背屈等，应及时抽出羊肠线，并给予适当处理。

五、注意事项

1. 施术的时间宜选择气候凉爽、不易出汗的时节，以免出汗污染施术部位。

2. 埋线时手法宜轻、准，严格遵守无菌操作。

3. 根据不同部位，掌握埋线的深度，一般不超过针刺的深度，以埋在皮下组织和肌肉之间为宜。肌肉丰厚处可埋入肌层，但不要伤及内脏、大血管和神经干，更不可直接结扎神经和血管，以免造成功能障碍和疼痛。羊肠线不可暴露在皮肤外面。

4. 皮肤局部有感染或有溃疡时不宜埋线。肺结核活动期、骨结核、严重的心脏病或妊娠期或器质性病变时，均不宜使用本法。

5. 羊肠线用剩后，可浸泡在75%酒精中，或用新洁尔灭处理，临用时再用生理盐水浸泡。

6. 在一个穴位上做多次治疗时应偏离前次治疗的部位。

7. 治疗期间，注意忌口，禁食生冷油腻，煎炒辛辣之品，忌受风寒和劳累。

8. 注意术后反应，应注意观察并及时处理。保持施术部位干燥，术后一星期内不宜淋浴，防止感染。

第六节　药浴疗法

药浴疗法是中医外治法的重要组成部分，是指用中药煮沸之后产生的蒸汽熏蒸或中药煎汤洗浴患者全身或局部，利用药物、水和蒸汽等刺激作用达到防病治病目的的一种方法。药浴疗法的内容丰富多彩，具有疗效显著、毒副作用小、适用范围广、简便易行等特点。其治疗作用和保健作用已得到人们的认可和推崇。

一、药浴作用

1. 水的作用　水在常温下为液体，是良好的溶媒，可溶解大部分有治疗作用的药物，不同的疾病，可选择相应药物溶于水中进行药浴治疗。水具有很大的比热和热容量，能够持续地释放热量或吸收热量，水的热导力为空气的33倍，故利用"温度"来治病时，大多以水为媒介，而就水本身的特性而言，就有多种治疗作用。

（1）水温：不同的水温与人体接触会有不同的治疗作用，见表6-1。

（2）静水压：人体全身浸在水中，水的静水压对人体有一定的影响。当人体浸在水中时，胸围、腹围均缩小。由于胸腹受压，横膈膜上升容易下降困难，出现吸气困难、呼气顺畅，从而促进了呼吸运动的锻炼。静水压还可以通过压迫外周血管，影响血液再分配，从而增加内脏器官的血液供应，并使回心血量增加，有利于增强心脏的功能，改善肝、肾、胃肠功能。

表 6-1　不同水温的治疗作用

水温	短期接触效应	持续（数分钟以后）接触效应	治疗作用
20～25℃	对人体皮肤刺激较强，促进肌肉血管收缩，交感神经兴奋，心跳呼吸加快，血压升高，代谢加速，各种内分泌激素升高	皮肤外周血管开始扩张，血流速度加快，体内产热增加，皮肤温度上升，心率减慢，呼吸平稳，血压下降，心脏收缩力增强	又称"冷水浴"，对心血管功能有良好的锻炼作用，被称为"心血管操"
30～33℃	对皮肤无明显刺激，对人体的影响很小	降低人体神经的兴奋性，加强大脑皮质的抑制过程	又称"不感温浴"，有良好的催眠镇静作用
37℃左右	对人体外周血管有扩张作用，使人体排汗量增加，血压下降，尿量增多，心率有轻微的加快		又称"温水浴"，可降低神经兴奋性和痛觉传导作用，缓解肌肉痉挛，增强胃肠功能，改善造血和免疫功能
37～42℃	人体肌肤血管暂时收缩	血管开始扩张，心脏负荷加重，心率可达每分钟100次以上	改善血液循环，促进新陈代谢，促进病变产物的排出和吸收。但心血管患者不宜在此水温中停留时间过长
43℃以上	又称"高温浴"，对末梢神经有封闭作用，可减轻局部疼痛，对肌肉、关节等有良好的止痛作用		

（3）浮力：物体在水中受浮力影响，水的比重越大，浮力越大，浮力作用使肢体在水中活动更加轻便容易，这正适合肢体功能障碍的治疗和恢复。

（4）水的摩擦：在淋浴或喷射药浴中，快速运动的水分子，可以不断地冲撞、摩擦皮肤，起到良好的按摩作用。这种摩擦有助于皮肤血管的扩张、血液循环的改善。还可作用于神经末梢，通过中枢反射，调节机体代谢，产生镇痛、镇静效应。

2. 药物的治疗效应　药浴中借助水的上述特性，将相关的药物溶于水中，采用温热法（即选择一定的温度）使药物透过皮肤、穴位等直接进入经络、血脉，分布全身，通过物理效应与药理效应发挥治疗作用。不同的病证，根据辨证施治的原则选择相应的药物，就产生了不同的治疗作用。其主要作用有发汗解表、活血通络、温阳散寒、清热解毒、祛腐生肌、美容、祛病延年等。

3. 汽雾吸入与愉悦治疗 在药浴治疗中，水温可产生一定的汽雾，使部分药物成分通过口鼻吸入，一方面滋润相关器官（五官、诸窍），另一方面发挥全身治疗作用。由于药浴特别是全身浴（包括淋浴）是以沐浴形式给药，患者完全是在一种宽松的过程中接受治疗，消除了服药怕苦、注射怕痛的紧张感。这种放松的治疗是其他疗法无法比拟的。药浴方药中有些药具有芳香的气味，使患者在药浴中产生快感，不同类型的药浴，可使患者分别产生轻松、愉快、振奋等良性情绪。

二、常用药物

1. 疏风解表药 麻黄、桂枝、紫苏、荆芥、防风、羌活、细辛、白芷、藁本、香薷、生姜、葱白、辛夷、芫荽、薄荷、牛蒡子、桑叶、菊花、葛根、升麻、柴胡、蝉蜕、浮萍、西河柳、水蜈蚣、蔓荆子、木贼草等。

2. 清热解毒药 金银花、连翘、蒲公英、紫花地丁、漏芦、四季青、芙蓉花、白蔹、鱼腥草、野荞麦根、虎耳草、红藤、败酱草、垂盆草、土茯苓、马蓝根、射干、山豆根、马勃、橄榄、白毛夏枯草、白头翁、马齿苋、鸭胆子、绿豆、七叶一枝花、半枝莲、龙葵、白花蛇舌草、凤尾草、天葵子等。

3. 活血化瘀药 川芎、丹参、桃仁、红花、泽兰、茜草、马鞭草、乳香、没药、五灵脂、郁金、延胡索、姜黄、降香、月季花、益母草、鸡血藤、王不留行、牛膝、苏木、刘寄奴、三棱、莪术、䗪虫、水蛭、虻虫、干漆、凌霄花、自然铜、水红花子等。

4. 芳香化湿药 藿香、佩兰、砂仁、白豆蔻、苍术、厚朴、草豆蔻、草果等。

5. 燥湿止痒药 黄连、黄芩、黄柏、胡黄连、龙胆草、秦皮、苦参、地肤子、白鲜皮等。

6. 祛风除湿药 独活、威灵仙、秦艽、防己、虎杖、透骨草、追地风、桑寄生、五加皮、豨莶草、千年健、白花蛇、徐长卿、桑枝、络石藤、木瓜、松节、海桐皮等。

7. 祛腐生肌药 白矾、雄黄、硼砂、蛇床子、山慈菇等。

8. 温阳益气药 附子、肉桂、干姜、补骨脂、川椒、干姜等。

9. 美容药 白僵蚕、川芎、白芷、白术、玉竹、茯苓、当归、天冬、桃仁、柠檬、玫瑰花、芦荟、黄瓜等。

三、药浴配方原则

药浴处方须根据患者的病情、病位以及皮肤、体质等因素综合考虑，在辨证论治的基础上，兼顾对症及针对不同病变部位、不同肤质灵活加减运用。

1. 辨证处方　即根据患者的病证来配方。如治疗风寒湿痹，用当归、乳香、没药、续断、川椒、补骨脂、红花、伸筋草、秦艽、甘草等祛风除湿、散寒止痛、活血通络的药物组方。

2. 对症用药　即针对某一症状而选取药物配方，如疥疮瘙痒者加用硫黄、雄黄等。

3. 针对病位用药　人体不同部位对药的反应、吸收不一样，因此用药也不一样。如面部多用花类药物，药味以清香为主，且最好不要有着色性；足部以树根类药物为主，药味不受限制，以有较强刺激的药物为好；外阴部则宜选择刺激性小，而又要有较好的消毒杀菌作用的药物。

4. 针对肤质用药　人们的皮肤分为干性、中性、油性三种肤质，在药浴治疗时，特别是选用全身沐浴或外洗美容时，就需要针对皮肤的质地进行配方。干性皮肤者，选方时应多增加一些润肤的药物，如芦荟、白松皮、鲜牡丹花等；油性皮肤者，则应增加一些祛油脂的药物，如天冬、苍术、滑石粉等；对皮肤色黑者，还可增加一些能增白的中药，如柠檬、白芷、白僵蚕等。

四、药浴种类及操作方法

临床上根据不同的病证可分别采用不同的药浴方式来治疗，常用的有全身浴、局部浴、淋浴、汽雾浴、熏洗浴、擦浴等。

1. 全身浴　属浸浴，是药浴的主要方式之一。是将药物煎取较多药液作为洗浴水，浸泡除头以外的身体各部位。进行全身洗浴，多在浴盆、浴缸中，或较大的木桶、盆池中进行。它的特点是洗浴范围较大，浸洗时间较长，可影响全身毛窍及腠理，药物吸收面大，效果显著，治疗后全身可有舒适感，为广大患者所乐于接受。使用本法时要依据不同病情进行辨证用药。具体方法是将药物煎煮后去渣取液，浸洗身体。每次 30 ～ 60 分钟，每日 1 次，10 天为 1 个疗程。同时，也可根据病证的寒热采取热浸或冷浸，或在药液中加醋、酒等以增加疗效。

2. 局部浴　本法亦属浸浴，是将药物加水按常规取液后，用以浸洗身体某一部位治疗疾病的方法。浸洗时间宜长，使药液有足够的时间由表及里而发挥治疗作用。本法既有利于局部病灶的治疗，又有药液入内的全身治疗效果。常用的有坐浴与足浴。

（1）坐浴：是将药物加水煎煮取液后置盆中，让患者坐在盆内药液中洗浴的方法。它可借助适当热力，较长时间作用于患病部位，使药力得到充分的吸收。主要适用于肛门或阴道疾病的治疗，如痔疮、肛裂、脱肛、阴痒、阴挺等。

（2）足浴：按照全息论的观点，足部是全身的缩影。它分布着全身相应组织、器官的穴位，是治疗疾病的主要部位。足浴是将相应药液倒入盆内，让患者双足置盆内洗浴以治疗疾病的方法。既可治疗局部病，也可治疗全身病。经常足浴，还有保健作用。

局部浴的浸泡时间及疗程和全身浴相同。每次 30～60 分钟，每日 1 次，10 天为 1 个疗程。

3. 汽雾浴　是将配制药液放入特制的容器中，持续加热，使其产生汽雾，以刺激全身或局部的治疗方法。它是借助药液加热时产生的含有药物离子的蒸汽，直透腠理，发挥解表发汗、温经通络、除湿散寒、止痛、止痒的作用。适用全身或局部疾病的治疗。由于器具结构不同，分为标准汽浴法、家用汽浴箱法、雾化器法等。

（1）标准汽浴法：在国内一些疗养院中，多数有这种专用汽浴室。是在浴室内装有特制的雾化器具，通过加热使药液持续不断地产生汽雾，进行全身或局部疾病治疗的方法。也有采用桑拿药浴的方式，即将病证相同的患者组成一组，进入浴室后，往加热的石块上洒药液，产生汽雾而进行治疗。

室内气温逐渐加至 40～50℃，以患者能耐受为度，熏蒸 15～30 分钟。熏蒸后患者要安静卧床休息，不要求冲洗。治疗每日或隔日 1 次，10 天为 1 个疗程。心脏病、癫痫、恶性肿瘤患者慎用。

（2）汽浴箱法：是在浴盆上盖一塑料膜，使入浴者头部外露，塑料膜内置熏蒸器的治疗方法。也可将市售简易浴罩、浴箱经过适当改造作替代品使用。治疗每日或隔日 1 次，10 天为 1 个疗程。

（3）雾化器法：是在特制的雾化器的水筒中加入适量的水，再把相应的药物置于该仪器的药盒内，接通电源加热，利用喷头喷出的汽雾治疗疾病的方法。在治疗时，要根据汽雾的温度，选择适当的距离，使患部接触汽雾，切勿太近，以免发生烫伤。有的仪器上有专用管接漏斗，是用于治疗鼻腔、咽喉以及上呼吸道疾病的专用设备。雾化器也是美容常用的器具和方法之一，适用于痤疮、黄褐斑、酒渣鼻等疾病的治疗。治疗每日 1 次，10 天为 1 个疗程。

（4）熏蒸浴：实为"汽雾器"，是最简单的汽雾浴方法之一。将药液置于盆具（铜、陶、搪瓷均可）内，在加热器上加热，使药液蒸汽熏浴患部，以治疗局部的病灶。治疗每日 1～2 次，10 天为 1 个疗程。

4. 擦浴　该法是用药物加水按常规取液，用以擦洗患部的一种方法。它具有药物吸收和擦浴时摩擦力的双重治疗作用，适用于各种局部病证，如头痛、脱发、风寒湿痹（风湿及类风湿关节炎、增生性关节炎）的治疗。用本法当辨证用药，将药液浓煎，待药液温热时擦洗患处。用于治疗扁平疣时，最好擦破皮肤。每日 2～4

次，每次 15 分钟。

5. 淋浴 淋浴是将药物加水常规取液，通过喷淋患部或全身，治疗疾病的方法。具有行气活血、疏通经脉、清热解毒、消肿化瘀、祛腐生肌等治疗功效，适合局部及全身病证的治疗。煎药的方法一般有两种，一是根据辨证施治处方后制成煎剂，兑入热水中；二是装入纱袋，直接煎取浴液。每次淋浴 20 ~ 30 分钟，每日 1 次，10 天为 1 个疗程。

6. 熏洗 这是熏法与洗法优点的组合，是一种先熏后洗的药浴方法，即选择相应的药物煎取药液，温度高时先熏蒸患部，待温稍降后再进行洗浴，有疏通腠理、消肿止痛、祛风止痒等作用，适用于妇科、外科、五官科、皮肤科等病证的治疗。应用本法时将药物煎汤，趁热熏蒸患部，待药液凉后，用其淋洗及浸浴患部。每日 2 次，每次 20 ~ 30 分钟，病情严重者可适当增加熏洗时间和次数。

五、适用范围

药浴法最初多用于外科疾病（如痈疽疮疡），以及皮肤、外伤病证的治疗，随着外治特别是药浴法的不断改进和发展，药浴的治疗范围越来越广泛。现在药浴的治疗范围已扩大到内科、妇科、儿科、五官科等各科疾病中。如感冒、麻疹、中风、高血压病、偏头痛、坐骨神经痛、肋间神经痛、风湿性关节炎、类风湿关节炎、三叉神经痛、痛经、闭经、月经不调、带下、乳腺增生、子宫脱垂、胎黄、小儿肺炎、腮腺炎、湿疹、荨麻疹、白癜风、神经性皮炎、近视、白内障、角膜炎、沙眼、中耳炎、耳鸣、耳疔、鼻炎、鼻衄、咽炎、牙痛、龋齿、口疮等。此外，药浴法在治疗老年病以及美容方面也有较理想的疗效。

总之，临床各科疾病，无论在表、在里，或在半表半里，凡内外上下和一切脏腑之病证，特别是如古代医家所言的"病者衰老而不胜攻者；病者幼小不宜表者；病邪郁伏急难外达者；局部之疾药力不易到达者；上下交病不易合治者；内外合病势难兼顾者；病势急不易急止者；既要祛病、又怕药苦者等"，均可用药浴法进行调节治疗。

六、注意事项

1. 空腹与饱餐后，均不宜药浴，一般认为食后 1 ~ 2 小时为宜。每次入浴时间长短要以浴后感觉舒适为度，如浴中脉搏超过每分钟 120 次，须停止药浴。一般每次药浴 15 ~ 30 分钟即能达到治疗目的，不宜过长。

2. 在药物选择、组方配伍时要坚持中医辨证施治的用药原则。在使用时可根据患者具体情况灵活选用药浴方式，如四肢局部病变，可选用局部药浴；肛门、阴道病变，可选用坐浴法；也可上病下取或下病上取，如头病浴足、足病浴头等。

3. 治疗过程中若发现有皮肤过敏者，宜更方或停止治疗，若有皮肤破损者，可根据病情选用适宜的用药方法。

4. 药浴温度要适宜，在具体选择水温时，要以患者能接受为度。注意药浴温度过高易烫伤，过低又会影响治疗效果。

5. 尽管药浴属外治法，使用方便，单用药浴疗法能治愈很多常见病、多发病，包括部分疑难疾病。但是对某些较为复杂的病证，在以药浴外治为主的同时，不妨与内治给药法相互配合，内外相呼应，即遵循中医内外合治、标本兼顾的治疗法则。

6. 全身浴、熏蒸等方法，有高热、严重心脏病、恶性肿瘤患者禁用；年老体弱和心、肺、脑等病患者，不宜单独洗浴，也不宜高温浴。

7. 浴后要注意保暖，避免受寒、风吹，防止感冒。

（习题）

（PPT）

第七章　内科病证

第一节　感　冒

感冒，又称伤风、冒风等，是感受触冒风邪或时行疫毒，引起肺卫功能失调，出现鼻塞、流涕、喷嚏、头痛、恶寒、发热、全身不适等主要临床表现的一种外感疾病。感冒一年四季均可发病，以冬春季为多，其证候多可表现为风寒、风热两大类型，并可有夹湿、夹暑的兼证及体虚感冒的差别。轻症感冒可不药而愈，重症感冒却能影响人们正常的工作和生活，甚至可危及小儿、老年体弱者的生命，尤其是时行感冒暴发时，迅速流行，感染者众多，症状严重。且感冒也是咳嗽、心悸、水肿、痹证等多种疾病发生和加重的因素，故感冒不是小病，须积极防治。

风寒感冒的主症为头痛、四肢酸楚、鼻塞流涕、咽痒咳嗽、咯吐稀痰、恶寒发热（或不热）、无汗、脉浮紧、舌苔薄白等；风热感冒的主症为发热汗出、微恶寒、咳嗽痰稠、咽痛、口渴、鼻燥、脉浮数、苔薄微黄等；夹湿则头痛如裹、胸闷纳呆；夹暑则汗出不解、心烦口渴。

中医学感冒与西医学感冒基本相同，普通感冒相当于西医学的普通感冒、上呼吸道感染等疾病，时行感冒相当于西医学的流行性感冒。

【适宜技术推荐】

方案一　针灸疗法

主穴：风池、风府、大椎、太阳、外关、列缺、合谷。

配穴：风寒感冒加风门、肺俞；风热感冒加曲池、鱼际；夹湿者加阴陵泉；夹暑者加委中、水沟；气虚感冒加足三里。头痛加印堂、头维；鼻塞加迎香；咽痛加少商；咳嗽加尺泽；全身酸痛加身柱。

操作：主穴用毫针泻法。风寒感冒，大椎、风门、肺俞可用灸法；风热感冒，大椎可刺血拔罐，常规1次即可。配穴中足三里用毫针补法或灸法；少商可点刺放

社区中医适宜技术

270

血；委中可刺络放血。余穴用毫针泻法。每日 1 次，中病即止。

方案二　拔罐疗法

选择大椎、风门、肺俞、身柱等穴，拔罐后留罐 10 ～ 15 分钟起罐，或使用闪罐法，或在背部膀胱经第一、第二侧线上实施走罐法，本法适用于风寒感冒。

方案三　放血疗法

选择大椎、风门、肺俞、身柱等穴，常规消毒后，使用三棱针点刺，让其自然出血，再在穴位上加拔火罐；或先使用推拿提捏手法使穴位处瘀血，再用三棱针点刺出血，然后拔火罐。本法适用于风热感冒。

方案四　推拿疗法

推印堂 8 ～ 10 遍；按揉双侧太阳、攒竹、迎香穴，每对穴位 0.5 ～ 1 分钟；分推前额、目眶上下及两侧鼻翼 5 ～ 8 遍；拿五经、风池、颈项肌 5 ～ 8 遍；按揉双侧风门、肺俞等穴，每对穴位 1 分钟；擦大椎、推或擦背部膀胱经、推擦督脉，透热为度；拿肩井，酸胀为度；一指禅推或按揉曲池、手三里、外关、列缺、合谷、鱼际等穴，每穴 0.5 ～ 1 分钟。

方案五　耳针疗法

选用肺、气管、内鼻、耳尖、下屏尖、额、咽喉、扁桃体等穴，用压籽法，或用毫针中、强度刺激。

方案六　药浴疗法

1. 风寒感冒

组成：苏叶 30g，白芷 20g，防风 30g，生姜 9g，桂枝 10g，藿香 20g，甘草 10g。

用法：以上诸味加水煎汤，去渣取液，熏洗头面胸背。

2. 风热感冒

组成：金银花 20g，连翘 20g，芦根 20g，桑叶 20g，菊花 20g，防风 20g。

用法：上 6 味加水煎煮取液，温洗全身，每日洗 1 次。洗浴后适当饮水，以助汗出解表。

第二节　咳　嗽

咳嗽是外感或内伤等因素导致肺失宣肃，肺气上逆，冲击气道，发出咳声，或伴咯痰为临床特征的一种病证。历代将有声无痰称为咳，有痰无声称为嗽，有痰有声谓之咳嗽。临床上多为痰声并见，很难截然分开，故以咳嗽并称。

本病根据发病原因，可大概分为外感咳嗽与内伤咳嗽两大类。

外感咳嗽是由外邪侵袭引起，病程较短，起病急骤，或兼有表证。若咳嗽声重，咽喉作痒，咳痰色白、稀薄，头痛发热，鼻塞流涕，形寒无汗，肢体酸楚，苔薄白，脉浮紧者，为外感风寒证；若咯痰黏稠、色黄，身热头痛，汗出恶风，苔薄黄，脉浮数者，为外感风热证。

内伤咳嗽则为脏腑功能失调所致，起病缓慢，病程较长，可兼脏腑功能失调症状。若见咳嗽痰多、色白、黏稠，胸脘痞闷，神疲纳差，苔白腻，脉濡滑者，为痰湿侵肺证；气逆咳嗽，引胁作痛，痰少而黏，面赤咽干，苔黄少津，脉弦数者，为肝火灼肺证；干咳，咳声短，以午后黄昏为剧，少痰，或痰中带血，潮热盗汗，形体消瘦，两颊红赤，神疲乏力，舌红少苔，脉细数者，为肺阴亏虚证。

咳嗽多见于西医学上呼吸道感染、急慢性支气管炎、支气管扩张、肺炎、肺结核等疾病，是呼吸及相关系统多种疾病的常见症状。

【适宜技术推荐】

方案一　针灸疗法

1. 外感咳嗽

主穴：天突、中府、肺俞、列缺、合谷。

配穴：风寒者，加风门；风热者，加大椎；咽喉痛者，加少商放血。

操作：毫针刺，针用泻法，每日1次，留针20～30分钟，10次为1个疗程。风热可疾刺；风寒可留针或针灸并用，或在背部腧穴拔火罐。

2. 内伤咳嗽

主穴：太渊、三阴交、肺俞。

配穴：痰湿侵肺者，加丰隆、阴陵泉；肝火灼肺者，加行间；肺阴亏虚者，加膏肓；咯血者，加孔最。

操作：毫针刺，平补平泻法或补虚泻实法，或加用灸法。每日1次，留针20～30分钟，10次为1个疗程。

方案二　穴位贴敷疗法

选肺俞、定喘、风门、膻中、丰隆等穴，用白芥子、甘遂、细辛、丁香、苍术、川芎等中药等量研成细粉，用生姜汁调成糊状，制成直径1cm圆饼，贴在穴位上，用胶布固定，每3天更换1次，5次为1个疗程。防治慢性咳嗽最好在伏九天应用。

方案三 耳针疗法

选用神门、肺、气管、交感等，用 0.5 寸毫针针刺，中等刺激，留针 10 ～ 20 分钟，每日 1 次，或用压籽法。

方案四 拔罐疗法

选用肺俞、膈俞、风门、膏肓等穴，每日 1 次，留罐 15 分钟。或用走罐法。

方案五 穴位埋线疗法

选用肺俞、膻中等穴，局部常规消毒，用专用埋线套管针，将肠线埋于其中一个穴位下肌肉层，15 日后换另一穴。

第三节 哮 喘

哮喘是一种常见的反复发作性疾患，临床以呼吸急促，喉间哮鸣，甚则张口抬肩，不能平卧为主症。哮与喘同样会有呼吸急促的表现，但症状表现略有不同，"哮"是呼吸急促，喉间有哮鸣音；"喘"是呼吸困难，甚则张口抬肩。临床所见哮必兼喘，喘未必兼哮。两者常同时发作，其病因病机也大致相同，故合并叙述。本病一年四季均可发病，尤以寒冷季节和气候急剧变化时发病较多，男女老幼皆可罹患。

本病之基本病因为痰饮内伏。小儿常因反复感受时邪而引起；成年者多由久病咳嗽而形成。患者脾失健运、聚湿生痰，或偏嗜咸甜、肥腻，或进食虾蟹鱼腥，以及情志、劳倦等，均可引动肺内蕴伏之痰饮。痰饮阻塞气道，肺气升降失常，继而发为痰鸣哮喘。哮喘发作期气阻痰壅，壅塞气道，表现为邪实证；如反复发作，必致肺气耗损，久则累及脾肾，故在缓解期多见虚象。

实证哮喘或当哮喘发作期，病程短，主症为哮喘声高气粗，呼吸深长，呼出为快，体质较强，脉象有力。若症见咳嗽喘息，咯痰稀薄，形寒无汗，头痛，口不渴，脉浮紧，苔白薄，为风寒外袭证；若症见咳喘黏痰，咯痰不爽，胸中烦闷，咳引胸胁作痛，或见身热口渴，纳呆，便秘，脉滑数，苔黄腻，为痰热阻肺证。

虚证哮喘或当哮喘间歇期，病程长，反复发作，主症为哮喘声低气怯，气息短促，体质虚弱，脉象无力。兼见喘促气短，喉中痰鸣，语言无力，吐痰稀薄，动则汗出，舌质淡或微红，脉细数或软而无力，为肺气不足证；气息短促，动则喘甚，汗出肢冷，舌淡，脉沉细，为久病肺虚及肾。

哮喘多见于西医学支气管哮喘、慢性喘息性支气管炎、肺炎、肺气肿、心源性哮喘等疾病。临床常见的支气管哮喘常分为外源性、内源性及混合性。

【适宜技术推荐】

方案一　针灸疗法

1. 实证

主穴：肺俞、定喘、膻中、尺泽、列缺。

配穴：风寒者，加风门；风热者，加大椎、曲池；痰湿者，加丰隆。

操作：毫针泻法。风寒者可合用灸法，定喘穴刺血拔罐。每日1次，留针20～30分钟，10次为1个疗程。

2. 虚证

主穴：肺俞、膏肓、肾俞、定喘、太渊、太溪、足三里。

配穴：肺气虚者，加气海；肾气虚者，加阴谷、关元。

操作：诸穴毫针补法。寒证可用灸法或拔火罐。每日1次，留针20～30分钟，10次为1个疗程。

方案二　穴位贴敷疗法

选肺俞、膏肓、膻中、定喘等穴。用白芥子30g、甘遂15g、细辛15g共研为细末，用生姜汁调药粉成糊状，制成药饼如蚕豆大，上放少许丁桂散，敷于穴位上，用胶布固定。贴30～60分钟后取掉，以局部红晕微痛为度。若起疱，消毒后挑破，涂抗生素软膏。预防哮喘发作最好在三伏天应用本法，3次为1个疗程。

方案三　穴位埋线疗法

选膻中、定喘、肺俞等穴。局部常规消毒后，用专用埋线套管针，将肠线埋于穴下肌肉层，每10～15天更换1次穴位。

方案四　耳针疗法

选下屏尖、肺、神门、皮质下、交感等。每次取2～3穴，0.5寸毫针捻转法进针，用中、强刺激，适用于哮喘发作期。

第四节　呕　吐

呕吐是临床常见病证，既可单独为患，亦可见于多种疾病。古代文献以有声有物谓之呕，有物无声谓之吐，有声无物谓之干呕。因两者常同时出现，故称呕吐。胃主受纳，腐熟水谷，以和降为顺，若气逆于上则发为呕吐。

实证呕吐主症见发病急，呕吐量多，吐出物多有酸臭味，或伴寒热。兼见呕吐清水或痰涎，食久乃吐，大便溏薄，头身疼痛，胸脘痞闷，喜暖畏寒，舌白，脉迟者，为寒邪客胃证；食入即吐，呕吐酸苦热臭，大便燥结，口干而渴，喜寒恶热，苔黄，脉数者，为热邪内蕴证；呕吐清水痰涎，脘闷纳差，头晕心悸，苔白腻，脉滑者，为痰饮内阻证；呕吐多在食后精神受刺激时发作，吞酸，频频嗳气，平时多烦善怒，苔薄白，脉弦者，为肝气犯胃证。

虚证呕吐主症见病程较长，发病较缓，时作时止，吐出物不多，腐臭味不甚。饮食稍有不慎，呕吐即易发作，时作时止，纳差便溏，面色发白，倦怠乏力，舌淡苔薄，脉弱无力者，为脾胃虚寒证。

呕吐可见于西医学的急慢性胃炎、胃扩张、贲门痉挛、幽门痉挛、胃神经官能症、胆囊炎、胰腺炎等疾病。此外，如梅尼埃综合征、中毒、癔症、脑膜刺激征、颅内病变、头痛、高热、一些传染病等也可引起呕吐。

【适宜技术推荐】

方案一　针灸疗法

主穴：中脘、胃俞、内关、足三里。

配穴：寒吐者，加上脘、胃俞；热吐者，加合谷，并可用金津、玉液点刺出血；食滞者，加梁门、天枢；痰饮者，加膻中、丰隆；肝气犯胃者，加阳陵泉、太冲；脾胃虚寒者，加脾俞、胃俞；腹胀者，加天枢；肠鸣者，加脾俞、大肠俞；泛酸干呕者，加公孙。

操作：足三里平补平泻法，内关、中脘用泻法。虚寒者，可加用艾灸。呕吐发作时，可在内关穴行强刺激并持续运针 1 ～ 3 分钟，中病即止。

方案二　耳针疗法

选胃、贲门、食道、交感、神门、脾、肝等。每次取 3 ～ 4 穴，0.5 寸毫针刺，中等刺激；亦可用皮内针埋针，或压籽法。两耳交替，皮内针 2 天一换，压籽 3 天一换，中病即止。

方案三　穴位注射疗法

选穴参照毫针疗法，用维生素 B_1，或维生素 B_6，或胃复安（灭吐灵）注射液，每穴注射 0.5 ～ 1mL，每日或隔日 1 次，中病即止。

第五节 腹 痛

腹痛指胃脘以下，耻骨毛际以上，脐周四旁部位发生的疼痛症状而言，临床极为常见，可出现于多种脏腑疾患。腹部内有肝、胆、脾、肾、大肠、小肠、膀胱等脏腑，体表为足阳明、足少阳、足三阴经，以及冲、任、带脉所过，若外邪侵袭，或内有所伤，以致上述经脉气血受阻，或气血不足难以温养均能导致腹痛。

急性腹痛，发病急骤，痛势剧烈，伴发症状明显，多为实证。兼见腹痛暴急，喜温怕冷，腹胀肠鸣，大便自可或溏薄，四肢欠温，口不渴，小便清长，舌淡，苔白，脉沉紧者为寒邪内积证；腹痛拒按，胀满不舒，大便秘结或溏滞不爽，烦渴引饮，汗出，小便短赤，舌红，苔黄腻，脉濡数者为湿热壅滞证；脘腹胀闷或痛，攻窜痛，痛引少腹，得嗳气或矢气则腹痛酌减，遇恼怒则加剧，舌紫黯，或有瘀点，脉弦涩者为气滞血瘀证。

慢性腹痛，病程较长，腹痛缠绵，多为虚证，或虚实兼夹。兼见腹痛缠绵，时作时止，饥饿劳累后加剧，痛时喜按，大便溏薄，神疲怯冷，舌淡，苔薄白，脉沉细者为脾阳不振证。

腹痛多见于西医学内科、妇科、外科等疾病，而以消化系统和妇科病更为常见。

【适宜技术推荐】

方案一 针灸疗法

主穴：足三里、中脘、天枢、三阴交、太冲。

配穴：寒邪内积者，加神阙、公孙；湿热壅滞者，加配阴陵泉、内庭；气滞血瘀者，加曲泉、血海；脾阳不振者，加脾俞、胃俞、肾俞。

操作：太冲用泻法，其余主穴用平补平泻法。寒证可用艾灸。腹痛发作时，可持续强刺激足三里 1～3 分钟。每日 1 次，留针 20～30 分钟，10 次为 1 个疗程。

方案二 耳针疗法

选胃、小肠、大肠、肝、脾、交感、神门、皮质下等。每次取 2～4 穴，0.5 寸毫针刺，疼痛时用中、强刺激捻转，亦可用皮内针埋针法，或用压籽法。本法适用于急慢性肠炎引起的腹痛，中病即止。

方案三　穴位注射疗法

选天枢、足三里等穴。用异丙嗪和阿托品各 50mg 混合液，每穴注入 0.5mL 药液，每日 1 次，中病即止。

方案四　药熨药浴疗法

组成：乌药、荆芥、苍术、茜草、茵陈、蚕砂、松毛（松针）、樟树根、北大蒜、橘叶、椒目、乌豆、赤豆各等分。共研粗末。

加减：饮食内停腹痛者加枳实；血瘀腹痛者加红花、莪术；热结腹痛加黄连。

用法：取本散 200g，分两包炒热，以布袋盛之，趁热熨痛胀处，冷则再炒再熨，两包交替熨之，熨三四十遍后，再合并煎水熏洗患处，先熏后洗，每日熨熏洗各 1 次。本方能温经散寒，理气止痛，若能按证加减运用，疗效颇佳，通常 1 次见效，数次即获显效或痊愈。

第六节　胃脘痛

胃脘痛是一种以上腹部经常发生疼痛为主症的病证，常因饮食不节或精神刺激而发病，由于疼痛位近心窝部，古人又称"心痛""胃心痛""心腹痛""心下痛"等。中医学一般将胃脘痛分为实证和虚证两类。

实证胃脘痛主症见上腹胃脘部暴痛，痛势较剧，痛处拒按，饥时痛减，纳后痛增。兼见胃痛暴作，脘腹得温痛减，遇寒则痛增，恶寒喜暖，口不渴，喜热饮，或伴恶寒，苔薄白，脉弦紧者，为寒邪犯胃证；胃脘胀满疼痛，嗳腐吞酸，嘈杂不舒，呕吐或矢气后痛减，大便不爽，苔厚腻，脉滑者，为饮食停滞证；胃脘胀满，脘痛连胁，嗳气频频，吞酸，大便不畅，每因情志因素而诱发，心烦易怒，喜太息，苔薄白，脉弦者，为肝气犯胃证；胃痛拒按，痛有定处，食后痛甚，或有呕血便黑，舌质紫黯或有瘀斑，脉细涩者，为气滞血瘀证。

虚证胃脘痛主症见上腹胃脘部疼痛隐隐，痛处喜按，空腹痛甚，纳后痛减。兼见泛吐清水，喜暖，大便溏薄，神疲乏力，或手足不温，舌淡苔薄，脉虚弱或迟缓者，为脾胃虚寒证；胃脘灼热隐痛，似饥而不欲食，咽干口燥，大便干结，舌红少津，脉弦细或细数者，为胃阴不足证。

胃脘痛多见于西医学的急慢性胃炎、消化性溃疡、胃肠神经官能症、胃黏膜脱垂、胃痉挛等病。

【适宜技术推荐】

方案一　针灸疗法

主穴：足三里、内关、中脘。

配穴：寒邪犯胃者，加胃俞；饮食停滞者，加下脘、梁门；肝气犯胃者，加太冲；气滞血瘀者，加膈俞；脾胃虚寒者，加气海、关元、脾俞、胃俞；胃阴不足者，加三阴交、内庭。

操作：足三里用平补平泻法，疼痛发作时，持续行针 1～3 分钟，直到痛止或缓解。内关、中脘均用泻法。寒气凝滞、脾胃虚寒者，可用灸法。每日 1 次，留针 20～30 分钟，10 次为 1 个疗程。

方案二　穴位注射疗法

选中脘、足三里、肝俞、胃俞、脾俞等穴。每次选 2 穴，诸穴可交替使用。以黄芪、丹参或当归注射液，每穴注入药液 1mL，每日或隔日 1 次。

方案三　耳针疗法

选胃、肝、脾、神门、交感、十二指肠等。每次 3～4 穴，0.5 寸毫针刺，用中等强度，或用皮内针埋针，或用压籽法。两耳交替，皮内针 2 天一换，压籽 3 天一换，中病即止。

方案四　推拿疗法

胃脘部操作方法：患者仰卧位，医者坐于患者右侧，先用轻快的一指禅推法、摩法在胃脘部治疗，使热量渗透于胃腑；然后按揉中脘、气海、天枢等穴，同时配合按揉足三里，时间约 10 分钟。背部操作方法：患者俯卧位，医者用一指禅推法，从背部脊柱两旁沿膀胱经顺序而下至三焦俞，往返 4～5 次；然后用较重的按揉法施于膈俞、肝俞、脾俞、胃俞、三焦俞，时间约 5 分钟；再沿膀胱经背部循行线自上而下施擦法，以透热为度。肩臂及胁部操作方法：患者取坐位，拿肩井循臂而下，在手三里、内关、合谷等穴做较强的揉按刺激；然后搓肩臂使经络通畅；再搓抹其两胁，由上而下往返数次。

第七节　泄　泻

泄泻亦称"腹泻"，是指排便次数增多，粪便稀薄，或泻出如水样。古人将大便溏薄者称为"泄"，大便如水注者称为"泻"。本病一年四季均可发生，但以夏秋两季多见。

泄泻可见于多种疾病，临床可大概分为急性泄泻和慢性泄泻两类。

急性泄泻主症见发病势急，病程短，大便次数显著增多，小便减少。兼见大便清稀，水谷相混，肠鸣胀痛，口不渴，身寒喜温，舌淡，苔白滑，脉迟者，为感受寒湿之邪；便稀有黏液，肛门灼热，腹痛，口渴喜冷饮，小便短赤，舌红，苔黄腻，脉濡数者，为感受湿热之邪；腹痛肠鸣，大便恶臭，泻后痛减，伴有未消化的食物，嗳腐吞酸，不思饮食，舌苔垢浊或厚腻，脉滑者，为饮食停滞。

慢性泄泻主症见发病势缓，病程较长，多由急性泄泻演变而来，泄泻次数较少。兼见大便溏薄，腹胀肠鸣，面色萎黄，神疲肢软，舌淡苔薄，脉细弱者，为脾虚；嗳气食少，腹痛泄泻与情志有关，伴有胸胁胀闷，舌淡红，脉弦者，为肝郁；黎明之前腹中微痛，肠鸣即泻，泻后痛减，形寒肢冷，腰膝酸软，舌淡苔白，脉沉细者，为肾虚。

泄泻多见于西医学的急慢性胃肠炎、胃肠功能紊乱、过敏性肠炎、溃疡性结肠炎、肠结核等。

【适宜技术推荐】

方案一　针灸疗法

1. 急性泄泻

主穴：天枢、上巨虚、阴陵泉、水分。

配穴：寒湿者，加神阙，灸法；湿热者，加内庭；食滞者，加中脘。

操作：毫针泻法。神阙可用隔姜灸。中病即止。

2. 慢性泄泻

主穴：神阙、天枢、足三里、公孙。

配穴：脾虚者，加脾俞、太白；肝郁者，加太冲；肾虚者，加肾俞、命门。

操作：神阙用灸法；天枢用平补平泻法；足三里、公孙用补法。每日1次，留针20～30分钟，10次为1个疗程。

方案二　穴位注射疗法

选天枢、上巨虚等穴。用维生素B_1、维生素B_6注射液，每穴每次注射0.5～1mL，每日或隔日1次。6次为1个疗程，中间休息2天，进行下一疗程。

方案三　耳针疗法

选大肠、胃、脾、肝、肾、交感等。每次取3～4穴，0.5寸毫针刺，中等刺激，每日1次，10次为1个疗程。亦可用皮内针埋针，或用压籽法。两耳交替，皮内针2天一换，压籽3天一换，中病即止。

第八节 头 痛

头痛是指以患者自觉头部疼痛为主要临床表现的一类病证，也可以作为一个常见症状，发生在多种急慢性疾病中，如脑及眼、口鼻等头面部病变和许多全身性疾病均可出现头痛。临床上将头痛剧烈、反复发作、经久不愈者称为"头风"。

头痛病因复杂，涉及面很广，中医临床辨证应首先区分外感与内伤。

外感头痛连及项背，发病较急，痛无休止，外感表证明显。兼恶风畏寒，口不渴，为风寒头痛；兼头痛而胀，发热，口渴欲饮，小便黄，为风热头痛；兼头痛如裹，肢体困重，苔白腻，脉濡，为风湿头痛。

内伤头痛发病较缓，多伴头晕，痛势绵绵，时作时休，遇劳累或情志刺激而发作、加重。头胀痛，目眩，心烦易怒，面赤口苦，舌红苔黄，脉弦数，为肝阳头痛；头痛兼头晕，耳鸣，腰膝酸软，神疲乏力，遗精，为肾虚头痛；头部空痛兼头晕，神疲无力，面色无华，劳则加重，舌淡脉细，为血虚头痛；头痛昏蒙，脘腹痞满，呕吐痰涎，苔白腻，脉滑，为痰浊头痛；头痛迁延日久，或头部有外伤史，痛处固定不移，痛如锥刺，舌黯，脉细涩，为血瘀头痛。

头痛可见于西医学的内、外、神经、五官等各科疾病中，常见于高血压、偏头痛、丛集性头痛、紧张性头痛、感染性发热、脑外伤、青光眼、鼻窦炎、中耳炎等疾病。

【适宜技术推荐】

方案一 针灸疗法

主穴：列缺、百会、太阳、风池、头维。

配穴：阳明头痛，加印堂、攒竹、合谷、内庭；少阳头痛，加率谷、外关、足临泣；太阳头痛，加天柱、后溪、申脉；厥阴头痛，加四神聪、太冲、内关。风寒头痛，加风门；风热头痛，加曲池、大椎；风湿头痛，加阴陵泉；肝阳头痛，加太冲、太溪、侠溪；痰浊头痛，加太阳、丰隆、阴陵泉；血瘀头痛，加阿是穴、血海、膈俞、内关；血虚头痛，加三阴交、肝俞、脾俞；肾虚头痛，加太溪、肾俞、悬钟。

操作：毫针刺，实证用泻法，虚证用补法。风门拔罐或艾灸；大椎点刺出血。

针刺风池时，针尖呈水平位刺入 1 寸，施捻转、提插手法至患者前额有麻刺感；太阳穴可用针刺法，也可用刺络出血法。每日 1 次，留针 20 ～ 30 分钟，10 次为 1 个疗程。

方案二　耳针疗法

选枕、额、脑、神门为主穴，酌配皮质下、脑干、枕、肾、肝、胆等。0.5 寸毫针刺，或皮内针埋针，或用压籽法。头痛发作时用强刺激，间歇行针，保持较强针感，每日 1 ～ 2 次，每次取 2 个主穴，3 个配穴，10 ～ 15 次为 1 个疗程。皮内针 2 天一换，压籽 3 天一换，两耳交替，中病即止。对于顽固性头痛可在耳背静脉点刺出血。

方案三　穴位注射疗法

选风池、天柱、太阳、丝竹空、阳白、攒竹等穴，选用当归、天麻等中药注射剂或维生素 B_{12}、泼尼松龙、利多卡因、普鲁卡因等。每次选用 1 ～ 2 对穴，进针 0.3 ～ 0.5cm，回抽无血，每穴可注药液 0.5mL，使局部有酸胀感。每日或隔日 1 次，10 ～ 15 次为 1 个疗程，适用于顽固性头痛。

方案四　放血疗法

选太阳、阳白、曲泽、委中、腰 1 至骶 4 夹脊。每次选 1 ～ 3 穴，常规消毒后，用三棱针在瘀血络脉处，迅速刺入 0.5 ～ 1cm，使自然出血，待血止后，加拔火罐，留罐 10 ～ 20 分钟。罐痕消失后进行下一次，3 次为 1 个疗程。

第九节　面　瘫

面瘫是以口眼向一侧㖞斜为主症的病证，又称为"口眼㖞斜"。本病可发生于任何年龄阶段，无明显的季节性，多发病急速，以一侧面部发病多见。中医学认为，手、足阳经均上头面部，当病邪阻滞面部经络，尤其是手太阳和足阳明经筋功能失调，可导致面瘫的发生。

本病常急性发作，患者多在睡眠醒来时，发现一侧面部肌肉板滞、麻木、瘫痪，额纹消失，眼裂变大，露睛流泪，鼻唇沟变浅，口角下垂，㖞向健侧，病侧不能皱眉、蹙额、闭目、露齿、鼓颊；部分患者初起时有耳后疼痛，还可出现患侧舌前 2/3 味觉减退或消失，听觉过敏等症。部分患者病程迁延日久，可因瘫痪肌肉出现挛缩，口角反牵向患侧，甚则出现面肌痉挛，形成"倒错"现象。兼见面部有受凉史，舌淡苔薄白，为风寒证；继发于感冒发热，舌红，苔黄腻，为风热证。

本病相当于西医学的周围性面神经麻痹，亦称为面神经炎，最常见于贝尔麻痹。

【适宜技术推荐】

方案一　针灸疗法

主穴：攒竹、鱼腰、阳白、四白、颧髎、颊车、地仓、合谷、太冲。

配穴：风寒证加风池；风热证加曲池；恢复期加足三里；人中沟㖞斜加水沟；鼻唇沟浅加迎香。

操作：面部腧穴均行平补平泻法，恢复期可加灸法。在急性期，面部穴位手法不宜过重，肢体远端的腧穴行泻法且手法宜重；在恢复期，肢体远端的足三里施行补法，合谷、太冲行平补平泻法。每日1次，留针20～30分钟，10次为1个疗程。

方案二　电针疗法

选太阳、阳白、地仓、颊车等穴，接通电针仪，通电10～20分钟，强度以患者面部肌肉微见跳动而能耐受为度。如通电后，见牙齿咬嚼者，为针刺过深，刺中咬肌所致，应调整针刺的深度。10～15次为1个疗程。适用于恢复期。

方案三　皮肤针疗法

用皮肤针叩刺阳白、颧髎、地仓、颊车等穴，以局部潮红为度，每日或隔日1次，10～15次为1个疗程。适用于恢复期。

方案四　放血疗法

用三棱针点刺阳白、颧髎、地仓、颊车等穴，拔罐，每周2次，6次为1个疗程。适用于恢复期。

方案五　穴位贴敷疗法

选太阳、阳白、颧髎、地仓、颊车等穴，将马钱子锉成粉末1～2分，撒于胶布上，然后贴于穴位处，5～7日换药1次。或用蓖麻仁捣烂加少许灵猫香，取绿豆粒大一团，贴敷穴位上，每隔3～5日更换1次。注意：本法治疗可能会出现局部色素沉着，贴敷前需向患者说明，并征得患者同意。或用白附子研细末，加少许冰片做成饼状，贴敷穴位，每日1次，中病即止。

方案六　推拿疗法

患者取坐位或仰卧位，医者在患侧，用一指禅推法自印堂、阳白、睛明、四白、迎香、下关、颊车、地仓穴往返治疗，并可用揉法或按法先患侧后健侧，配合搓擦法治疗，但在施手法时需防止颜面部破皮。患者取坐位，医生站于患者背后，用一指禅推法施于风池及项部，随后拿风池、合谷穴结束治疗。每日1次，10次为1个疗程。

第十节　面　痛

面痛是以眼、面颊部出现阵发性短暂性剧烈的放射样、烧灼样抽掣疼痛为主症的疾病，又称"面风痛""面颊痛"，多发于 40 岁以上中年患者，女性多于男性，以右侧面部为主。中医学认为，面部主要归手、足三阳经所主，内、外诸多因素使面部手、足阳明及手、足太阳经脉的气血阻滞，不通则痛，导致本病。

本病主症见面部疼痛突然发作，呈闪电样、刀割、针刺、电灼样剧烈疼痛，持续数秒到数分钟，发作次数不定，间歇期无症状。痛时面部肌肉抽搐，伴面部潮红、流泪、流涎、流涕等，常因说话、吞咽、刷牙、洗脸、冷刺激、情绪变化等诱发。中医学认为，眼部痛，主要属足太阳经病证；上颌、下颌部痛，主要属手、足阳明和手太阳经病证；兼见面部有感受风寒史，遇寒则甚，得热则轻，鼻流清涕，苔白，脉浮者，为风寒证；痛处有灼热感，流涎，目赤流泪，苔薄黄，脉数者，为风热证；有外伤史，或病变日久，情志变化可诱发，舌黯或有瘀斑，脉细涩者，为气血瘀滞。

本病相当于西医学的三叉神经痛（一般可分为原发性和继发性两种），是临床上最典型的神经痛。三叉神经分眼支、上颌支和下颌支。三叉神经痛的患者以上颌支、下颌支同时发病者最多。

【适宜技术推荐】

方案一　针灸疗法

主穴：攒竹、四白、下关、地仓、合谷、风池。

配穴：眼部痛者，加丝竹空、阳白、外关；上颌部痛者，加颧髎、迎香；下颌部痛者，加承浆、颊车、翳风、内庭；风寒证者，加列缺；风热证者，曲池、尺泽；气血瘀滞者，加太冲、三阴交。

操作：毫针泻法。针刺时宜先取远端穴。每日 1 次，留针 20 ～ 30 分钟，10 次为 1 个疗程。

方案二　耳针疗法

选同侧耳穴面颊、颌、额、神门等。0.5 寸毫针刺法，或用皮内针埋针法，症状消失后，继续治疗 3 天。

方案三　放血疗法

选颊车、地仓、颧髎等穴，用三棱针点刺，而后行闪罐法，隔日 1 次，症状消失后，继续治疗 1 ～ 2 次。

方案四　皮内针疗法

在面部寻找扳机点，将揿针刺入，外以胶布固定，埋藏 2 ～ 3 天，更换揿针。

第十一节　眩　晕

眩晕是自觉头晕眼花、视物旋转动摇的一种症状。有经常性与发作性的不同。轻者发作短暂，平卧闭目片刻即安；重者如乘坐舟车，旋转起伏不定，以致难于站立，恶心呕吐；或时轻时重，兼见他证而迁延不愈，反复发作。

中医辨证本病一般分为实证与虚证两大类型，其主症见头晕目眩，泛泛欲吐，甚则昏眩欲仆。兼见急躁易怒，口苦，耳鸣，舌红，苔黄，脉弦，为肝阳上亢证；头重如裹，胸闷恶心，神疲困倦，舌胖苔白腻，脉濡滑，为痰湿中阻证；耳鸣，腰膝酸软，遗精，舌淡，脉沉细，为肾精亏损证；神疲乏力，面色苍白，舌淡，脉细，为气血两虚证。

眩晕见于西医学的高血压、低血压、低血糖、脑动脉硬化、椎 – 基底动脉供血不足、贫血、神经衰弱、耳源性眩晕、晕动病等疾病。

【适宜技术推荐】

方案一　针灸疗法

1. 实证

主穴：风池、囟会、百会、内关、太冲。

配穴：肝阳上亢者，加行间、侠溪、太溪；痰湿中阻者，加头维、丰隆、中脘、阴陵泉。

操作：毫针泻法。每日 1 次，留针 20 ～ 30 分钟，10 次为 1 个疗程。

2. 虚证

主穴：风池、上星、百会、肝俞、肾俞、足三里。

配穴：气血两虚者，加气海、脾俞、胃俞；肾精亏虚者，加太溪、悬钟、三阴交。

操作：风池、上星、百会用平补平泻法，肝俞、肾俞、足三里用补法。每日 1 次，留针 20 ～ 30 分钟，10 ～ 15 次为 1 个疗程。

方案二　头针疗法

选顶中线，沿头皮刺入，快速捻转，每日 1 次，每次留针 30 分钟，10 次为 1 个疗程。

方案三　耳针疗法

选肾上腺、皮质下、额等。肝阳上亢者，加肝、胆；痰湿中阻者，加脾；气血两虚者，加脾、胃；肾精亏虚者，加肾、脑。0.5 寸毫针刺，或用压籽法。毫针每日 1 次，10 次为 1 个疗程；皮内针 2 天一换，压籽 3 天一换，两耳交替，中病即止。

方案四　皮肤针疗法

选穴从大椎穴开始沿脊柱旁开 1.5 寸，至关元俞处，两侧同时使用。常规消毒后，用皮肤针从上向下叩打皮肤至潮红为度，每日或隔日 1 次，10 次为 1 个疗程。

第十二节　阳　痿

阳痿是指青壮年男子，由于虚损、惊恐或湿热等原因，使宗筋失养而弛纵，引起阴茎痿弱不举，或临房举而不坚，无法正常完成房事的病证，又称为"阴痿""阳事不举""筋痿""阴器不用"等。

本病以阳事不举，不能进行正常性生活为主症。阴茎勃起困难，时有滑精，头晕耳鸣，心悸气短，面色苍白，腰酸乏力，畏寒肢冷，舌淡白，脉细弱，为虚证；阴茎勃起不坚，时间短暂，每多早泄，阴囊潮湿、臊臭，小便黄赤，舌苔黄腻，脉濡数，为实证。

本病相当于西医学中的勃起功能障碍或神经衰弱和某些慢性疾病表现以阳痿为主者。

【适宜技术推荐】

方案一　针灸疗法

主穴：关元、大赫、肾俞、三阴交。

配穴：肾阳不足者，加命门；肾阴亏虚者，加太溪、复溜；心脾两虚者，加心俞、脾俞、足三里；惊恐伤肾者，加志室、胆俞；湿热下注者，加会阴、阴陵泉；

气滞血瘀者，加太冲、血海、膈俞。失眠或多梦者，加内关、神门、心俞；食欲不振者，加中脘、足三里；腰膝酸软者，加命门、阳陵泉。

操作：主穴用毫针补法，亦可用灸。配穴按照虚补实泻法操作。每日1次，留针20～30分钟，10次为1个疗程。

方案二　耳针疗法

选肾、肝、心、脾、外生殖器、神门、内分泌、皮质下等。每次以3～5穴，0.5寸毫针针刺施以弱刺激，每日1次，10次为1个疗程。或用皮内针埋针，或用压籽法，皮内针2天一换，压籽3天一换，两耳交替，中病即止。

方案三　药浴疗法

组成：蛇床子、韭菜子各30g，胡芦巴、肉桂、丁香各15g。

用法：将上述药物加水4000mL，浸泡半小时后，水煎至2500mL。先熏后浸泡阴囊，每晚睡前1次，每次20～30分钟，每剂药夏天使用2天，冬季可使用4～5天。10天为1个疗程，连续3～4个疗程。

第十三节　癃　闭

癃闭是指排尿困难，点滴而下，甚至小便闭塞不通的一种疾患。"癃"是指小便不利，点滴而下，病势较缓；"闭"是指小便点滴不通，欲溲不下，病势较急。癃与闭虽有区别，但都是指排尿困难，只是程度上有所不同，故常合称癃闭。

癃闭中医辨证一般分为虚、实两证。

发病急，小便闭塞不通，努责无效，小腹胀急而痛，烦躁口渴，舌质红，苔黄腻，辨为实证。若兼见口渴不欲饮，或大便不畅，舌红，苔黄腻，脉数者，为湿热内蕴证；呼吸急促，咽干咳嗽，舌红苔黄，脉数者，为肺热壅盛证；多烦善怒，胁腹胀满，舌红，苔黄，脉弦者，为肝郁气滞证；有外伤或损伤病史，小腹满痛，舌紫黯或有瘀点，脉涩者，为瘀血阻滞证。

发病缓，小便淋漓不爽，排出无力，甚则点滴不通，精神疲惫，舌质淡，脉沉细而弱，辨为虚证。若兼见气短纳差，大便不坚，小腹坠胀，舌淡苔白，脉细弱者，为脾虚气弱证；若面色苍白，神气怯弱，腰膝酸软，畏寒乏力，舌淡苔白，脉沉细无力者，为肾阳虚证。

癃闭可见于西医学的膀胱、尿道器质性和功能性病变，以及前列腺疾患等所造成的排尿困难和尿潴留。

【适宜技术推荐】

方案一　针灸疗法

1. 实证

主穴：中极、膀胱俞、秩边、委阳、三阴交。

配穴：肺热壅盛者，加尺泽；肝郁气滞者，加太冲、大敦；瘀血阻滞者，加曲骨、次髎、血海。

操作：毫针泻法。秩边穴用芒针深刺 2.5 ～ 3 寸，以针感向会阴部放射为度。针刺中极等下腹部穴位之前，应首先叩诊，检查膀胱的膨胀程度，以便决定针刺的方向、角度和深浅，不能直刺者，可向下斜刺或透刺，使针感能到达会阴并引起小腹收缩、抽动为佳。每日 1 ～ 3 次，10 次为 1 个疗程。

2. 虚证

主穴：关元、气海、水道、脾俞、三焦俞、肾俞、秩边、委阳、复溜。

操作：秩边用泻法，操作同上。其余主穴用毫针补法。亦可用温针灸，每日 1 ～ 2 次，10 ～ 15 次为 1 个疗程。

方案二　耳针疗法

选肾、膀胱、肺、肝、脾、三焦、交感、神门、皮质下、腰骶椎等。每次选 3 ～ 5 穴，0.5 寸毫针用中强刺激，或用皮内针埋针，或用压籽法。

方案三　电针疗法

选用双侧维道穴，毫针沿皮刺，针尖向曲骨透刺 2 ～ 3 分，接通电针仪，持续刺激 15 ～ 30 分钟。

方案四　穴位敷贴疗法

选神阙穴。用葱白、冰片、田螺或鲜青蒿、甘草、甘遂各适量，混合捣烂后敷于脐部，外用纱布固定，加热敷，中病即止。

方案五　取嚏或探吐疗法

用消毒棉签，向鼻中取嚏或喉中探吐，也可用皂角粉末 0.3 ～ 0.6g，吹鼻取嚏。此法能开肺气，举中气而通下焦之气。

方案六　药浴疗法

组成：皂荚 90g，葱头 90g，王不留行 90g。

用法：加水 2000mL。水煎取汁 1000mL。滤取药液，坐浴，每次 30 分钟。

第十四节　惊悸、怔忡

惊悸、怔忡是指患者自觉心中悸动，惊惕不安，甚则不能自主的一类病证。本病证可见于多种疾病，常与失眠、健忘、眩晕、耳鸣等并存。惊悸发病，多与情绪有关，可由骤遇惊恐，忧思恼怒，悲哀过极或过度紧张而诱发，多为阵发性，病来虽速，病情较轻，实证居多，病势轻浅，可自行缓解，不发时如常人。怔忡多由久病体虚、心脏受损所致，无精神因素亦可发生，常持续心悸，心中惕惕，不能自控，活动后加重，病情较重，多属虚证，或虚中夹实，病来虽渐，不发时亦可见脏腑虚损症状。惊悸日久不愈，亦可形成怔忡。

惊悸、怔忡的表现：自觉心跳心慌，时作时息，并有善惊易恐，坐卧不安，甚则不能自主。兼见气短神疲，惊悸不安，舌淡苔薄，脉细数，为心胆虚怯证；头晕目眩，纳差乏力，失眠多梦，舌淡，脉细弱，为心脾两虚证；心烦少寐，头晕目眩，耳鸣腰酸，遗精盗汗，舌红，脉细数，为阴虚火旺证；胸闷气短，形寒肢冷，下肢浮肿，舌淡，脉沉细，为水气凌心证；心痛时作，气短乏力，胸闷，咳痰，舌黯，脉沉细或结代，为心脉瘀阻证。

西医学中心脏的某些器质性或功能性疾病，如冠心病、风湿性心脏病、高血压性心脏病、肺源性心脏病、各种心律失常、心神经官能症，以及贫血、低血钾症等，均可参照本节治疗。

【适宜技术推荐】

方案一　针灸疗法

主穴：神门、郄门、内关、巨阙、厥阴俞。

配穴：心胆虚怯者，加胆俞；心脾两虚者，加脾俞、足三里；阴虚火旺者，加肾俞、太溪；水气凌心者，加膻中、气海；心脉瘀阻者，加膻中、膈俞；善惊者，加大陵；多汗者，加膏肓；烦热者，加劳宫；耳鸣者，加中渚、太溪；浮肿者，加水分、中极。

操作：毫针平补平泻法。每日 1 次，留针 20 ～ 30 分钟，10 次为 1 个疗程。

方案二　耳针疗法

选交感、神门、心、脾、肝、胆、肾等，0.5 寸毫针用轻刺激。亦可用皮内针埋针，或用压籽法。两耳交替，皮内针 2 天一换，压籽 3 天一换，5 次为 1 个疗程。

方案三　穴位注射疗法

选穴参照毫针疗法，用丹参注射液，或当归注射液，每穴注射 0.5mL，隔日 1 次，5 次为 1 个疗程。

第十五节　失　眠

失眠又称"目不瞑""不寐""不得卧"等，是以经常不能获得正常睡眠，或入睡困难，或睡眠时间不足，或睡眠不深，严重者彻夜不眠为特征的病证。失眠是临床常见病证之一，虽不属于危重疾病，但常妨碍人们正常生活、工作、学习和健康，并能加重或诱发心悸、胸痹、眩晕、头痛、中风等病证。顽固性的失眠，给患者带来长期的痛苦，甚至形成对药物的依赖。

失眠的主症为经常不易入睡，或寐而易醒，甚则彻夜不眠。兼情志波动，急躁易怒，头晕头痛，胸胁胀满，舌红，脉弦，为肝阳上亢证；心悸健忘，面色无华，易出汗，纳差倦怠，舌淡，脉细弱，为心脾两虚证；头晕耳鸣，腰膝酸软，五心烦热，遗精盗汗，舌红，脉细数，为心肾不交证；心悸多梦，善惊恐，多疑善虑，舌淡，脉弦细，为心胆气虚证；脘闷噫气，嗳腐吞酸，心烦口苦，苔厚腻，脉滑数，为脾胃不和证。

西医学中神经官能症、神经衰弱、更年期综合征等以失眠为主要临床表现时可参考本节内容辨证论治。

【适宜技术推荐】

方案一　针灸疗法

主穴：四神聪、印堂、神门、三阴交、照海、申脉。

配穴：肝阳上亢者，加行间、侠溪；心脾两虚者，加心俞、脾俞、足三里；心肾不交者，加太溪、水泉、心俞、肾俞；心胆气虚者，加丘墟、心俞、内关；脾胃不和者，加太白、公孙、内关、足三里。

操作：神门、三阴交、印堂、四神聪，用平补平泻法；对于较重的不寐患者，四神聪可留针过夜；照海用补法，申脉用泻法。每日 1 次，留针 20～30 分钟，10 次为 1 个疗程。

方案二　耳针疗法

选皮质下、心、肾、肝、神门、垂前、耳背心等。0.5 寸毫针刺，或皮内针埋针，或用压籽法。两耳交替，毫针每日 1 次，皮内针 2 天一换，压籽 3 天一换，中病即止。

方案三　皮肤针疗法

督脉背腰部段和足太阳膀胱经背部第一侧线，用皮肤针自上而下叩刺，叩至皮肤潮红为度，每日 1 次，10 ～ 15 次为 1 个疗程。

方案四　电针疗法

选四神聪、太阳穴毫针刺，得气后接通电针仪，用较低频率，每次刺激 30 分钟，每日 1 次，10 次为 1 个疗程。

方案五　拔罐疗法

督脉背腰部段和足太阳膀胱经背部第一侧线，用火罐自上而下行走罐，以背部潮红为度，隔日 1 次，5 次为 1 个疗程。

方案六　推拿疗法

患者坐位或仰卧位。医者行一指禅"小∞字"和"大∞字"推法，反复分推 3 ～ 5 遍。继之指按、指揉印堂、攒竹、睛明、鱼腰、太阳、神庭、角孙、百会等，每穴 1 分钟；结合抹前额 3 ～ 5 遍；从前额发际处拿至风池穴处，做五指拿法，反复 3 ～ 5 遍。行双手扫散法，约 1 分钟；指尖击前额部至头顶，反复 3 ～ 6 遍。掌颤神阙，小振幅，高频率，轻柔而有规律，1 ～ 2 分钟。患者俯卧位，医者用揉法、㨰法在患者背部、腰部操作，重点治疗心俞、肝俞、脾俞、胃俞、肾俞、命门等部位，时间约 5 分钟。自下而上捏脊，3 ～ 4 遍。自上而下掌推背部督脉，3 ～ 4 遍。

方案七　药浴疗法

组成：黄连 10g、磁石 30g、夜交藤 12g、菊花 15g、龙齿 30g。

用法：每晚睡前煎取药液浸足 15 ～ 20 分钟。

第十六节　郁　证

郁证是以心情抑郁、情绪不宁、胸部满闷、胁肋胀满，或易怒易哭，或咽中如有异物梗塞等为主症的一类病证。本病是内科常见的病证，近年来随着现代社会的竞争和精神压力的增大，发病率不断上升。

郁证主症见精神抑郁，善忧，情绪不宁或易怒易哭。兼见胸胁胀满，脘闷嗳气，不思饮食，大便不调，脉弦，为肝气郁结证；性情急躁易怒，口苦而干，或头痛、目赤、耳鸣，或嘈杂吐酸，大便秘结，舌红，苔黄，脉弦数，为气郁化火证；咽中如有物梗塞，吞之不下，咯之不出，苔白腻，脉弦滑，为痰气郁结证（梅核气）；精神恍惚，心神不宁，多疑易惊，悲忧善哭，喜怒无常，或时时欠伸，或手舞足蹈等，舌淡，脉弦，为心神惑乱证（脏躁）；多思善疑，头晕神疲，心悸胆怯，失眠健忘，纳差，面色无华，舌淡，脉细，为心脾两虚证；眩晕耳鸣，目干畏光，心悸不安，五心烦热，盗汗，口咽干燥，舌干少津，脉细数，为肝肾亏虚证。

根据郁证的临床表现及其以情志内伤为致病原因的特点，主要见于西医学的神经衰弱、癔症及焦虑症等。另外，也见于更年期综合征及反应性精神病。当这些疾病出现郁证的临床表现时，可参考本节辨证论治。

【适宜技术推荐】

方案一　针灸疗法

主穴：水沟、内关、神门、太冲、阳白、陶道、百会。

配穴：肝气郁结者，加曲泉、膻中、期门；气郁化火者，加行间、侠溪、外关；痰气郁结者，加丰隆、阴陵泉、天突、廉泉；心神惑乱者，加通里、心俞、三阴交、太溪；心脾两虚者，加心俞、脾俞、足三里、三阴交；肝肾亏虚者，加太溪、三阴交、肝俞、肾俞。

操作：水沟用毫针行雀啄法（以1寸毫针向鼻中隔方向斜刺0.5～0.8寸，单向捻转，滞针后行提插法），以眼球湿润为佳；神门用平补平泻法；内关、太冲用泻法。每日1次，10～15次为1个疗程。

方案二　耳针疗法

选神门、心、脑、交感、肝、脾、内分泌、皮质下等。0.5寸毫针刺，或皮内针埋针，或用压籽法。两耳交替，毫针每日1次，皮内针2天一换，压籽3天一换，中病即止。

方案三　穴位注射疗法

选风池、内关等穴。用丹参注射液，每穴每次0.3～0.5mL，每日1次，15次为1个疗程。

方案四　药浴疗法

组成：生地黄15g、杜仲10g、桑寄生30g、何首乌30g、五味子15g、淫羊藿10g、生甘草15g。

用法：取上药加水煎煮30分钟，去渣，取药液，趁热浸浴，水温在40℃左右，每日治疗1次。

第十七节　痴　呆

痴呆又称呆病，是以呆傻愚笨为主要临床表现的一种神志疾病。痴呆有从幼年起病者，多渐成白痴之证；也有因老年精气不足，发为呆痴之证；或由精神因素及外伤、中毒引起者。近年来我国人民平均寿命明显延长，老年人在人口构成中所占比例逐渐增高，今后本病的发生率必将增高。本病属疑难病证，中医药治疗具有一定疗效，尤其是近几年来，对本病开展了前瞻性多途径临床研究，疗效有较大提高。

本病主症轻者可见寡言少语，反应迟钝，善忘等症；重则表现为神情淡漠，终日不语，哭笑无常，分辨不清昼夜，外出不知归途，不欲食，不知饥，二便失禁等，生活不能自理。兼见头晕耳鸣，怠惰思卧，智能下降，神情呆滞愚笨，记忆、判断力降低，或半身不遂，肢体不用，步履艰难，语言謇涩，齿枯发落，骨软萎弱，舌瘦质淡红，脉沉细尺弱者，为肝肾不足，髓海空虚；表情呆滞，智力衰退，或哭笑无常，倦怠思卧，不思饮食，脘腹胀满，口多涎沫，头重如裹，舌淡苔白腻，脉濡滑者，为痰浊阻窍；神情呆滞，智力减退，语言颠倒，善忘易惊恐，思维异常，行为怪僻，口干不欲饮，或肢体麻木不遂，肌肤甲错，皮肤晦暗，舌质黯或有瘀点，脉细涩者，为瘀血阻络。

本病相当于西医学的痴呆综合征，包括阿尔茨海默病、血管性痴呆、脑积水、脑肿瘤、麻痹性痴呆、中毒性脑病等，但不包括老年抑郁症、老年精神病。当上述疾病出现类似本节的证候者，可参考本节进行辨证论治。

【适宜技术推荐】

方案一　针灸疗法

主穴：印堂、四神聪透百会、神庭透上星、风池、合谷、悬钟、太溪、太冲。

配穴：肝肾不足者，加肝俞、肾俞；痰浊阻窍者，加丰隆、中脘、足三里；瘀血阻络者，加内关、膈俞。

操作：合谷、太冲用泻法，太溪、悬钟用补法，余穴用平补平泻法，头部穴位间歇捻转行针，或加用电针。每日1次，留针20～30分钟，10～15次为1个疗程。

方案二　头针疗法

选顶中线、顶颞前斜线、顶颞后斜线等，将 2 寸长毫针刺入帽状腱膜下，快速行针，使局部有热感，或用电针刺激，留针 30 ～ 40 分钟，每日 1 次，10 ～ 15 次为 1 个疗程。

方案三　耳针疗法

选皮质下、额、枕、颞、心、肝、肾、内分泌、神门等，每次选 2 ～ 4 穴，0.5 寸毫针刺，用轻刺激，或用压籽法。

第十八节　中　风

中风是以突然晕倒，不省人事，伴口角㖞斜，语言不利，半身不遂，或不经昏仆仅以口㖞、半身不遂为临床主症的疾病。

中风的中医辨证一般分为中经络和中脏腑。

中经络主症见半身不遂，舌强语謇，口角㖞斜。兼见面红目赤，眩晕头痛，心烦易怒，口苦咽干，便秘尿黄，舌红或绛，苔黄或燥，脉弦有力，为肝阳暴亢证；肢体麻木或手足拘急，头晕目眩，苔白腻或黄腻，脉弦滑，为风痰阻络证；口黏痰多，腹胀便秘，舌红，苔黄腻或灰黑，脉弦滑大，为痰热腑实证；肢体软弱，偏身麻木，手足肿胀，面色淡白，气短乏力，心悸自汗，舌黯，苔白腻，脉细涩，为气虚血瘀证；肢体麻木，心烦失眠，眩晕耳鸣，手足拘挛或蠕动，舌红，苔少，脉细数，为阴虚风动证。

中脏腑主症见神志恍惚，迷蒙，嗜睡，或昏睡，甚者昏迷，半身不遂。兼见牙关紧闭，口噤不开，肢体强痉，为闭证；面色苍白，瞳仁散大，手撒口开，二便失禁，气息短促，多汗腹凉，脉散或微，为脱证。

西医学的急性脑血管病，如脑梗死、脑出血、脑栓塞、蛛网膜下腔出血等属本病范畴。

【适宜技术推荐】

方案一　针灸疗法

1. 中经络

主穴：水沟、极泉、内关、尺泽、三阴交、委中。

配穴：肝阳暴亢加太冲、太溪；风痰阻络加丰隆、合谷；痰热腑实加曲池、内庭、丰隆；气虚血瘀加足三里、气海；阴虚风动加太溪、风池；口角㖞斜加颊车、牵正、下关、地仓、合谷、内庭、太冲；上肢不遂加肩髃、曲池、手三里、外关、合谷、阳池、后溪；下肢不遂加环跳、风市、阳陵泉、阴陵泉、足三里、悬钟、解溪、昆仑；头晕加风池、完骨、天柱；足内翻加丘墟透照海；便秘加水道、归来、丰隆、支沟；复视加风池、天柱、睛明、球后；尿失禁、尿潴留加中极、曲骨、关元；语言謇涩加哑门、廉泉、通里；肌肤不仁加局部皮部皮肤针叩刺。

操作：内关用泻法；水沟用雀啄法以眼球湿润为佳；刺三阴交时，沿胫骨内侧缘与皮肤成45°向后刺入，使针尖刺到三阴交穴，用补法；刺极泉时，在标准位置下2寸心经上取穴，避开腋毛，直刺进针，用提插泻法，以患者上肢有麻胀和抽动感为度；尺泽、委中直刺，使肢体有抽动感。每日1次，10～15次为1个疗程。

2. 中脏腑

主穴：水沟、内关。

配穴：闭证加十二井穴、太冲、合谷；脱证加关元、气海、神阙。

操作：内关、水沟同前。十二井穴用三棱针点刺出血；太冲、合谷用泻法，强刺激。关元、气海用大艾炷灸法，神阙用隔盐灸法，直至四肢转温为止。

方案二　头针疗法

选顶颞前斜线、顶旁一线及顶旁二线等，毫针平刺入头皮下，快速捻转2～3分钟，每次留针30分钟，留针期间反复捻转2～3次。行针后鼓励患者活动肢体。一般隔日1次，10次为1个疗程。

方案三　电针疗法

在患侧上、下肢各选两个穴位，针刺得气后留针，接通电针仪，以患者肌肉微颤为度，每次20分钟，每日1次，10～15次为1个疗程。

方案四　耳针疗法

选用脑、皮质下、脑干、枕、额、肝、肾、心等，用0.5寸毫针刺，中等刺激，留针30～40分钟，每日1次，后遗症隔日1次，留针期间，每隔10分钟捻针1次，或用压籽法。10次为1个疗程。

方案五　推拿疗法

一般在中风后2个星期，适宜推拿治疗。

头面部操作：患者仰卧位，医者坐于一侧。先推印堂至神庭，继之用一指禅推法自印堂依次至攒竹、阳白、鱼腰、太阳、四白、迎香、下关、颊车、地仓、人中等穴，往返推1～2遍。然后推百会穴1分钟，并从百会穴横行推到耳廓上方发际，往返数次，强度要大，以微有胀痛感为宜。揉风池穴1分钟。同时用掌根轻揉痉挛一侧的面颊部。最后以扫散法施于头部两侧（重点在少阳经），拿五经，擦面部。

上肢部操作：患者仰卧位或侧卧位，医者立于患侧。先拿揉肩关节前后侧，继之肩关节周围，再移至上肢，依次移至上肢的后侧、外侧与前侧（从肩到腕上），往返拿揉 2～3 遍；然后按揉肩髃、臂臑、曲池、手三里等上肢诸穴，每穴约 1 分钟；轻摇肩关节、肘关节及腕关节，拿捏上肢 5 遍，拿风池、按肩井；最后搓、抖上肢，捻五指。

腰背部及下肢后侧操作：患者俯卧位，医者立于患侧。先推督脉与膀胱经（用八字推法）至骶尾部，继之施法于夹脊穴及八髎、环跳、承扶、殷门、委中、承山等穴；轻快拍打腰骶部及背部；擦背部、腰骶部及下肢后侧。

下肢前、外侧操作：患者仰卧位，医者立于患侧。先揉患肢外侧（髀关至足三里、解溪）、前侧（腹股沟至髌上）、内侧（腹股沟至血海），往返之 2～3 遍；然后按揉髀关、风市、伏兔、血海、梁丘、膝眼、足三里、三阴交、解溪等穴，每穴约 1 分钟；轻摇髋、膝、踝等关节；拿捏大腿、小腿肌肉 5 遍；最后搓下肢，捻五趾。

辨证加减：语言謇涩者重点按揉廉泉、通里、风府。口眼㖞斜者用抹法在瘫痪一侧面部轻轻推抹 3～5 分钟，然后重按颧髎、下关、瞳子髎。口角流涎者按揉面部一侧与口角部，再推摩承浆穴。每日 1 次，10～15 次为 1 个疗程。

方案六　药浴疗法

组成：白附子 6g、白芷 9g、白菊花 9g、防风 9g、橘络 10g、细辛 3g、天麻 6g、川芎 9g、僵蚕 10g、薄荷 3g、荆芥 6g。

用法：上药加水煎煮取液，趁热熏洗患部。

注意：中风合并严重心血管疾病者，宜于病情稳定后再行针灸治疗。中脏腑病情严重者，应转诊送上级医院，进行综合治疗。

第十九节　内脏绞痛

内脏绞痛是泛指内脏不同部位出现的剧烈疼痛。现将几种临床常见的内脏急性痛证扼要叙述如下。

一、胆绞痛

胆绞痛常见于急性胆囊炎、胆石症和胆道蛔虫病。

（一）急性胆囊炎、胆石症

1. 急性胆囊炎 是指细菌感染、高度浓缩的胆汁或反流入胆囊的胰液的化学刺激所致的急性炎症性疾病。本病主要表现为右上腹痛，呈持续性并阵发性加剧，疼痛常放射至右肩胛区，伴有恶心、呕吐，右上腹胆囊区有明显压痛和肌紧张。部分患者可出现黄疸和高热，或摸到肿大的胆囊。

2. 胆石症 是指胆道系统的任何部位发生结石的疾病，其临床表现决定于结石的部位、状态和并发症，主要为胆绞痛，其疼痛剧烈，恶心呕吐，并可有不同程度的黄疸和高热。胆绞痛发作一般时间短暂，也有延及数小时的。胆囊炎、胆石症可同时存在，相互影响。

【适宜技术推荐】

方案一　针灸疗法

主穴：胆俞、肝俞、日月、期门、胆囊穴、支沟、阳陵泉。

配穴：呕吐者，加内关、足三里；黄疸者，加至阳；发热者，加曲池、大椎。

操作：毫针泻法。每日 2～3 次，留针 1～2 小时，中病即止。

方案二　耳针疗法

选肝、胰（胆）、交感、神门、耳迷根等；急性发作时用 0.5 寸毫针刺，强刺激，持续捻针；剧痛缓解后再行压籽法，两耳交替进行。

（二）胆道蛔虫病

胆道蛔虫病是指蛔虫钻进胆道所引起的一种急性病症。临床表现为上腹中部和右上腹突发的阵发性剧烈绞痛或剑突下"钻顶"样疼痛，可向肩胛区或右肩放射，伴有恶心、呕吐，有时吐出蛔虫，继发感染时有发热。疼痛时间数分钟到数小时不等，一日发作数次。间隔期疼痛可消失或很轻微。

【适宜技术推荐】

方案一　针灸疗法

主穴：迎香、四白、鸠尾、日月、胆囊穴、支沟、阳陵泉。

配穴：呕吐者，加内关、足三里。

操作：毫针泻法。迎香透四白，鸠尾透日月；每次留针 1～2 小时。每日 2～3 次，留针 1～2 小时，中病即止。

方案二　耳针疗法

选胰（胆）、艇中、十二指肠、神门、耳迷根等；先刺右侧，疼痛未止再刺左侧，强刺激；或以 0.25% 普鲁卡因在上述穴位注射，每穴 0.3mL，每日 1～2 次。

二、肾绞痛

肾绞痛多见于泌尿系结石症，结石可发生于泌尿系统的任何部位，但多源于肾脏。其临床表现为一侧腰腹绞痛突然发生，疼痛多呈持续性或间歇性，并沿输尿管向髂窝、会阴、阴囊及大腿内侧放射，并出现血尿或脓尿，排尿困难或尿流中断，肾区可有叩击痛。

【适宜技术推荐】

方案一　针灸疗法

主穴：肾俞、三焦俞、关元、阴陵泉、三阴交。

配穴：血尿者，加血海、太冲；湿热重者，加委阳、合谷。

操作：毫针泻法。每日 2～3 次，留针 1～2 小时，中病即止。

方案二　耳针疗法

选肾、输尿管、交感、皮质下、三焦等；0.5 寸毫针刺，强刺激。

第二十节　慢性疲劳综合征

慢性疲劳综合征是一种以长期疲劳为突出表现，同时伴有低热、头痛、肌肉关节疼痛、失眠和多种精神症状的一组症候群，体检和常规实验室检查一般无异常发现。

本病属于中医学"虚劳""五劳"等范畴。主症为原因不明的持续或反复发作的严重疲劳，并且持续至少 6 个月，充分休息后疲劳不能缓解，活动水平较健康时下降 50% 以上。次要症状为记忆力减退或注意力难以集中，咽喉炎，颈部或腋下淋巴结触痛，肌痛，多发性非关节炎性关节痛，并伴有头痛，睡眠障碍，劳累后持续不适等。

本病由美国疾病控制中心于 1987 年才正式命名。目前，西医学对本病的确切发病机制尚不清楚，认为是以精神压力、不良生活习惯、脑和体力过度劳累及病毒感染等多种因素，导致人体神经、内分泌、免疫等多系统的功能调节失常而表现的综合征。

【适宜技术推荐】

方案一　药浴疗法

组成：酸枣仁、夜交藤、合欢皮、丹参、生甘草各 30g。

用法：水煎取液，全身浸浴，每日 1 次，每次 30 分钟，10 ～ 15 次为 1 个疗程。

方案二　针灸疗法

主穴：百会、膻中、中脘、关元、心俞、脾俞、肝俞、肾俞、肺俞、足三里。

配穴：脾虚者，加太白、三阴交；肝气郁结者，加太冲、内关；失眠者，加神门、照海；健忘者，加印堂、水沟。

操作：主穴用补法。膻中、中脘、百会用平补平泻法。每日 1 次，留针 20 ～ 30 分钟，15 次为 1 个疗程。或可用灸法，每日 1 次，每次选 4 ～ 6 穴，每穴灸 5 ～ 10 分钟，10 ～ 15 次为 1 个疗程。

方案三　拔罐疗法

选足太阳膀胱经背部第一、第二侧线，用火罐行走罐法或闪罐法，以背部潮红为度。每日 1 次，10 ～ 15 次为 1 个疗程。

第二十一节　戒断综合征

戒断综合征是指在戒烟、戒毒、戒酒等之后出现的一系列瘾癖症状群。本节主要讨论针刺治疗戒烟综合征和戒毒综合征。

一、戒烟综合征

戒烟综合征是指因吸烟者长期吸有尼古丁的烟叶制品，当中断吸烟后所出现的全身软弱无力、烦躁不安、呵欠连作、口舌无味，甚至心情不畅、胸闷、焦虑、感觉迟钝等一系列瘾癖症状。吸烟对人体的呼吸、心血管、神经系统均有不同程度的损害，它是癌症、慢性支气管炎、肺心病、胃及十二指肠溃疡、肝硬化等多种疾病发病率和死亡率增高的重要原因之一。

【适宜技术推荐】

方案一　针灸疗法

主穴：百会、神门、戒烟穴（位于列缺与阳溪之间）。

配穴：咽部不适者，加颊车、三阴交；烦躁者，加通里、内关；胸闷气短者，加肺俞。

操作：毫针泻法。每日 1 次，留针 20 ～ 30 分钟，10 ～ 15 次为 1 个疗程。

方案二　耳针疗法

选肺、口、交感、神门等，0.5 寸毫针刺。或用压籽法。针刺每日 1 次，每次 10 分钟，中强刺激，10 ～ 15 次为 1 个疗程。压籽 3 天一换，两耳交替，中病即止。

二、戒毒综合征

戒毒综合征是指吸毒者因长期吸食毒品成瘾，戒断时出现的渴求使用阿片类药品、恶心或呕吐、肌肉疼痛、流泪流涕、瞳孔扩大、毛发竖立或出汗、腹泻、呵欠、发热、失眠等瘾癖症状群。

【适宜技术推荐】

方案一　针灸疗法

主穴：水沟、合谷、大陵、神门。

配穴：腹泻者，加足三里；失眠者，加照海、申脉；恶心、呕吐者，加内关。

操作：毫针泻法。每日 1 次，留针 20 ～ 30 分钟，10 ～ 15 次为 1 个疗程。

方案二　耳针疗法

选肺、神门、皮质下、内分泌；配心、肾、肝、交感等。以低频脉冲电流刺激，每次 30 分钟，每日 1 次。两耳交替，10 ～ 15 次为 1 个疗程。或用压籽法，每 2 ～ 3 天换穴，10 次为 1 个疗程。

方案三　电针疗法

选内关、外关、劳宫、合谷等穴，接通电针仪，用 1 ～ 2Hz 的低频电脉冲刺激，每次 30 分钟，每日 1 次，10 ～ 15 次为 1 个疗程。

第二十二节 肥 胖

人体脂肪积聚过多，体重超过标准体重的 20% 以上时即称为肥胖症。轻度肥胖常无明显症状，重度肥胖多有疲乏无力，动则气促，行动迟缓，或脘痞痰多，倦怠恶热，或少气懒言，动则汗出，甚至面浮肢肿等症状。

肥胖症分为单纯性和继发性两类，前者不伴有明显神经或内分泌系统功能变化，临床上最为常见；后者常继发于神经、内分泌和代谢疾病，或与遗传、药物有关。肥胖症容易合并发生糖尿病、高血压、动脉粥样硬化、冠心病和各种感染性疾病。针灸减肥适用于单纯性肥胖病。

【适宜技术推荐】

方案一 针灸疗法

主穴：曲池、天枢、水道、中脘、阴陵泉、丰隆、太冲。

配穴：腹部肥胖者，加归来、下脘、中极；便秘者，加支沟、天枢。

操作：毫针泻法。针后按摩，嘱患者适当控制饮食。每日 1 次，留针 20 ～ 30 分钟，10 ～ 30 次为 1 个疗程。

方案二 耳针疗法

选胃、脾、内分泌、三焦、缘中等，0.5 寸毫针刺，或用压籽法，每次餐前 30 分钟压耳穴 3 ～ 5 分钟，有灼热感为宜，每 2 ～ 3 天换穴一次，10 ～ 15 次为 1 个疗程。

方案三 穴位埋线疗法

选穴参照毫针疗法，局部常规消毒，用专用埋线套管针操作，每次选 2 ～ 3 对穴，每 2 ～ 3 周埋线 1 次，3 次为 1 个疗程。

（习题）

第八章 妇科病证

（PPT）

第一节 月经不调

月经不调指以月经的周期、经量、经色、经质异常为主症的病证。本病与肝脾肾及冲任二脉密切相关，多由七情所伤或外感六淫，或先天肾气不足，多产房劳，劳倦过度，致使脏气受损，肝脾肾功能失常，气血失调，而致冲任二脉损伤而发为月经不调。

常见有月经先期、月经后期、月经先后不定期等情况。

月经周期提前 7 天以上，甚至 10 余天一行，连续 3 个周期以上者，为月经先期，又称"经早""经期超前""经行先期""经水不及期"等，其病因为气虚不固或热扰冲任。月经提前兼见月经量多，色淡质稀，神疲乏力，面色萎黄，纳少便溏，舌淡，脉细弱者，为气虚证；月经量多，色深红或紫，质黏稠，伴面红口干，心胸烦热，小便短赤，大便干燥，舌红苔黄，脉数者，为实热证；月经量少或量多，色红质稠，两颧潮红，手足心热，舌红苔少，脉细数者，为虚热证。

月经周期延长 7 天以上，甚至 3～5 个月一行，连续出现 3 个周期以上，为月经后期，又称"经迟""经行后期""月经延后"等，有虚实之分。月经延后兼见量少色黯，有血块，小腹冷痛，得热则减，畏寒肢冷，苔薄白，脉沉紧者，为实寒证；月经量少，色淡红而质稀，小腹隐痛，喜热喜按，面色苍白，舌淡苔白，脉沉迟者，为虚寒证。

月经周期时或提前、时或延后 7 天以上，交替不定且连续 3 个周期以上者，为月经先后不定期，又称"经乱""经水先后无定期""月经愆期"，多由肝气郁滞或肾气虚衰所致。月经周期不定，经量或多或少，色紫红，质黏稠有块，行而不畅，胸胁乳房胀痛，善太息，舌紫黯少苔，脉弦为肝气郁滞证；月经周期或先或后，经行量少，经色淡黯质稀，神疲乏力，腰骶酸痛，面色晦黯，头晕耳鸣，舌淡苔少，脉沉细弱为肾气不足证。

301

本病可见于西医学的排卵型功能失调性子宫出血、生殖器炎症或肿瘤引起的阴道异常出血等疾病。

【适宜技术推荐】

方案一　针灸疗法

主穴：关元、血海、三阴交、交信。

配穴：气虚加足三里、气海、脾俞；热证加曲池、行间；寒证加命门、膈俞、天枢、归来；肝郁加太冲、期门、肝俞；肾虚加肾俞、太溪。

操作：毫针刺。脾俞、膈俞穴向下或朝脊柱方向斜刺，不宜直刺、深刺，寒证可加灸，于月经来潮前5～7日开始治疗，行经期间停针，若经行时间不能掌握，可于月经干净之日起针灸，直到月经来潮时为止。连续治疗3～5个月经周期。

方案二　耳针疗法

取肝、脾、肾、皮质下、内生殖器、内分泌。每次选用3～5穴，毫针刺法、埋针法或压丸法。

方案三　皮肤针疗法

以梅花针在腰椎至尾椎、下腹部任脉、脾经、肝经和腹股沟以及下肢足三阴经循行部位轻轻叩刺，以局部皮肤潮红为度，每日1次或隔日1次，连续治疗3～5个月经周期。

方案四　穴位注射疗法

取脾俞、肾俞、肝俞、三阴交、血海、足三里、关元。每次选用2～3穴，选用当归注射液或丹参注射液，常规穴位注射。

方案五　推拿疗法

1.腹部操作　患者取仰卧位，先用按揉、拿法等作用于腹部，以放松肌肉；再用一指禅推或点按法作用于中脘、气海、关元、中极、气冲及阿是穴等穴，以得气为度；然后摩腹，实证顺摩，虚证逆摩。

2.腰背部操作　患者取俯卧位，先用按揉、㨰等手法作用于腰背部，尤其是背部两侧膀胱经，以放松局部肌肉；再用一指禅推或点按、弹拨等施术于以上诸穴，以得气为度；然后竖擦腰背部，横擦肾俞—命门一线，横擦八髎，以透热为度。

3.下肢部操作　患者取仰卧位，先用按揉、拿、㨰等手法作用于下肢部，以放松局部肌肉；再用点按、弹拨等施术于以上诸穴，以得气为度，然后再放松下肢部；最后拿肩井、风池，以拍打法结束。

第二节 闭 经

闭经又称为"经闭""女子不月""月事不来"经水不通"。临床表现以月经过期不来为重要特征。闭经分为原发性闭经和继发性闭经,原发性闭经指女性年逾16岁,虽有第二性征发育但无月经来潮,或年逾14岁,尚无第二性征发育及月经来潮;继发性闭经指月经来潮后停止3个周期或6个月以上。妊娠、哺乳和围绝经期,或月经初潮后1年内发生月经停闭,不伴有其他不适症状者,不作闭经论。因先天性生殖器官发育异常,或后天器质性损伤而闭经者,治疗难以奏效,不属本节讨论范畴。

本病病因主要由冲任二脉和脏腑功能失调所致,病位主要在肝,与脾、肾有关。有虚实两大类。闭经兼见心悸气短,头晕目眩,神倦肢软,食欲不振,面色无华,形体瘦弱,舌淡苔薄白,脉沉缓者,为气血亏虚证;兼见头晕耳鸣,腰酸膝软,口干咽燥,五心烦热,潮热汗出,舌质红,脉弦细者,为肝肾不足证;兼见形体肥胖,胸胁满闷,神疲倦怠,白带量多,苔腻,脉滑者,为痰湿阻滞证;兼见烦躁易怒,胸胁胀满,小腹胀痛拒按,舌质紫黯或有瘀点,脉沉弦者,为气滞血瘀证;兼见形寒肢冷,小腹冷痛,得温则舒,苔白,脉沉迟者,为寒湿凝滞证。

西医学认为正常的月经有赖于大脑皮层、下丘脑、垂体、卵巢、子宫等功能的协调,其中任何环节发生病变,均可导致闭经。另外甲状腺、肾上腺皮质等内分泌腺体功能障碍,或某些精神因素、环境改变、寒冷、消耗性疾病、刮宫过深、放射线治疗等也能引起闭经。

【适宜技术推荐】

方案一 针灸疗法

主穴:肾俞、天枢、关元、合谷、三阴交。

配穴:气血亏虚加气海、血海、脾俞、足三里;肝肾不足加关元、肝俞、太溪;痰湿阻滞加中脘、气海、丰隆;气滞血瘀加太冲、期门、膈俞;寒湿凝滞加命门、合谷、大椎。

操作:毫针刺。膈俞、脾俞向下或朝脊柱方向斜刺,不宜直刺、深刺;气血不足、寒湿凝滞者可在背部穴或腹部穴加灸;气滞血瘀者可配合刺络拔罐。

方案二　耳针疗法

取心、肝、肾、脾、胃、内分泌、内生殖器、皮质下、神门等穴。每次选用3～5穴，毫针刺法、埋针法或压丸法。

方案三　皮肤针疗法

选腰骶部相应背俞穴及夹脊穴、下腹部任脉、肾经、带脉等。用皮肤针从上而下，用轻刺激或中等刺激，以局部潮红为度。

方案四　穴位注射疗法

取肝俞、脾俞、肾俞、关元、归来、足三里、三阴交。每次选2～3穴，用黄芪、当归、红花等注射液，或用维生素 B_{12} 注射液，常规穴位注射。

方案五　推拿疗法

操作同月经不调。

第三节　痛　经

痛经是指妇女正值经期或经行前后，出现周期性小腹疼痛，或伴腰骶酸痛，甚至剧痛晕厥，影响正常工作及生活的疾病，又称"经行腹痛"。以青年女性多见，随月经周期反复发作。

经前1～2日或月经期小腹胀痛拒按，经量少或行经不畅，经色紫黯有块，血块排出后痛减，常伴胸胁乳房作胀，舌紫黯或有瘀点，脉弦，属气滞血瘀证；腹痛有冷感，得温热疼痛可缓解，月经量少，色紫黑有块，苔白腻，脉沉紧者，为寒湿凝滞证；经期、经前小腹胀痛拒按，有灼热感，或伴腰骶胀痛，经色黯红，质稠有块，平时或有带下黄稠，小便短黄，舌红，苔黄而腻，脉弦数或滑数，证属湿热下注证；腹痛多在经后，小腹绵绵作痛，少腹柔软喜按，月经色淡、量少，面色苍白或萎黄，倦怠无力，头晕眼花，心悸，舌淡，舌体胖大，边有齿痕，脉细弱者，为气血虚弱证；小腹绵绵作痛，腰膝酸软，夜寐不宁，头晕耳鸣，舌红苔少，脉细者，为肝肾不足证。

西医学将痛经分为原发性和继发性两种。原发性痛经指月经初潮后不久即发生的痛经，多数没有明显器质性病变，因此，又称为功能性痛经。继发性痛经多见于已婚妇女，是指原来无痛经，后因生殖器官器质性病变所引起的痛经，多见于子宫腺肌病、慢性盆腔炎、子宫肌瘤、盆腔肿瘤及子宫内膜异位症等。

【适宜技术推荐】

方案一　针灸疗法

主穴：中极、水沟、三阴交、地机。

配穴：气滞血瘀者加合谷、内庭；寒湿凝滞者加命门、带脉、归来、肾俞；湿热下注者加天枢、间使、合谷、足三里；气血虚弱者加足三里、血海；肝肾不足加肝俞、肾俞、照海、足三里。

操作：毫针刺。针刺中极，宜应用捻转手法，使针感向下传导。寒湿凝滞、气血虚弱、肾气亏损者可用温针灸。痛经发作期可每日针 1～2 次；间歇期可在月经来潮前 3 天开始治疗，持续 1 周左右，可连续治疗 3～6 个月经周期。

方案二　药浴疗法

组成：益母草 20g、香附 20g、乳香 20g、川牛膝 20g、艾叶 30g、桂枝 10g。

用法：上药加水煎煮 20 分钟，去渣，取液，温浴双足，每次 15～20 分钟，连续治疗 3～6 个月经周期。本方适用于虚寒、血瘀不通引起的痛经。

方案三　皮肤针疗法

选腰骶部夹脊穴和下腹部相关穴位，下腹部从肚脐向下叩刺到耻骨联合；腰骶部从腰椎夹脊穴叩刺到骶椎，以局部出现潮红为度。于每次月经来潮前 3 天治疗，持续 1 周左右，可连续治疗 3～6 个月经周期。

方案四　耳针疗法

取内生殖器、交感、皮质下、内分泌、神门、肝、肾、腹。每次选 3～5 穴，毫针刺，埋针法或压丸法。经前 3 天开始治疗，中间可换穴 1～2 次，连续治疗 3～6 个月经周期。

方案五　穴位注射疗法

取肝俞、肾俞、脾俞、气海、关元、归来、足三里、三阴交。每次选 2～3 穴，用黄芪、当归、红花注射液等中药制剂或维生素 B_{12} 注射液，常规穴位注射。经前 3 天开始治疗，直到月经结束，连续治疗 3～6 个月经周期。

方案六　穴位贴敷疗法

用吴茱萸、白芍、延胡索各 30g，艾叶、乳香、没药各 15g，冰片 6g，研细末，每次用 5～10g，用白酒调成膏状贴敷于神阙穴。

方案七　推拿疗法

具体操作方法同月经不调。

第四节　崩　漏

女性不在行经期间阴道突然大量出血或淋漓不断者，称为"崩漏"。凡发病急骤，暴下如注，大量出血为崩，又称"崩中"；发病势缓，血流量少，淋漓不断为漏，又称"漏下"。二者常交替出现，故概称"崩漏"。本病是妇科常见病，以青春期和更年期妇女多见。

崩漏的发生常与素体阳盛或脾肾亏虚、房劳多产、七情内伤、饮食不节、劳倦思虑等因素有关。病位在胞宫，涉及冲、任二脉及肝、脾、肾三脏。病机为冲任不固、血失统摄。证有虚实之分。

虚者症见经血量多或淋漓不净，色淡质稀，精神不振，面色晦暗，畏寒肢冷，腰膝酸软，小便清长，舌淡、苔薄，脉沉细无力，为肾阳虚证；下血量少，色红，头晕耳鸣，心烦不寐，腰膝酸软，舌红少苔，脉细数者，为肾阴虚证；经血量少，淋漓不净，色淡质稀，神疲懒言，面色萎黄，动则气短，头晕心悸，纳呆便溏，舌胖而淡或边有齿痕、苔薄白，脉细无力者，为气血不足证。

实者症见经血量多或淋漓不净，血色深黯或紫红，质黏稠，夹有少量血块，面赤头晕，烦躁易怒，渴喜冷饮，便秘尿赤，舌红，苔黄，脉弦数或滑数，为血热内扰证；月经漏下淋漓不绝或骤然暴下，色黯或黑，小腹疼痛，血下痛减，舌质紫黯或有瘀斑，脉沉涩或弦紧者，为气滞血瘀证。

本病多见于西医学的无排卵型功能失调性子宫出血、生殖器炎症和某些生殖器肿瘤引起的不规则阴道出血。

【适宜技术推荐】

方案一　针灸疗法

主穴：关元、三阴交、关冲、中封、膈俞。

配穴：肾阳虚加气海、肾俞、命门；肾阴虚加内关、太溪；气血不足加百会、隐白、脾俞、足三里；血热内扰加行间、期门；气滞血瘀加合谷、太冲。

操作：毫针刺。关元、气海针尖向下斜刺，使针感传至耻骨联合上下；膈俞、脾俞穴向下或朝脊柱方向斜刺，不宜直刺、深刺；气滞血瘀可配合刺络法；肾阳亏虚、气血不足可在腹部和背部穴施灸。

方案二　皮肤针疗法

取腰骶部督脉及夹脊穴、下腹部任脉、足太阳经、足阳明经、下肢部足三阴经，由上向下反复叩刺 3 遍（出血期间不叩刺腹股沟和下腹部），中度刺激，至局部微出血。

方案三　放血疗法

在腰骶部督脉及夹脊穴上，寻找红色丘疹样反应点，用三棱针挑破皮肤 0.2 ～ 0.3cm 长、0.1cm 深，然后将针深入皮下，挑断皮下白色纤维。每次取 2 ～ 4 个点，每月 1 次，连续挑治 3 次。

方案四　耳针疗法

选内生殖器、内分泌、皮质下、肾、肝、脾。每次选 3 ～ 4 穴，毫针刺、埋针法或压丸法。

方案五　拔罐疗法

取脾俞、肾俞、十七椎、气海俞。常规拔罐治疗。

第五节　胎位不正

胎位不正指孕妇在妊娠 28 周之后，产科检查时发现胎儿在子宫内位置异常的一种病证，多见于腹壁松弛的孕妇或经产妇，是导致难产的主要因素之一。

胎位不正的发生常与先天禀赋不足、情志失调、形体肥胖、负重劳作等因素有关。本病病位在胞宫，与冲、任二脉及肾、肝、脾关系密切。基本病机是气血亏虚，转胎无力；或气机不畅，胎位难转。

西医学称本病为"胎位异常"，常见有斜位、横位、臀位、足位等异常胎位。

【适宜技术推荐】

灸疗法

主穴：至阴。

操作：孕妇排空小便，解松腰带，正坐垂足或仰卧屈膝。以艾条温和灸或雀啄灸，每次 15 ～ 20 分钟，每日 1 ～ 2 次，灸至胎位转正。一般灸 1 ～ 3 次即可见效，如治疗 6 次仍未见效者，应转专科治疗。

第六节　产后腹痛

产后腹痛是指产妇在产褥期，发生与分娩或产褥有关的小腹疼痛，又称"儿枕痛""儿枕腹痛""产后腹中痛"等。

产后腹痛的发生与产褥期胞宫缩复的状态密切相关，主要因为产后胞脉气血运行不畅，迟滞而痛。其发病有血虚和血瘀之分，若产后小腹隐隐作痛、绵绵不断、喜揉按，恶露量少，色淡者，为血虚证；若产后腹痛拒按，得热痛减，甚者小腹胀满刺痛，按之痛甚，可触及包块，恶露量少，色黯，夹有血块，舌质紫黯，脉沉涩者，为血瘀证。本病因瘀血所致者，易感受邪毒而致产后发热，或瘀血不去、新血不生、血不归经而致产后恶露不绝，应引起重视。

本病多见于西医学的产后子宫收缩乏力症及产褥感染所致的腹痛。

【适宜技术推荐】

方案一　针灸疗法

主穴：气海、血海、三阴交、膈俞、足三里。

配穴：血虚者加脾俞、关元、中极；血瘀者加太冲、合谷、地机。

操作：毫针刺。膈俞向脊柱斜刺，虚者可灸关元、足三里。每日 1 次，留针 20 ～ 30 分钟，中病即止。

方案二　耳针疗法

取肾、皮质下、交感、神门。每次选 3 ～ 4 穴，毫针刺、埋针法或压丸法，中病即止。

第七节　子宫脱垂

子宫脱垂是指子宫从正常位置沿阴道下降，宫颈外口达坐骨棘水平以下，甚至子宫全部脱出于阴道口外，或阴道壁膨出，中医学称为"阴挺"，又称"阴脱""阴菌""阴痔""阴疝"等。

本病多见于经产妇、多产妇，或有便秘、慢性咳嗽史，长期站立工作、重体力劳动者。病位在胞宫，与任、督、冲、带脉及脾、肾关系密切，主要因气虚下陷、肾虚不固及湿热下注致胞络受损，不能提摄子宫所致。若伴小腹及会阴部有下坠感，精神疲惫，肢软乏力，劳则加剧，舌淡苔薄白，脉弱者，为脾气虚证；若伴带下色白，量多质稀，腰酸腿软，头晕耳鸣，小便频数，色清，下肢浮肿，为肾气虚证；若子宫脱出日久，外阴坠胀疼痛，黏膜表面糜烂，黄水淋漓，带多色黄或伴秽臭，外阴肿胀，小便黄赤或灼痛，口苦、咽干、舌红、苔黄腻，脉滑数者，为湿热下注证。

西医学认为本病多由产伤处理不当、产后过早参加体力劳动而使腹压增加，或能导致肌肉、筋膜、韧带张力降低的各种因素而发病。

【适宜技术推荐】

方案一　针灸疗法

主穴：百会、气海、关元、维道、三阴交、子宫。

配穴：脾气虚加归来、脾俞、足三里；肾气虚加太溪、肾俞、长强；湿热下注加中极、阴陵泉、蠡沟。

操作：毫针刺。百会沿前后方向平刺，早期以气虚为主予补法加灸。有膀胱膨出者，可针关元透曲骨，或斜刺横骨（双）；有直肠膨出者，可针提肛肌，以有往上抽动感为度。

方案二　电针疗法

以子宫、横骨为主穴，配中极、足三里、三阴交、照海、曲骨、大赫、关元、气海穴。主穴每次取 1 个，交替轮用；配穴加用 2～3 穴。主穴进针时针尖向耻骨联合方向成 45° 角斜刺。得气后通以电针仪，用疏密波，腹部穴刺激宜重，以患者能耐受为度；四肢穴刺激宜轻；关元、气海可在取针后以艾条灸，以局部出现潮红为度。

方案三　穴位注射疗法

取关元、气海、肾俞、足三里。每次选 2 穴，用维生素 B_1、维生素 B_{12}、三磷酸腺苷二钠、复方当归等注射液，常规穴位注射。

方案四　耳针疗法

取内生殖器、皮质下、交感、脾、肾。每次选 3～4 穴，毫针刺、埋针法或压丸法。

方案五　穴位贴敷疗法

取百会、神阙。用蓖麻子 10 ～ 20 粒，捣烂成泥膏状，贴敷于穴位上。

第八节　缺　乳

妇女哺乳期内乳汁不足甚或全无，不能满足婴儿需要，称为缺乳，又称"产后乳少""乳汁不足""乳汁不行"。

缺乳的发生常与素体亏虚或形体肥胖、分娩失血过多及产后情志不畅、操劳过度、缺乏营养等因素有关。病位在乳房，与肝、脾、胃关系密切。本病分虚、实两端，虚者因素体脾胃虚弱，或孕期、产后调摄失宜，或产后思虑过度伤脾，气血生化不足而致乳少；实者因产后七情所伤，情志抑郁，肝失条达，气机不畅，乳络不通而致乳少或无乳。

若产后乳少，甚或全无，乳汁清稀，乳房柔软而胀满，面色苍白，唇甲无华，皮肤干燥不润，神疲乏力，食少便溏，或伴头晕目眩，心悸怔忡，舌淡，苔薄白，脉虚细者，为气血亏虚证；若产后乳汁不行或乳少，乳房胀满而痛，胸胁胀闷，急躁易怒，食欲减退，或大便不畅，可伴有微热或胃脘胀闷，舌红，苔薄黄，脉弦者，为肝郁气滞证。

西医学中，可因哺乳方法、营养、睡眠、情绪及健康状况等因素影响乳汁分泌。

【适宜技术推荐】

方案一　针灸疗法

主穴：膻中、乳根、少泽、足三里。

配穴：气血亏虚加气海、血海、脾俞、胃俞、三阴交；肝郁气滞加期门、内关、太冲。

操作：毫针刺。膻中穴向两侧乳房平刺 1 ～ 1.5 寸，乳根向乳房基底部平刺 1 寸左右，使乳房出现微胀感，还可加灸；少泽浅刺 2 ～ 3 分，留针 20 ～ 30 分钟，中病即止。

方案二　耳针疗法

取胸、内分泌、交感、皮质下、肝、脾、胃。每次选 3 ～ 4 穴，毫针刺、埋针法或压丸法，中病即止。

方案三 电针疗法

双乳根常规针刺后加电针，以疏密波弱刺激，使患者稍有针感即可。每次20～30分钟，每日1次，中病即止。

方案四 穴位注射疗法

取乳根、膻中、肝俞、脾俞。每次选用2穴，选黄芪注射液或当归注射液等。常规穴位注射。

方案五 皮肤针疗法

取背部（肺俞至三焦俞）及乳房周围。背部从上而下每隔2cm叩刺一处，并可沿肋间向左右两侧斜行叩刺，乳房周围做放射状叩刺，乳晕部做环形叩刺，以局部潮红为度。

方案六 推拿疗法

1. 胸腹部操作 患者仰卧位，医者坐其一侧，先揉、摩乳房及周围的乳根、天溪、食窦、屋翳、膺窗、膻中；然后手掌轻按乳房上部或两侧施以振法；按揉中脘、气海、关元；接着用摩法顺时针施于胃脘部及下腹部。

2. 腰背部操作 患者俯卧位，医者坐或立其体侧，用一指禅推或拇指按揉肝俞、脾俞、胃俞；然后用小鱼际擦背部督脉和背部膀胱经第1、2侧线，以透热为度。

（习题）

第九章　儿科病证

第一节　疳　证

　　疳证是由喂养不当或多种疾病影响，导致脾胃受损，气液耗伤，不能濡养脏腑、经脉、筋骨、肌肤而形成的一种慢性消耗性疾病，临床以形体消瘦、面色无华，毛发干枯，精神萎靡或烦躁，饮食异常，大便不调为特征，多见于5岁以下的婴幼儿。"疳"有两个含义：一为"疳者，甘也"，指病因，本病多由恣食肥甘厚味所致；二为"疳者，干也"，指病机、主症，即气液干涸、形体羸瘦。

　　本病病位主要在脾、胃，可涉及心、肝、肾。病理变化是脾胃受损，气血津液亏耗。以形体羸瘦、精神疲惫、面色萎黄，毛发稀疏干枯，饮食异常为主症；兼见面色少华，乏力，纳呆，性急易怒，大便干稀不调，舌淡，脉细无力者，属疳气；兼见肚腹鼓胀，甚则青筋暴露，嗜食异物，烦躁不安或揉眉挖眼，吮指磨牙，食欲不振，大便酸臭夹有不消化食物，舌淡苔腻，脉沉滑而细者，属疳积；若患儿极度消瘦，皮肤干瘪，毛发干枯，啼哭无力，腹凹如舟，舌淡，苔花剥或无苔，脉细者为干疳。

　　本病多见于西医学的小儿严重营养不良、微量元素缺乏、佝偻病、慢性腹泻或肠道寄生虫病等疾病。

【适宜技术推荐】

方案一　推拿疗法

　　1.患儿取俯卧位，用手沿脊柱两侧膀胱经第1、2侧线自下而上，反复揉按3～5次，重点按脾俞、胃俞、三焦俞、长强至大椎穴。

　　2.患儿取仰卧位，拿揉腹部，揉按中脘、天枢、神阙、丹田等穴，重点按揉足三里、梁丘、三阴交穴。

　　3.患儿俯卧，医者沿患儿背部脊柱两侧由下向上，用双手拇指、食指提捏夹脊穴（自长强穴至大椎穴）皮肉 3 ～ 5 次。

方案二　针灸疗法

主穴：四缝、中脘、足三里、脾俞。

配穴：脾胃积滞者加章门、胃俞；脾胃虚弱者加建里、天枢、三阴交；气阴两伤者加肝俞、气海、血海、膈俞、神阙、膏肓。

操作：毫针刺。背部腧穴和章门穴斜刺，以防伤及内脏；足三里、脾俞用补法；中脘用平补平泻法或补法；气海、血海可加温灸。对婴幼儿采取速刺不留针。四缝穴常规消毒后，用三棱针点刺，挤出少量黄水。

方案三　皮肤针疗法

取长强至大椎穴的夹脊穴，用皮肤针反复叩刺，至皮肤略红为度。

方案四　挑刺疗法

取疳积点（食指、中指、无名指第 1 指节腹面的正中）。严格消毒后，用三棱针挑破疳积点局部皮肤，然后挤出少许黄白色米脂状物并剪除，用消毒纱布包扎 5 天即可，通常只治疗 1 次。

方案五　穴位贴敷疗法

取足三里、天枢、脾俞、中脘、神阙。将吴茱萸、五倍子、公丁香、灵磁石等分共研细末，过筛混匀后，再加少许冰片或广木香，以油调成膏状，取少量敷于穴位，用胶布固定。每 2 ～ 3 天换药 1 次。

方案六　拔罐疗法

令患儿俯卧，取双侧风门至肾俞穴，在背部涂以凡士林，用小号玻璃罐在穴位上走罐，使局部皮肤潮红。注意罐体吸拔力要轻。

第二节　婴幼儿腹泻

婴幼儿腹泻是以大便次数增多，粪质稀薄或如水样为特征的小儿常见病。本病多为乳食不节，壅滞肠胃；或因外感暑湿邪气，导致脾胃肠腑损伤，升清降浊功能失常，水谷不分，并走大肠而泻下。

小儿腹泻兼见腹痛胀满，大便黏滞，泻下腐臭或酸臭或如败卵，混有不化之食，痛则欲泻，泻后痛减，常伴呕吐，口臭纳呆，舌苔厚，脉滑有力者，为饮食积滞证；泻下稀薄或黏稠，色黄或绿，便次多，日行 10 次以上，口渴发热，小便短赤，甚者泻若喷射，呈蛋花水样，肛门灼热，苔黄腻，指纹深红或紫滞，舌红少津，脉滑数者，为湿热内蕴证；食后作泻，久泻不愈或反复发作，大便稀溏或呈水样，带有奶瓣或不消化食物残渣，纳呆，面色少华，舌淡，苔薄，脉弱无力者，为脾胃虚弱证。

西医学称本病为腹泻，病因分感染性和非感染性两类。感染性腹泻主要由病毒（如轮状病毒、柯萨奇病毒、埃可病毒等）、细菌（如致腹泻大肠埃希菌、空肠弯曲菌、耶尔森菌等）引起；非感染性腹泻常由饮食因素（如喂养不当、过敏性腹泻、乳糖酶缺乏）及消化功能紊乱等引起。

【适宜技术推荐】

推拿疗法

1. 医者用左手固定患儿拇指，右手拇指由远端向近端推患儿拇指桡侧100～500次，同法推食指桡侧100～500次。然后，医者用左手固定患儿手掌，右手拇指轻揉患儿大鱼际100～300次，再揉足三里50～100次。让患儿仰卧，医者用四指（拇指除外）沿顺时针方向揉患儿中脘至脐中5～10次。

2. 患儿俯卧，医者以两手拇指、食指顶住患儿皮肤，沿长强至大椎的督脉提捏3～6遍，着重提捏关元俞和大肠俞，再由膀胱俞至风门穴的膀胱经线边捏边提3～6遍，双拇指同时揉双脾俞、胃俞各1分钟。

第三节　小儿遗尿

小儿遗尿是指5岁以上小儿睡眠中小便自遗，醒后方觉的一种病证，又称"尿床""夜尿症"。偶因疲劳或睡前多饮而遗尿者，不作病态。

本病多由于先天禀赋不足，肾气亏虚或脾肺两虚，下焦湿热内蕴使膀胱失约而引起。病位在膀胱，与任脉及肾、脾、肺、肝关系密切。小儿遗尿，尿量多而清，形寒肢冷，面色淡白，腰酸膝软，舌淡苔少或舌质胖嫩，或边有齿痕，脉沉迟无力者，为肾气不足证；尿频而量多，面色无华，神疲乏力，纳呆，大便溏泄，自汗出，舌淡苔薄，脉缓沉细者，为脾肺气虚证；尿频量少色黄，寐不安宁，烦躁易醒，手足心热，唇红而干，舌红，苔黄，脉弦滑者，为肝经湿热证。

本病类似于西医学儿童单症状性夜遗尿，可由精神因素、泌尿系统异常或感染、隐性脊柱裂等病症引起。

【适宜技术推荐】

方案一　针灸疗法

主穴：关元、中极、膀胱俞、三阴交。

配穴：肾气不足加太溪、肾俞；脾肺气虚加气海、肺俞、脾俞、足三里；肝经湿热加太冲、阴陵泉。

操作：毫针刺。中极、关元直刺或向下斜刺，使针感下达阴部为宜；肾俞、关元、中极可行温针灸或附子饼灸。

方案二　耳针疗法

取膀胱、肾、尿道、内分泌、皮质下、神门。每次选 3 ～ 4 个穴位，毫针刺法、埋针法或压丸法，症状消失后连续治疗 1 周。

方案三　头针疗法

取额旁 3 线、顶中线、顶旁 1 线。以 1 寸毫针平刺，留针 30 分钟，留针期间间歇运针 2 ～ 3 次。

方案四　推拿疗法

揉百会，补脾经、肺经、肾经，推三关，揉丹田，推气海，揉关元，摩腹，推擦命门、肾俞，揉三阴交。

方案五　穴位贴敷疗法

1. 五倍子、何首乌各 3g，研末后，用醋调匀，取适量敷在神阙穴，夜敷昼揭。

2. 小茴香 7g、丁香 3g、巴戟天 10g、胡芦巴 10g，研末后，用醋调匀，取适量敷在神阙穴。

方案六　穴位注射疗法

取穴同针灸疗法，选用当归注射液或维生素 B_{12} 注射液，每次选用 1 ～ 2 穴，常规穴位注射，隔日 1 次。

第四节　小儿脑瘫

小儿脑瘫是一组持续存在的中枢性运动和姿势发育障碍、活动受限综合征，是由于发育中的胎儿或婴幼儿脑部非进行性损伤所致，临床表现为不同程度的语言、智力、听力、行为和感知障碍，以及癫痫和继发性肌肉、骨骼问题。

本病属于中医学"五迟""五软""痿证""痴呆"范畴。多因母体虚弱多病，感受毒邪，以致小儿先天禀赋不足，或因难产、外伤等引起后天损伤而致。病机要点为筋脉失养，肢体不用，脑髓空虚，神气不充。涉及肝、心、脾、肺、肾等多脏的功能失调。本病以虚证为主，日久不愈可兼夹瘀血实邪。若肢体痿弱，智力低下，生长发育迟缓，筋脉拘急，屈伸不利，急躁易怒或多动秽语，舌红，脉弦或弦细为肝肾不足证；若肢体痿弱不用，身体消瘦，面色萎黄，食少纳呆，腹胀便溏，神疲倦怠，咀嚼无力，流涎不止，或智力低下，舌淡，脉虚弱为脾胃虚弱证；若肢体瘫痪不用，筋脉拘急，或有四肢刺痛、麻木、肌肤甲错、毛发枯槁、智力低下、神疲自汗，舌晦暗或有瘀斑瘀点，脉细涩为气虚血瘀证。

西医学认为本病常见的原因有三类：一是出生前因素，如染色体异常、病毒感染、放射线照射、一氧化碳中毒、孕妇中度贫血、妊娠中毒症、胎盘异常等；二是出生时因素，如颅内出血、早产儿、低体重儿、过期分娩、脐带绕颈、小儿呼吸障碍、高胆红素血症等；三是出生后因素，如中枢神经系统感染、头颅外伤、新生儿呼吸障碍，持续痉挛等。

【适宜技术推荐】

方案一　针灸疗法

主穴：百会、四神聪、身柱、风府、悬钟、阳陵泉。

配穴：肝肾不足加肝俞、肾俞、太溪、三阴交；脾胃虚弱加中脘、脾俞、足三里；气虚血瘀加足三里、膈俞、太冲；上肢瘫加曲池、手三里、外关、后溪；下肢瘫加环跳、委中、太冲；咀嚼乏力加颊车、地仓；流涎不止加承浆；舌伸出口外加廉泉。

操作：毫针刺。风府朝鼻尖以下方向刺1寸左右，切勿向上深刺；四神聪分别从4个方向刺向百会；背俞穴斜刺浅刺；其余穴位常规针刺。

方案二　头针疗法

取顶颞前斜线、顶旁1线、顶旁2线、颞前线、枕下旁线。以1寸毫针平刺，以疏密波电流刺激20分钟或留针1～4小时，留针期间歇运针2～3次。

方案三　耳针疗法

取交感、神门、脑干、皮质下、心、肝、肾、肾上腺、小肠、胃。上肢瘫痪加肩、肘、腕；下肢瘫痪加髋、膝、踝。每次选3～4个穴位，毫针刺法、埋针法或压丸法。

方案四　推拿疗法

患儿取俯卧位，沿脊柱点、按督脉诸穴；按揉膀胱经诸穴。再取仰卧位，按、揉、捏、拿四肢。筋脉拘急多用揉法、摩法；肢体痿弱多用拿、提以及按、叩打法；僵直、震颤、共济失调多用揉摩法。

小儿脑瘫除采用上述中医适宜技术治疗外，仍需应用部分现代康复治疗手段配合治疗。

（习题）

第十章　五官科病证

第一节　牙　痛

牙痛是口腔疾病中最常见的症状，多因牙齿与牙周局部组织疾患所引起，每因冷、热、酸、甜等刺激而发作或加重。

在十二经脉中，手阳明大肠经入下齿，足阳明胃经入上齿，无论是风热外袭还是胃火炽盛，火邪循经上炎均可引起牙痛，又因肾主骨，齿为骨之余，肾阴不足，虚火上炎也可引起虚火牙痛。

牙痛发作急剧，牙龈红肿，遇风遇热加剧，遇冷痛减，伴恶寒，发热，口渴等症状，舌红，苔薄黄，脉数者，为风火牙痛；牙痛剧烈，牙龈红肿甚至出血，伴发热，头痛，口渴，口臭，尿赤，便秘，舌红苔黄，脉洪数者，为胃火牙痛；牙齿隐隐作痛，时作时止，午后或夜晚加重，牙龈多不红肿，牙齿浮动，常伴腰膝酸软，头晕眼花，口干咽燥，舌红少苔或无苔，脉细数者，为虚火牙痛。

牙痛多见于西医学中的龋齿、牙髓炎、牙周炎、牙槽或牙周脓肿、冠周炎及牙本质过敏等。

【适宜技术推荐】

方案一　针灸疗法

主穴：合谷、颊车、下关、内庭、牙痛穴。

配穴：风火牙痛加翳风、外关、风池；胃火牙痛加厉兑、二间；虚火牙痛加太溪、太冲、照海；龋齿牙痛配偏历；上牙痛加太阳、颧髎；下牙痛加大迎、承浆。

操作：毫针刺。先针局部腧穴，再针远端腧穴；二间、内庭穴可点刺放血。可每日针刺数次，直至疼痛缓解；亦可于对侧合谷及牙痛穴行隔姜灸。

方案二　推拿疗法

取合谷、下关、颊车、内庭、太溪、行间、太冲等穴。点、按、揉内庭、太溪、行间、太冲等穴，以重刺激为主；面部的治疗以按、揉手法在下关、颊车等穴处，或以疼痛的性质及症状特点选择病变牙龈的局部，施捏、按等手法治疗；按揉合谷以患者有较强的酸胀感为度。

方案三　耳针疗法

取口、三焦、颌、牙、神门、耳尖、胃、大肠、肾等穴，每次选3～5穴，毫针浅刺，留针30分钟，耳尖可行点刺出血；或用王不留行籽等贴压；如疼痛反复发作者，可在一侧耳穴采用揿针埋藏法，埋针时注意耳穴的严格消毒。疼痛缓解后，继续治疗1次。

方案四　电针疗法

取颊车、下关、合谷或二间穴。针刺得气后加电针，用疏密波强刺激20～30分钟。中病即止。

方案五　放血疗法

在背部第7颈椎以下，第5胸椎以上，背中线旁开1～2寸处，找出色泽粉红的点，每次找2～4个，在其中心点刺，点刺后拔罐5～10分钟。

方案六　穴位贴敷疗法

将大蒜捣烂，于睡前贴敷双侧阳溪穴，至发疱后取下。用于龋齿疼痛。

方案七　穴位注射疗法

取颊车、下关、合谷、翳风，每次选用1～2穴，用柴胡注射液或鱼腥草注射液，常规穴位注射。

方案八　冷敷疗法

用冷毛巾或冰袋、冰块敷于牙痛部位的脸颊部，每次15分钟，每日3～4次。

方案九　中药含漱疗法

露蜂房5g，白矾3g。水煎待温，含漱，每日1剂，每日3～4次，痛除即止。

第二节　鼻出血

鼻出血是指鼻子内的血络破损，血液自鼻孔中流出，或向下经口咽部吐出，是多种疾病的常见症状，中医学称为"鼻衄"。多因肺热、胃火、肝火等损伤鼻部络脉，迫血妄行；或阴虚血热或气不摄血，伤及鼻中血络而致。

鼻腔干燥出血，发作突然，色红但量不多，咳嗽痰黄、口干，身热，舌质红、苔薄白而干，脉数者，为肺经热盛证；鼻出血量多，血色深红，烦渴引饮，或齿龈肿胀、出血，大便秘结，小便短赤，舌质红、苔黄，脉滑数者，为胃热炽盛证；鼻出血来势急骤，出血较多，色深红，烦躁不安，头痛，目赤，口苦咽干，胸胁胀满，舌质红、苔黄，脉弦数者，为肝火上逆证；鼻出血时作时止，血色红，量不多，口干不欲饮，潮热盗汗，耳鸣目眩，舌红绛少苔，脉细数者，为阴虚火旺证；鼻出血淋漓难止，血色淡红，出血量可少可多，但其势较缓，面色无华，神倦懒言，头昏眼花，食少便溏，舌淡、苔薄，脉缓弱，为脾虚气弱证。

鼻出血可见于西医学的鼻外伤、鼻腔炎症、鼻腔肿瘤、鼻中隔偏曲、小儿鼻腔异物并发炎症等。高血压、动脉硬化、血液病、流感、伤寒、出血热、肝硬化、尿毒症、重金属或药物中毒、维生素缺乏及营养不良等也可见鼻出血。

【适宜技术推荐】

方案一　针灸疗法

主穴：上星、迎香、印堂、合谷。

配穴：肺经热盛加少商、天府、风池；胃热炽盛加内庭、厉兑；肝火上逆加太冲、侠溪；阴虚火旺加太溪、太冲；脾虚气弱加足三里、三阴交。

操作：毫针刺。迎香朝鼻根方向透刺；厉兑、少商、上星、印堂可点刺放血。脾虚气弱者，可加灸。每日1次，留针20～30分钟，中病即止。

方案二　推拿疗法

1.以双手拇指指腹重压双侧百劳穴至有明显酸胀感，持续2～5分钟，每日2～3次。凡因外伤等原因而致鼻衄不止者，用两手拇、食二指同时对掐昆仑、太溪穴，往往奏效。

2.患者取坐位，术者用食指、拇指掐捏、挤压肩井穴，然后将肩部肌肉向上提起3～5秒，反复操作，中病即止。

方案三　皮肤针疗法

取鼻部、颈部、百会、风池、迎香、内关、第1～4颈椎夹脊穴、第3～10胸椎夹脊穴。鼻部、百会、迎香轻叩，其余部位中度叩刺，中病即止。

方案四　耳针疗法

取内鼻、肺、胃、肾上腺、额、肝、肾；每次选用3～4穴，毫针刺法，埋针法或压丸法。

方案五　冷敷法

以冷毛巾或冰袋敷于患者的前额或颈部。

方案六　压迫法

用手指按压患者的上星、囟会，或紧捏鼻翼，或用鼻腔填塞法。

第三节　鼻　渊

鼻渊是以鼻流浊涕、色黄腥秽、鼻塞、嗅觉减退等为主症的一类病症，重者又称"鼻漏"。每因风寒袭肺，蕴而化热，使肺热炽盛或肝胆火盛，循经上犯于鼻，而成本病；或湿热邪毒，伤及脾胃，运化失常，清气不升，浊气不降，湿热循阳明经上炎、上犯于鼻而成鼻渊。

病变初起鼻流黄涕，黏而量多，或伴发热恶寒，头痛，咳嗽痰多，舌质红，苔微黄，脉浮数者，为肺经风热证；鼻流黄浊稠涕如脓样，有腥臭味，嗅觉减退，伴发热，口苦咽干，目眩，便秘，耳鸣耳聋，急躁易怒，舌红苔黄，脉弦数者，为肝胆郁热证；鼻塞重而持续，涕黄浊而量多，头晕头痛，体倦，脘胁胀闷，小便黄，舌红，苔黄腻，脉濡或滑数者，为脾胃湿热证；鼻涕黏稠白浊，时多时少，鼻塞头昏，面色萎黄或白，少气乏力，便溏，舌淡苔白，脉细弱者，为肺脾气虚证；鼻渊日久，反复不愈，鼻塞，流浊涕或黄或白，嗅觉差，兼见头目眩晕，耳鸣耳聋，手足心热或颧红口干，腰膝酸软，舌红，脉细数者，为肾阴不足证。

本病多见于西医学的急慢性鼻炎、急慢性鼻窦炎和副鼻窦炎等。

【适宜技术推荐】

方案一　针灸疗法

主穴：太冲、合谷、迎香、印堂、鼻通（又名上迎香，在鼻唇沟上端尽处）、通天。

配穴：肺经风热加少商，点刺出血；肝胆郁热加行间；脾胃湿热加曲池、阴陵泉；肺脾气虚加肺俞、脾俞；肾阴不足加三阴交。头痛加风池、太阳；咽干加廉泉；高热加大椎；便秘加支沟、大横、照海。

操作：毫针刺。迎香宜向上斜透刺鼻通穴；少商可点刺出血；肺脾气虚可加灸。

方案二　耳针疗法

取内鼻、外鼻、肾上腺、额、肺、大肠、脾、肾穴。每次选用3～5穴。毫针刺法，埋针法或压丸法。

方案三　穴位注射疗法

取合谷、迎香。用鱼腥草注射液、当归注射液、复方丹参注射液或复合维生素 B_{12} 注射液，常规穴位注射。

方案四　穴位贴敷疗法

取大椎、肺俞、膏肓、肾俞、膻中等穴。用白芥子 30g，延胡索、甘遂、细辛、丁香、白芷、苍耳子、辛夷、薄荷各 10g，研成粉末，用生姜汁或辣椒水调糊，涂纱布上，撒上适量肉桂粉，贴敷上穴（一般在上午贴），保留 4 小时以上。每周 1 次，连续 3 次。

方案五　推拿疗法

以右手拇指和食指，捏住鼻梁两侧，上下稍用力推移，上至内眼角下，下至鼻翼上方，每次 10 分钟，每日 2 次。此法对鼻塞症状的缓解有明显效果。

第四节　目赤肿痛

目赤肿痛是以发病急骤，眼睛红肿疼痛、羞明流泪为主症的一种急性眼病。又称"赤眼""风热眼""天行赤眼"，俗称"红眼病"。

本病的发生常与感受时邪疫毒或素体阳盛、脏腑积热等因素有关。病位在眼，基本病机是热毒蕴结目窍，与肝胆两经密切相关。若双眼沙涩灼热，畏风流泪，视物不清，或生目翳，重则羞明，伴身热头痛，舌红、苔薄白或薄黄，脉浮数者，为外感风热证；若双眼视物不清，迎风流泪，眼涩难睁，烦热口苦，两胁胀痛，舌质红、苔黄，脉弦数者，为肝胆火盛证。

本证多见于西医学的急性结膜炎、假性结膜炎以及流行性角膜炎等。

【适宜技术推荐】

方案一　针灸疗法

主穴：太阳、攒竹、睛明、瞳子髎、合谷、太冲。

配穴：外感风热加风池、曲池、外关、少商；肝胆火盛可配侠溪、行间、内庭。

操作：毫针刺。刺攒竹穴时，针尖若朝下刺向睛明穴则不宜深刺，若向外刺则可透丝竹空；其他穴位均可点刺出血。每日 1 次，留针 20 ～ 30 分钟，中病即止。

方案二　放血疗法

取太阳，或耳尖、耳背小静脉点刺出血。

方案三　耳针疗法

选眼、目 1、目 2、肝、胆、耳尖。毫针刺法，埋针法或压丸法。

方案四　拔罐疗法

取太阳，点刺出血后拔罐，每次留罐 5 分钟左右。

第五节　青少年近视

青少年近视是青少年以视近物清晰、视远物模糊为主要症状的一种眼病，古称"能近怯远症"。多因先天禀赋不足，后天发育不良，劳心伤神，心阳耗损，使心肝肾不足，或用眼不当，使目络瘀阻，目失所养而致。

若目视昏暗，眼前黑花飞舞，头昏耳鸣，夜寐多梦，腰膝酸软，舌红、少苔，脉细者，为肝肾阴虚证；若目视疲劳，目喜垂闭，食欲不振，四肢乏力，腹胀腹泻，舌淡、苔白，脉弱者，为脾气虚弱证；若伴心烦，失眠健忘，神疲乏力，畏寒肢冷，舌淡、苔薄，脉弱者，为心阳不足证。

西医学认为青少年近视常与先天遗传和不良用眼习惯有关，如阅读、书写、工作时照明不足或光线强烈，或姿势不正，或持续时间过久，或边走路、边乘车边看书等，导致眼睛过度疲劳而引起，为眼科屈光不正疾病之一。

【适宜技术推荐】

方案一　针灸疗法

主穴：承泣、四白、太阳、睛明、风池、光明。

配穴：肝肾阴虚加肝俞、肾俞、太冲、太溪；脾气虚弱加脾俞、胃俞、足三里、三阴交；心阳不足加心俞、膈俞、内关、神门。

操作：毫针刺。承泣、睛明位于目眶内，针刺时固定眼球，轻柔进针，不行提插捻转，留针 10 分钟，出针时需长时间按压针孔，避免出血；风池穴注意把握针刺的方向、角度和深度，切忌向上深刺，以免刺入枕骨大孔；光明穴针尖朝上斜刺，使针感能向上传导为宜。

方案二　皮肤针疗法

轻度或中度叩刺眼周穴及风池穴等。

方案三　头针疗法

取枕上旁线、枕上正中线。按头针常规操作，交替使用。

方案四　耳针疗法

取眼、肝、脾、肾、心、神门、皮质下。每次选 2～3 穴，毫针刺法，埋针法或压丸法。

方案五　推拿疗法

1.患者仰卧位，双目微闭。医者用一指禅推法或按揉法，从右侧太阳穴处开始，慢慢推向右侧阳白穴，经过印堂，推至左侧阳白穴，最后推到左侧太阳穴为止。再从左侧太阳穴推至右侧太阳穴，反复操作 5 次。

2.双手拇指指端或中指指端轻揉双侧睛明、攒竹、鱼腰、丝竹空等穴，每穴 1 分钟；或双手拇指指腹分抹上下眼眶，从内向外反复分抹 3 分钟左右；或用拇指指端按揉养老、光明，每穴 1 分钟。

3.患者俯卧，弹拨颈项部至上背部两侧膀胱经，着重点压双侧风池、完骨及阿是穴，然后依次推、按、点、揉大杼至肺俞一段，最后拿肩井结束。

青少年近视仍应以预防为主，应当设法防止近视屈光度加深，维持或争取改善视功能。除可采用上述治疗近视眼的方法外，尚应特别注意合理用眼，选择适当工作避免过度用眼与不良视觉刺激，长时间用眼后当远眺缓解疲劳，并普及眼保健操。

第六节　麦粒肿

麦粒肿是指胞睑边缘生小硬结，红肿疼痛，形似麦粒，易于溃脓的眼病，又称"针眼""土疳"。

本病病位在眼睑，与足太阳经、足阳明经及脾胃关系密切。多由风热外邪客于胞睑，火烁津液，变生疖肿；或过食辛辣炙烤之物，脾胃积热，上攻于目，或心肝之火循经上炎，热毒壅阻于胞睑，局部酿脓而发为本病。

针眼初起，痒痛微作，局部硬结微红肿，触痛明显，或伴有头痛发热、全身不适，苔薄黄，脉浮数者，为风热外袭证；胞睑红肿，硬结较大，灼热疼痛，有黄白色脓点，或见白睛壅肿、口渴喜饮、便秘溲赤，舌红、苔黄或腻，脉数者，为热毒炽盛证；麦粒肿反复发作，但症状不重，面色少华，偏食，腹胀便结，舌红、苔薄黄、脉细数者，为脾虚湿热证。

本病见于西医学眼睑腺体组织的急性化脓性炎症，即睑腺炎。

【适宜技术推荐】

方案一 针灸疗法

主穴：攒竹、太阳、二间、内庭、厉兑。

配穴：风热外袭加合谷、风池；热毒炽盛加曲池、行间；脾虚湿热加三阴交、阴陵泉；麦粒肿若在上睑内眦部，加睛明；在外眦部加瞳子髎；在两眦之间，加鱼腰；在下睑者加承泣、四白。

操作：毫针刺，针用泻法。攒竹可透刺鱼腰及丝竹空；攒竹、太阳、二间、内庭、厉兑可点刺放血，中病即止。

方案二 放血疗法

1. 取大椎穴，用三棱针散刺出血后拔罐。

2. 取太阳、内庭、足中趾尖或耳尖。患者仰卧或坐位，常规消毒后，用细三棱针点刺穴位，针后均挤出数滴血液。太阳、足中趾尖取双侧；耳尖取病侧点刺。

方案三 挑治疗法

在肩胛区第 1～7 胸椎棘突两侧探寻淡红色疹点或敏感点。令患者反坐在靠背椅上，暴露背部，常规消毒后，左手拇指、食指捏起局部皮肤，右手持三棱针刺破皮肤，然后将针深入皮下挑断部分皮下纤维组织，随后用消毒敷料敷盖。

方案四 穴位贴敷疗法

选太阳穴。取天南星、生地黄各等分，共研细末用蜂蜜调成膏状。将上药适量，贴敷于患侧之太阳穴，上遮塑料薄膜，盖以纱布，用胶布固定，约贴 12 小时后去掉，每日 1 次，不计疗程，以愈为期。

方案五 耳针疗法

取眼、肝、脾、耳尖。毫针刺法，亦可在耳尖、耳背小静脉刺络出血。

第七节 耳鸣、耳聋

耳鸣、耳聋均属听觉异常的症状。耳鸣是以一侧或两侧经常或间歇性的耳内鸣响，或如蝉声，或如潮声，或细或暴，妨碍听觉的症状。耳聋表现为患者的听力有不同程度的减退，甚至完全丧失，部分患者伴有耳鸣、耳道阻塞感。

耳鸣、耳聋的发生常与外感风邪、情志失畅、久病、年老体弱等因素有关。发病初起多有感冒症状，继之卒然耳鸣、耳聋、耳闷胀，伴头痛，发热恶风，口干，舌红、苔薄白或薄黄，脉浮数者，为风邪外袭证；耳鸣如蝉，耳内闭塞如聋，伴头晕目眩，胸闷痰多，舌红、苔黄腻，脉弦滑者，为痰火郁结证；耳鸣、耳聋时轻时重，遇劳加重，休息则减，伴神疲乏力，食少腹胀，便溏，舌淡、苔薄白或微腻，脉细弱者，为脾胃虚弱证；耳聋渐至，耳鸣夜间尤甚，伴头晕失眠，腰膝酸软，舌红、苔少脉细弦或细弱者，为肾精亏虚证。

西医学的耳科疾病、高血压病、脑血管疾病、红细胞增多症、贫血、糖尿病、感染性疾病、药物中毒及外伤性疾病等，均可出现耳鸣、耳聋的症状。

【适宜技术推荐】

方案一　针灸疗法

主穴：耳门、听宫、听会、翳风、中渚、侠溪。

配穴：风邪外袭加风池、外关、合谷；痰火郁结加丰隆、内庭；脾胃虚弱加气海、足三里、脾俞；肾精亏虚加肾俞、太溪。

操作：毫针刺。耳周穴位的针感向耳底或耳周传导；余穴常规针刺，风邪外袭及痰火郁结者针用泻法，脾胃虚弱及肾精亏虚者针用补法，亦可加灸法或温针灸。

方案二　耳针疗法

取肝、胆、肾、三焦、内耳、外耳、颞、皮质下。每次选3～4穴，毫针刺法，埋针法或压丸法。

方案三　头针疗法

取双侧颞前线、颞后线。常规头针刺法。

方案四　穴位注射疗法

取翳风、肾俞、完骨、阳陵泉等穴。选用复方丹参注射液或当归注射液、维生素 B_{12} 注射液，常规穴位注射。

（习题）

第十一章　皮、外、骨科病证

（PPT）

第一节　带状疱疹

带状疱疹是皮肤突发簇集性水疱，呈带状分布，痛如火燎的急性疱疹性皮肤病，中医学称"蛇串疮"，又称"缠腰火丹""蛇丹""蛇窠疮""火带疮"等。

带状疱疹是由于感受风火或湿毒之邪引起，与情志不畅、过食辛辣厚味、感受火热时毒、起居失调等因素有关。病位在肝、脾两经。情志不畅则肝气郁结、郁而化热；过食辛辣厚味则脾失健运、湿浊内停；感受火热时毒或起居不慎，卫外功能失调，使风火湿毒之邪郁于肝胆，肝火脾湿郁于内，毒邪乘虚侵于外，经络郁阻于腰腹之间，气血凝滞于肌肤之表，而发本病。可分为肝经郁热、脾经湿热和瘀血阻络三型，肝经郁热者皮损鲜红，疱壁紧张，灼热刺痛；脾经湿热者皮损色淡，疱壁松弛；瘀血阻络者皮疹退后局部仍有疼痛。

西医学认为本病是由水痘－带状疱疹病毒引起，好发于肋间神经、颈神经、三叉神经及腰神经分布区域。

【适宜技术推荐】

方案一　针灸疗法

主穴：皮损局部、夹脊穴。

配穴：肝经郁热加刺行间、大敦；脾经湿热加刺隐白、内庭；瘀血阻络则根据皮疹部位加刺不同穴位，颜面部刺阳白、太阳、颧髎，胸胁部刺期门、大包，腰腹部刺章门、带脉。

操作：毫针刺，针用泻法。皮损局部围刺，即在疱疹带头、尾各刺一针，两旁根据疱疹带的大小选取 1～3 点，向疱疹带中央沿皮平刺。大敦、隐白点刺出血。

方案二　放血疗法

用三棱针点刺或皮肤针叩刺疱疹将疱液放出，加拔火罐放出少量血液。

方案三　皮肤针疗法

主要用于疱疹后遗神经痛，在皮损局部及与病灶相应的夹脊穴或背俞穴，用皮肤针叩刺微出血后，加艾条灸。

方案四　耳针疗法

取肝、脾、神门、肾上腺、皮疹所在部位相应耳穴。每次选 3～4 穴，毫针刺法，埋针法或压丸法。

方案五　穴位注射疗法

取肝俞、相应夹脊穴、足三里。应用维生素 B_1 或维生素 B_{12} 注射液，常规穴位注射。

第二节　风　疹

风疹是指皮肤出现鲜红色或苍白色风团，因其遇风即发，故名风疹，又因其时隐时现，又称"瘾疹"。本病的发生内因禀赋不足，外因风邪侵袭或食用鱼虾荤腥食物，本病可发生于身体任何部位。

急性风疹发病迅速，皮肤突然出现形状不一、大小不等的风团，颜色呈鲜红或苍白色，此起彼伏，可日发数次。慢性风疹一般无明显全身症状，风团时多时少，反复发作，常多年不愈。其风疹色白，遇冷或风吹加剧，得热则减轻，为风寒束表证；风疹色红赤，遇热则加剧，得冷则减轻，为风热犯表证；风疹色赤，伴脘腹疼痛，神疲纳呆，大便秘结或泄泻，为胃肠积热证；风疹反复发作，迁延日久，午后或夜间加剧，心烦少寐，口干，手足心热，为血虚风燥证。

本病相当于西医学的急、慢性荨麻疹，是一种由于皮肤黏膜小血管扩张及渗透性增强而引起的局限性、一过性水肿反应。

【适宜技术推荐】

方案一　针灸疗法

主穴：曲池、血海、三阴交、膈俞、合谷、委中。

配穴：风寒束表型配外关、风池、肺俞；风热犯表型配大椎、风门；胃肠积热型配足三里、天枢；血虚风燥型配足三里、三阴交。呼吸困难配天突，恶心呕吐配内关。

操作：毫针刺。风寒束表者加灸。委中、膈俞可点刺出血。

方案二　放血疗法

取曲泽、委中穴用三棱针快速点刺，使黯红色血液自然流出；取大椎或风门穴用三棱针点刺加拔火罐。本法不可反复使用，中病即止。

方案三　皮肤针疗法

取风池、曲池、血海、夹脊穴。用皮肤针以中强度手法叩刺，至皮肤充血或隐隐出血。

方案四　拔罐疗法

用闪火法将火罐拔于神阙穴部位，闪罐法拔至局部充血。

方案五　耳针疗法

取风溪、耳中、神门、肾上腺、肺、胃、大肠。每次选3～5穴，毫针刺法，埋针法或压丸法。

方案六　穴位注射疗法

取曲池、血海、大椎、合谷、膈俞。每次选用1～2穴。选用复方丹参注射液或当归注射液，常规穴位注射。

第三节　斑　秃

斑秃是一种突然发生的头部局限性脱发，头部出现圆形或椭圆形，大小不等的秃发斑，严重者可致头发全部脱光或周身毛发全部脱落，而无其他异常的疾病，又称"油风"，俗称"鬼剃头"。本病以青壮年多见，性别差异不明显。

中医学认为，发为血之余。若思虑太过，脾胃虚弱，气血化生不足；或房事不节，肝肾精血亏损；或肺气不足，宣发失司，津液失于输布；或情志不遂，郁怒伤肝，气机不畅，气滞血瘀，瘀血不去，新血不生，均可导致头皮毛发失于濡养而成片脱落。

西医学认为斑秃属自身免疫性疾病，与自主神经功能紊乱有关，也可能与内分泌障碍、局部感染、中毒、遗传因素等有关，精神创伤常为诱发因素。

【适宜技术推荐】

方案一　皮肤针疗法

取脱发区、夹脊穴或相关背俞穴。用皮肤针先从脱发区边缘呈螺旋状向中心区叩刺，然后再叩刺夹脊或背俞穴，至局部皮肤微出血。脱发区在叩刺后用生姜片外擦。

方案二　针灸疗法

主穴：脱发区、百会、通天、膈俞、心俞、肾俞。

配穴：气血两虚加气海、血海、足三里；肝肾不足加命门、太溪；血热生风加风池、曲池；瘀血阻络加肝俞、太冲。脱发病灶在头前加上星、合谷、内庭；病灶在头侧加率谷、外关、足临泣；病灶在头顶加四神聪、太冲、中封；病灶在头后加天柱、后溪、申脉。

操作：毫针刺。脱发区从病灶部位四周向中心沿皮刺，肝俞不可直刺、深刺，余穴均常规针刺。或取脱发区，采用回旋灸法，灸至局部灼热红润为度。

第四节　痤　疮

痤疮是青春期男女常见的一种毛囊及皮脂腺的慢性炎症，好发于颜面、胸部、背部等部位，又称"粉刺""青春痘"。

该证皮肤初起为红色丘疹或黑头粉刺，可挤出白色粉状物，并有脓疱、结节、囊肿、瘢痕等表现。青春期生机旺盛，由于先天禀赋的原因，使肺经血热郁于肌肤，熏蒸面部而发为疮疹；或冲任不调，肌肤疏泄失畅而致；或恣食膏粱厚味、辛辣之品，使脾胃运化失常，湿热内生，蕴于肠胃，不能下达，上蒸于头面、胸背而成。丘疹多发于颜面、胸背上部，色红，或有痒痛者，为肺经风热证；丘疹红肿疼痛，或有脓疱，伴口臭、便秘、尿黄者，为湿热蕴结证；丘疹以脓疱、结节、囊肿、瘢痕等多种损害为主，伴纳呆、便溏者，为痰湿凝滞证；女性患者经期丘疹增多或加重，经后减轻，伴有月经不调者，为冲任失调证。

西医学认为痤疮与遗传因素密切相关，与内分泌因素、皮脂腺分泌旺盛、毛囊内滋生微生物等有一定的关系。

【适宜技术推荐】

方案一　针灸疗法

主穴：大椎、合谷、曲池、内庭、鱼际、阳白、四白。

配穴：肺经风热加少商、尺泽、风门；湿热蕴结加足三里、丰隆、阴陵泉；痰湿凝滞加脾俞、丰隆、三阴交；冲任不调加血海、膈俞、三阴交。

操作：毫针刺。大椎、膈俞、脾俞点刺出血。

方案二　挑治疗法

取大椎、肺俞及其附近阳性反应点等。常规消毒后，用三棱针挑断部分纤维组织，使之少量出血。每次选 1 个穴位和 1～2 个阳性反应点，隔日 1 次。

方案三　耳针疗法

取交感、肺、脾、胃、大肠、神门、内分泌、皮脂腺、肾上腺、面颊、耳尖。每次选 3～5 穴，毫针刺法，埋针法或压丸法，耳尖可点刺放血。

第五节　腰　痛

腰痛是指腰部一侧或双侧疼痛连及脊椎的一种症状，又称"腰脊痛"，是临床上常见的病症之一。腰痛可因感受寒湿、湿热，或跌仆外伤，气滞血瘀，或肾亏体虚所致。

腰痛的病理变化常表现出以肾虚为本，感受外邪，跌仆闪挫为标的特点。其主要病机是腰脊部的经络气血闭阻不通和腰部脉络失于濡养。腰部冷痛重着、酸麻，或痛连下肢，转侧不利，遇阴雨寒冷加重，苔白腻、脉沉迟缓者，为寒湿腰痛；腰痛如刺，痛有定处，昼轻夜重，痛处拒按，舌质紫黯或有瘀斑，脉涩者，为瘀血腰痛；腰部酸软而痛，反复发作，喜按喜揉，遇劳则重，脉细者，为肾虚腰痛。

西医学把腰痛分为急性腰痛和慢性腰痛。急性腰痛包括急性腰扭伤及腰椎间盘突出症等。慢性腰痛包括慢性腰肌纤维炎及腰椎间盘突出未愈压迫神经或腰椎增生、腰肌劳损等。

【适宜技术推荐】

方案一　针灸疗法

主穴：肾俞、腰阳关、委中、阿是穴。

配穴：寒湿腰痛加刺关元俞；瘀血腰痛加刺肝俞、膈俞；肾虚腰痛加刺太溪、腰俞、命门。病在督脉配后溪；病在太阳经配申脉；腰椎病配腰夹脊。

操作：毫针刺。寒湿腰痛、肾虚腰痛可用温针灸；瘀血腰痛可用电针疗法，针后可加火罐；命门穴宜用隔附子饼灸。

方案二　推拿疗法

1. 急性腰痛

手法：揉、按、点压、弹拨、扳等法。

操作：

（1）按揉舒筋法：用揉等轻柔手法在局部施术 3 ～ 5 分钟。

（2）点压镇痛法：用稍重手法点压肾俞、腰阳关、志室、大肠俞及阿是穴，在点压穴位时加以弹拨或按揉手法，以产生酸、麻、胀感觉为度。

（3）理筋整复法：医生先施腰椎后伸扳法扳动数次，然后用腰部斜扳法，常可听到患者腰部发出"咯嗒"声响。中病即止。

2. 慢性腰痛

手法：揉、按、点压、扳、被动运动等法。

操作：

（1）循经揉法：沿腰部两侧的足太阳膀胱经用揉法上下施术 5 ～ 6 次，然后用掌根按揉痛点周围 1 ～ 2 分钟。

（2）穴位按压法：以双手拇指依次按揉肾俞、三焦俞、气海俞、关元俞、大肠俞穴，以酸胀为度。

（3）腰部斜扳法：左右各做一次腰部斜扳法，然后取仰卧位，做屈髋屈膝被动运动，以调节小关节。

方案三　放血疗法

急性腰痛、痛势剧烈者，取肾俞、腰阳关、阿是穴，常规消毒后，用三棱针点刺出血，加拔火罐，留罐 10 ～ 20 分钟，隔 2 ～ 3 日 1 次。

方案四　穴位注射疗法

取肾俞、大肠俞，选用复方当归注射液或丹参注射液常规穴位注射；疼痛剧烈者，取阿是穴，用地塞米松 5mg 与 1% 普鲁卡因 2mL 混合液注射，常规穴位注射，隔日 1 次，中病即止。

方案五　耳针疗法

取患侧腰骶椎、肾、膀胱、神门。每次选 3 ～ 4 穴，毫针刺法，埋针法或压丸法。

第六节　痹　证

痹证是由于风、寒、湿、热等外邪侵袭人体，闭阻经络，使气血运行不畅所导致的以肌肉、筋骨、关节发生酸痛、麻木、重着、屈伸不利，甚或关节肿大、灼热，甚至影响肢体运动功能的疾病。

痹证在临床有行痹、着痹、寒痹和热痹之分。行痹以肢体关节酸痛，游走不定，关节屈伸不利，或见恶风发热，苔薄白，脉浮为主症；着痹以肢体关节重着，酸痛，或有肿胀，痛有定处，手足沉重，活动不便，肌木不仁，苔白腻，脉濡缓为主症；寒痹以肢体关节疼痛较剧，痛有定处，得热痛减，遇寒痛增，关节不可屈伸，局部皮肤不红，触之不热，苔薄白，脉弦紧为主症；热痹以关节疼痛，局部灼热红肿，得冷稍舒，痛不可触，可病及多个关节，多兼有发热、恶风、口渴、烦闷不安等全身症状，苔黄燥，脉滑数为主症。

本病可见于西医学的风湿热、风湿性关节炎、类风湿关节炎、骨性关节炎、反应性关节炎、痛风、肩关节周围炎、肌纤维组织炎及坐骨神经痛等病症。

【适宜技术推荐】

方案一　药浴疗法

组成：当归 10g，乳香、没药、续断、川椒、补骨脂、红花、伸筋草、秦艽各 15g，甘草 5g。

用法：煎汤去渣洗患部，或全身浴，每日 1 次，每次 15 ～ 30 分钟。此法适合风寒湿痹，瘀血阻滞所致关节肿痛，屈伸不利。

方案二　针灸疗法

主穴：以局部取穴和循经取穴为主。

肩部：阿是穴、肩髃、肩髎、肩贞、臑俞。

肘臂：阿是穴、曲池、合谷、天井、外关、尺泽、少海。

腕部：阿是穴、阳池、阳溪、腕骨、外关。

掌指关节：阿是穴、八邪、合谷、后溪。

脊背：阿是穴、大杼、身柱、腰阳关、夹脊穴。

髋部：阿是穴、环跳、居髎、秩边、髀关。

股部：阿是穴、秩边、承扶、殷门、风市。

膝部：阿是穴、血海、膝眼、梁丘、阳陵泉。

踝部：阿是穴、申脉、照海、昆仑、太溪、丘墟。

配穴：行痹加刺膈俞、血海；寒痹加刺肾俞、关元；着痹加刺足三里、阴陵泉；热痹加刺大椎、曲池。

操作：毫针刺。病在肌肤当浅刺，病在筋骨当深刺留针。寒痹在肾俞、关元穴加灸法或温针灸，热痹可在大椎、曲池穴点刺放血。

方案三　穴位注射疗法

取肩髎、曲池、合谷、阳陵泉、足三里、阴陵泉、肾俞等穴。用当归、威灵仙等注射液，在病痛部位取穴，常规穴位注射，每隔 1～3 日注射一次。注意药物不能注入关节腔内。

方案四　皮肤针疗法

在患病关节周围、脊椎两侧相应的节段。以皮肤针叩刺，使局部有少许出血并拔罐。

方案五　推拿疗法

在病变关节周围施以㨰法，同时配合该关节的被动活动。病变关节较小者用一指禅推或指腹按揉病变关节周围穴位，或用捻法；病变关节较大者，在关节局部施以搓法；病变关节活动受限者，施以轻柔的摇法，擦病变关节周围以透热为度，最后以抖法结束治疗。

第七节　肩周炎

肩周炎是指肩部酸重疼痛及肩关节活动受限、强直的临床综合征。根据其发病原因、临床表现和发病年龄等特点又有"漏肩风""肩凝症""冻结肩""五十肩"之称，属于"肩痹"范畴，女性发病率高于男性。

本病的病变部位在肩部的经脉和经筋，因正气不足，营卫虚弱，或局部感受风寒，或劳累闪挫，或习惯偏侧卧位，筋脉长期受到压迫，致气血阻滞而成肩周炎。

多数患者呈慢性发病，隐袭进行，少数有外伤史，多见于中老年人。病症初发时轻微，以后逐渐加重，疼痛一般以肩关节的前、外侧部为重，多为酸痛、钝痛或刀割样痛，夜间尤甚，影响睡眠；疼痛可牵涉至同侧的颈背部、肘部或手部，症状可因肩臂运动加重；肩关节各方向运动受限，但以外展、外旋、后伸障碍为著，重者出现典型的"扛肩"现象。

西医学认为，本病多继发于肱二头肌腱腱鞘炎、冈上肌腱炎或肩峰下滑囊炎。某些患者与感染性病灶或内分泌功能有关。

【适宜技术推荐】

方案一　针灸疗法

主穴：肩髃、肩髎、肩贞、肩前、曲池、合谷、养老、阿是穴、条口透承山、阳陵泉。

配穴：后溪、养老、鱼际、中渚、列缺、三间。痛在太阴经时加刺鱼际；痛在少阳经时加刺中渚；痛在太阳经时加刺后溪。

操作：毫针刺，泻法或平补平泻，局部可用电针刺激。针条口透承山时取对侧；针远端穴时大幅度捻转提插，同时让患者活动肩关节，由慢到快，由弱到强，行针5分钟起针。

方案二　推拿疗法

手法：按、点、拿、揉、拔伸、摇、抖、搓等法。

操作：

（1）患者仰卧或坐位，医者站患侧，用揉法施于患者肩前部及上臂内侧，反复数次，配合患肢的外展外旋被动活动。

（2）健侧卧位，医者一手握住患肢的肘部，另一手在肩外侧和腋后部用摇法，配合拿肩髃、肩贞及患肢上举、内收等被动活动。

（3）患者坐位，医者站于其身后，在项部及肩胛部用拿法，点按揉天宗、肩井、秉风、压痛点等穴位或部位。配合做肩关节内收、旋内、后伸（即背手）等被动活动，并用环转摇肩法和牵拉提抖肩及上肢的方法，在做此手法时，活动度逐渐增加，手法力量由小到大，切忌用力过猛，以患者能忍受为度。最后搓肩部、上臂和前臂，以放松患肢肌肉。

方案三　放血疗法

对肩部肿胀疼痛明显而浅表者可用皮肤针中强度叩刺患部，使局部微微渗血，再加拔火罐；如病变较深者可用三棱针点刺2～3针致少量出血，再加拔火罐，使瘀血外出。隔日1次，疼痛明显减轻后停止放血。

方案四　穴位注射疗法

取肩关节周围压痛点，选用当归注射液，常规穴位注射。或进行痛点封闭，根据压痛点部位结合解剖体表标志注入0.5%～1%普鲁卡因及泼尼松龙或地塞米松（氟美松）混合液5～10mL。

方案五　拔罐疗法

取肩关节周围压痛点，拔火罐，隔2～3日治疗1次。

第八节　颈椎病

颈椎病是指颈椎骨质增生、颈项韧带钙化、颈椎间盘退行性改变等，刺激或压迫颈部神经、脊髓、血管而产生的一系列症状和体征的综合征，简称颈椎病。

颈椎病是中老年人的常见病、多发病，属于中医学"眩晕""痹证""痿证""项强"范畴。外伤、劳累、外感风寒、枕头高低不适及卧姿不当常为诱发因素，主要表现为颈肩臂痛、手臂麻木、头痛眩晕，甚至引起肢体不完全性瘫痪的综合症状群。颈、肩、背部酸楚、疼痛，手臂麻木，遇阴雨、寒冷加重者，为风寒闭阻证；颈部及上肢呈针刺样放射性疼痛，昼轻夜重，固定不移者，为经脉瘀阻证；颈部酸软疼痛，时重时轻，缠绵难愈，伴耳鸣耳聋，腰膝酸软无力，口苦咽干者，为肝肾亏虚证。

西医学认为颈椎病系颈椎间盘脱出或颈椎发生慢性退行性病变、颈椎增生刺激或压迫颈部神经、血管、交感神经或脊髓而引起，分为颈型、神经根型、脊髓型、椎动脉型、交感神经型、混合型。

【适宜技术推荐】

方案一　针灸疗法

主穴：颈部夹脊穴、天柱、大椎、大杼、后溪、申脉、悬钟。

配穴：上肢疼痛麻木酸痛偏桡侧加曲池、合谷、中渚；肩背酸痛加肩井、肩髃、肩外俞。头痛头晕加风池、百会、太阳；恶心、呕吐配中脘、内关。风寒闭阻加风门、风府、大椎；经脉瘀阻加膈俞、太冲、合谷；肝肾亏虚加肝俞、肾俞。

操作：毫针刺，夹脊穴应根据症状，确定受累神经根的节段，选用相应穴位，直刺或向颈椎斜刺，使针感向项、肩臂部传导；大椎穴直刺1～1.5寸，使针感向肩背部传导；偏寒者，夹脊穴可做温针灸或艾条灸法。

方案二　推拿疗法

手法：拿、按、揉、推、拔伸旋转、扳等法。

操作：患者坐位，医者立于其身后，用拇指或掌根部按揉肩中俞、风池、肩井、肩髃、曲池、外关、合谷等穴数次，再按揉颈椎两侧；配合颈部拔伸运动，着力均匀，上下来回按揉 10～20 次。然后用拿法放松颈肩部、上背部及上肢肌肉；用双手提拿颈后及颈部两侧肌肉，左手提拿时，右手放松，右手提拿时，左手放松，双手交替进行。随后做颈项拔伸旋转法，将颈椎牵开，边牵引边使头颈部前屈、后伸及左右旋转。

方案三　穴位注射疗法

取颈夹脊穴、阿是穴、大杼、肩中俞、天宗。用 1% 普鲁卡因 2mL，或维生素 B_1、维生素 B_{12} 各 2mL，每穴注射 0.5mL；或复方丹参注射液，或骨宁注射液，每穴注射 1～2mL。

方案四　放血疗法

取大椎、阿是穴、肩外俞、风门穴。用三棱针点刺出血，加拔火罐，放出少量血液，隔日 1 次，中病即止。

方案五　电针疗法

取颈部夹脊穴、风池、大椎、阿是穴，每次选 2～4 穴，交替应用，针刺得气后，接通电针仪，刺激强度以患者能耐受为宜。

方案六　耳针疗法

取颈椎、肩、颈、神门、交感、肾上腺、皮质下、肝、肾。每次选 3～4 穴，毫针刺法，埋针法或压丸法。

方案七　皮肤针疗法

取颈夹脊、大椎、大杼、肩外俞。用皮肤针叩刺至局部皮肤潮红或出血，可加拔火罐。

第九节　腱鞘炎

腱鞘炎是以手腕部（或足背部）的腱鞘受到外伤、劳损而逐渐肿胀、疼痛为主症的常见疾病，又称"弹响指""扳机指"。属于中医学的"筋痹"范畴，多由劳伤损及经筋，气血运行不畅所致。

本病表现为患指不能屈伸，用力屈伸时疼痛，并出现弹跳动作，晨起、劳动后和用凉水后症状较重，活动或热敷后症状减轻。在掌骨头的掌侧面明显压痛，并可触及米粒大的结节，压住此结节，再嘱患者做充分的屈伸活动时，有明显疼痛，并感到弹响由此发出。由于屈伸受限，给工作和生活带来不便，严重者患指屈曲后不能自行伸直，需健手帮助伸直。

【适宜技术推荐】

方案一　针灸疗法

主穴：以局部阿是穴为主。

配穴：列缺、合谷、阳溪。

操作：毫针刺。阿是穴因病变所在部位肌肉的厚薄不同而应灵活掌握针刺深浅，可配合灸法。

方案二　穴位注射疗法

取阿是穴。用1%普鲁卡因注射液2mL缓慢注入，对慢性者可加入地塞米松（氟美松）0.5～1mg。

方案三　穴位贴敷疗法

取阿是穴。取白芷90g，肉桂、没药、胆南星各30g，炒草乌24g，乳香、细辛各15g，炒赤芍10g，干姜、炒大黄各4.5g，麝香3g。上药共研为细末，用凡士林调成糊状。将药贴于阿是穴，覆盖油纸，纱布包扎。隔日换贴1次。

第十节　颞颌关节功能紊乱

颞颌关节功能紊乱是一种常见的颞颌关节疾病，多发生于青壮年，女性多见。主要症状表现为关节弹响，疼痛和下颌运动受限，局部肌肉酸痛。属于中医学"颌痛""颊痛""牙关脱臼"等范畴。本病的发生与情绪、外伤、劳损、寒冷刺激等有关，情绪激动、精神紧张及愤怒时的咬牙切齿等均可使颞颌关节周围肌群痉挛；先天发育不良、外伤或经常反复过度张口而致劳损使双侧颞颌关节运动不平衡；感受寒冷刺激，使颞颌关节周围肌群痉挛，均可引起颞颌关节功能紊乱。

【适宜技术推荐】

方案一　针灸疗法

主穴：阿是穴、下关、颊车、听宫、合谷。

配穴：伴有弹响配颧髎、上关；头晕加风池、太阳；耳鸣加耳门、听宫。

操作：毫针刺。面部穴位常规针刺，使针感向面颊及颞颌关节放射。或取患侧下关、颊车穴艾条温和灸，灸至穴位处皮肤潮红为度。针刺合谷用泻法或平补平泻，可边行针边嘱患者做缓慢、连续、小幅度张口和闭口动作。

方案二　穴位注射疗法

取患侧足三里，选用复方丹参注射液常规穴位注射；病情顽固者取下关穴，用1%普鲁卡因注射液2mL注入穴位，每周2次。

方案三　推拿疗法

患者正坐或仰卧位。先以指按揉面颊部，以舒松关节周围肌肉，再用一指禅推颊车、下关、翳风、点揉合谷；然后医生两手拇指分别置于两侧颊车处，两手的其余四指扣托住下颌骨的下缘，然后以两拇指按揉颊车，两手同时轻微地活动下颌；如有半脱位者，患者可感到有轻微的弹跳感；最后在患侧颞颌部施用大鱼际擦法，以透热为度。

方案四　拔罐疗法

取患侧下关。用三棱针点刺后拔罐，隔2～3日治疗1次。

方案五　皮内针疗法

取阿是穴、下关、听宫。选用麦粒型皮内针埋入穴位，用橡皮膏固定针柄，每次留针1～2日。

第十一节　网球肘

网球肘是以肘部疼痛、关节活动障碍，疼痛向前臂及腕部放射，持物困难或握物无力为主症的疾病，又称肱骨外上髁炎，是以肱骨外上髁局限性疼痛，并影响伸腕和前臂旋转功能为特征的慢性劳损性疾病，属于中医学"伤筋""痹证"范畴，可由劳累汗出、营卫不固、寒湿侵袭肘部经络，使气血阻滞不畅所致。

本病多见于从事旋转前臂、屈伸肘关节和肘部长期受震荡的劳动者，如网球运动员、打字员、木工、钳工、矿工等。

【适宜技术推荐】

方案一　针灸疗法

主穴：阿是穴、曲池、肘髎、手三里、阳陵泉。

配穴：前臂旋前受限者加下廉；前臂旋后受限者加尺泽；肘内侧疼痛加少海；肘尖疼痛加天井。

操作：毫针刺。阿是穴可做多向透刺或多针齐刺，并可同时施灸，其他穴按常规针刺加电针仪刺激。对侧阳陵泉处压痛点针刺同时活动患部。

方案二　放血拔罐疗法

用皮肤针在局部重叩至局部皮肤渗血，然后用小火罐拔 5 分钟左右，使之出血少许，该疗法可做配合治疗，于针灸治疗早期放血 2 ～ 3 次。

方案三　穴位注射疗法

取阿是穴。用当归注射液，常规穴位注射；或用泼尼松 25mg 加 1% 普鲁卡因注射液 2mL 注入，如仍有疼痛，7 日后再注射 1 次。

方案四　推拿疗法

患者坐位或仰卧位，医者位于患侧，用擦法从肘部沿前臂伸肌群治疗，以舒筋通络；用拇指按揉曲池、手三里、合谷等穴，以局部酸胀为度，同时往返提拿前臂伸肌群；将患侧前臂旋前位置于治疗台上，肘下垫枕，医者用拇指按揉肱骨外上髁、环状韧带、肱桡关节间隙处及前臂肌群；用擦法沿伸腕肌治疗，以透热为度。

第十二节　扭　伤

扭伤指四肢关节或躯体部的软组织损伤，如皮肤、肌腱、韧带、血管等，而无骨折、脱臼、皮肉破损的损伤证候。属于中医学"伤筋"范畴，主要表现为受伤部位肿胀疼痛，关节活动障碍等。多由剧烈运动或持重过度、跌仆、牵拉以及过度扭转，使受外力的关节超越正常活动范围而引起的关节周围软组织损伤，经气运行受阻，气血瘀滞而致局部肿痛。

【适宜技术推荐】

方案一　针灸疗法

主穴：以受伤局部阿是穴为主。

肩部：肩髎、肩髃、肩贞。

肘部：曲池、小海、天井。

腕部：阳池、阳溪、阳谷。

腰部：肾俞、腰阳关、委中。

髀部：环跳、秩边、承扶。

膝部：膝眼、梁丘、阳关。

踝部：解溪、昆仑、丘墟。

配穴：各部扭伤均可加阿是穴，腰脊扭伤可加相应夹脊穴。

操作：毫针刺。在远端部位行针时，应配合做扭伤部位的活动；陈旧性损伤可在针刺的基础上加灸。

方案二　放血疗法

取扭伤部位相关腧穴或阿是穴。先用三棱针点刺出血，或用皮肤针重叩出血，然后再加拔火罐。适用于新伤局部血肿及疼痛明显者。

方案三　穴位注射疗法

取阿是穴。选用当归注射液、川芎注射液、红花注射液或5%～10%葡萄糖注射液、氢化可的松5mL加入1%普鲁卡因适量做穴位注射，隔日1次，适于局部没有明显肿胀，但疼痛明显者。

方案四　耳针疗法

取相应部位敏感点、神门、皮质下。毫针刺法，捻针时让患者同时活动受伤部位的关节，或埋针法、压丸法。

方案五　推拿疗法

1.腰扭伤　患者取俯卧位，医者站于患者一侧，用擦法、揉法、推法等在脊柱两侧腰背肌及损伤局部施术；用拇指点压、弹拨等手法点按肾俞、阳关、志室、大肠俞、环跳及阿是穴，配合按揉或弹拨法，以有酸、麻、胀感为度；也可施腰椎后伸扳法或腰部斜扳法，以调整关节紊乱，使错位的关节复位，嵌顿的滑膜解脱。

2.腕关节扭伤　急性损伤者在伤处附近选用相应经络上的适当穴位，点按法使之酸胀得气，以疏通经气；在伤处周围上、下、左、右用揉法和摩法施术以使凝滞消散，改善血液循环；在拔伸腕关节下，做环转、背伸、掌屈、侧偏等动作，以恢复正常的运动功能；用擦法治疗局部，以透热为度。慢性劳损者运用以上手法，要相应加重，运动幅度逐渐增大，以解除挛缩，松解粘连，改善关节运动，注意手法要柔和，防止再度损伤。

3. 髋关节扭伤 患者俯卧位，医者先用揉法、擦法作用于臀部，以松解局部肌肉；在居髎、环跳、殷门等穴施行点按法，以有明显酸胀感为度；医者再一手按其髋部，另一手托起患肢，施髋关节被动后伸和外展运动，以增加髋关节运动功能；患者仰卧位，医者以揉法、擦法于腹股沟处操作，以舒筋活络，其后在患部痛点施弹拨法，以患者能耐受为度；医者以一手握患肢踝关节，另一手扶膝，做髋关节被动外展、内旋、外展摇法，或让患肢尽量屈膝、屈髋后突然将髋关节拔伸，以松解髋关节。

4. 踝关节扭伤 患者取仰卧位，医者沿小腿前外侧至踝外侧用擦法、按揉法上下往返治疗，并按揉足三里、阳陵泉；医者在外踝部先揉损伤周围，待疼痛稍缓解后再在损伤处揉摩，手法宜轻柔缓和；医者以一手托住患肢足跟部，另一手握住其足趾部做牵引拔伸；于解溪、丘墟、申脉、金门行按揉法以止痛；最后医者在外踝损伤局部施擦法，以透热为度，自下向上施理筋手法。

第十三节　落　枕

落枕是以颈部突然发生疼痛、活动受限为主症的一种病证，又称"失枕""失颈"。多因睡眠时风寒侵入经络，或因睡眠时体位不适，长时间过分牵拉，致使气血不和，筋脉拘急而致病。

其发病特点主要表现为早晨起床后，突感一侧颈项强痛，不能俯仰转侧，疼痛可向同侧肩背及上肢扩散。检查时，局部肌肉痉挛，压痛明显。若痛在项背，头部俯仰受限，项背部压痛明显者，病变以督脉、太阳经为主；若痛在颈、臂，颈部不能左右回顾和向两侧偏斜，颈的侧部压痛明显者，病变以少阳经为主。落枕轻者4～5天可自愈，重者可致数周不愈，多见于20岁以后的成人，冬春两季多发。

西医学认为本病是各种原因导致颈部肌肉痉挛所致。

【适宜技术推荐】

方案一　针灸疗法

主穴：大椎、天柱、列缺、阿是穴、后溪、悬钟、落枕穴。

配穴：病在后颈部可加风府、肩外俞；病在颈侧面可加风池、肩井；向肩背部放射痛加养老、天宗、秉风等。

操作：毫针刺。嘱患者在行针中向前、后、左、右活动颈项部，由风寒所致者局部加灸。每次留针 20 ～ 30 分钟，中病即止。

方案二　推拿疗法

患者取坐位。医者在患侧颈项及肩部用轻柔的按法、揉法，再提拿颈椎棘突旁的软组织；紧张肌肉的压痛点或结节状物部位用拇指行弹拨法操作；再于风池、风府、肩井、天宗、肩外俞等穴用点按法操作，以酸胀为度；也可在患侧胸锁乳突肌用鱼际推法，斜方肌用掌根推法；取患侧承山穴，医者以拇指重压至局部酸胀，同时让患者活动颈部，适用于病证初起。

方案三　拔罐疗法

取大椎、肩井、天宗、阿是穴。疼痛轻者直接拔罐；疼痛较重者可先在局部用三棱针点刺或皮肤针叩刺出血，然后再拔火罐放出少量血液；还可行走罐法。

方案四　耳针疗法

取患侧耳穴颈、颈椎、肩、神门。每次选 3 ～ 5 穴，毫针刺法，埋针法或压丸法，同时嘱患者活动颈项部，适用于早期。

方案五　刮痧疗法

取颈夹脊穴，以患者活动颈部后疼痛明显的颈段夹脊穴、肩部阿是穴为重点刮痧部位。常规刮痧治疗。

方案六　皮肤针疗法

取颈项强痛部位及肩背部压痛点。轻者用弱刺激，重者用强刺激，可加拔罐放血。

第十四节　坐骨神经痛

坐骨神经痛是指坐骨神经通路及其分布区的疼痛，多在臀部、大腿后侧、小腿外侧和足外侧放射性疼痛，属于痹证范畴。

腰腿冷痛重着，遇寒湿痛重，患肢活动受限，舌淡、脉沉紧者，属风寒湿痹证；有腰部内挫伤史，腰腿刺痛，痛处拒按，按之刺痛放射，夜间痛甚，不能俯仰，转侧不利，舌紫黯或有瘀斑，脉滞涩者，属瘀血内阻证；腰腿部酸麻胀痛，痛时如火如灼，自腰向下肢放射性疼痛，舌质红，脉弦数者，属湿热阻络证。

西医学将坐骨神经痛分为根性和干性坐骨神经痛，根性坐骨神经痛常见于腰椎间盘突出症、脊柱炎、脊柱裂等；干性坐骨神经痛常见于髋关节炎、骶髂关节炎、臀部损伤等。

【适宜技术推荐】

方案一　针灸疗法

主穴：以足少阳胆经和足太阳膀胱经穴为主。

疼痛沿下肢外侧放射者选用足少阳经穴位：腰夹脊、环跳、阳陵泉、风市、膝阳关、阳辅、悬钟、足临泣、阿是穴；疼痛沿下肢后侧放射者选用足太阳经穴位：腰夹脊、环跳、秩边、承扶、殷门、委中、承山、昆仑、阿是穴。

配穴：腰骶部疼痛者，加肾俞、夹脊穴、腰阳关；风寒湿痹加灸大椎；瘀血内阻者加膈俞、合谷、太冲，湿热阻络加支沟、委阳。

操作：毫针刺法，针刺时以出现针感 沿足太阳经、足少阳经向下放射为佳。针刺夹脊穴时，针尖刺向脊柱方向。

方案二　电针疗法

根性疼痛取疼痛部位夹脊穴、阳陵泉；干性疼痛取环跳、阳陵泉、委中，针刺得气后连接电针仪，用密波或疏密波，刺激量以患者能耐受为度。

方案三　穴位注射疗法

取腰夹脊、秩边、环跳、肾俞、腰阳关、委中、阳陵泉穴。每次选 2～3 穴，用维生素 B_{12} 500μg、维生素 B_1 100mg 混合液，常规穴位注射。疼痛剧烈者，可用 1% 普鲁卡因 5～10mL 注射于阿是穴。

方案四　拔罐疗法

参照针灸疗法主要穴位，沿下肢足太阳、足少阳经循行部位行留罐、闪罐、走罐法；寒湿和瘀血证可刺络拔罐。

方案五　放血疗法

用三棱针在腰骶部阿是穴点刺放血，并加拔罐。

方案六　推拿疗法

1.患者俯卧位，医者用一指禅推、㨰、按、揉手法在患者脊柱两侧膀胱经及臀部和下肢后外侧施术，然后用双手掌重叠用力，沿脊柱自上而下按压至腰骶部以松解坐骨神经局部肌肉及筋膜等软组织；或用拇指或肘尖点压腰阳关、肾俞、居髎、大肠俞、环跳、承扶、委中、承山、阳陵泉、绝骨、昆仑及阿是穴以通经活络；或在助手配合下拔伸牵引患侧下肢，医者用拇指顶推或肘尖按压患处。

2.患者仰卧位，医者用腰部斜扳法调整关节紊乱，松解粘连；最后医者以㨰、拿、揉、弹拨手法沿腰臀部及患侧坐骨神经分布区操作，然后直擦膀胱经、横擦腰骶部，以透热为度。

（习题）

附录 国家中医药管理局推荐中医临床基层适宜技术展粹

（PPT）

第一节 天灸疗法治疗支气管哮喘技术

一、项目来源：国家中医药管理局第一批适宜技术 刘炳权

二、操作方法

（一）药物制备

以清代《张氏医通》治哮喘方为基础，将白芥子、细辛、甘遂、延胡索按 4∶4∶1∶1 比例（白芥子 40%、细辛 40%、甘遂 10%、延胡索 10%）共研细末（80 目），新鲜老生姜去皮后，石磨磨碎，再用纱布包裹过滤绞汁，用密闭容器保存在 4～8℃ 低温下，用时倒出（姜汁低温保存下有效使用时间不超过 48 小时，常温暴露在空气中的姜汁有效使用时间为不超过 2 小时），把药末、姜汁按照一定比例（每 8g 药末加入 9mL 姜汁）调和，并制成 1cm×1cm×1cm 大小的药饼，药饼质地干湿适中，用 5cm² 胶布贴于穴位上。

（二）治疗方法

1. 患者背对医生，采用坐位或站位，暴露背部，要求背部皮肤干燥不湿润。

2. 取穴：（1）肺俞、胃俞、志室、膻中。（2）脾俞、风门、膏肓、天突。（3）肾俞、定喘、心俞、中脘。背部穴位均取双侧。1 次 1 组，3 组交替使用。将药物贴于穴位上，每次贴药 1 小时，10 天贴 1 次，治疗 3 个月，共 9 次。

（三）技术要领

1. 药材品种、加工、储存方法的差异直接影响到疗效。

2. 姜汁制作、储存严格把关。

3. 天灸药物的调配，按照制定的比例。

4. 背部皮肤应干燥，以免药物贴后脱落。

5. 穴位定位准确。

三、适应证

符合"支气管哮喘"西医诊断及中医"哮证"缓解期和发作期属"哮证"，排除有禁忌证的患者。

四、禁忌证

1. 合并严重心脑血管、肝、肾、造血系统等疾病者。
2. 哮喘持续状态或病情划分为重度、危重者。
3. 孕妇、血证、发热、皮肤对药物特别敏感者。

五、不良反应

天灸疗法，又称为发疱灸，治疗后局部皮肤出现红晕、轻度红肿、小水疱、轻度热痛感，属正常现象。

可能的不良反应：局部皮肤严重红肿、大水疱、溃烂、疼痛，皮肤过敏，低热。

第二节　病灶头皮反射区围针治疗中风失语症技术

一、项目来源：国家中医药管理局第三批适宜技术　江钢辉

二、操作方法

（一）器械及材料

1. 针具：28～30号1～1.5寸不锈钢毫针。

2. 其他器材：75%酒精棉球、无菌干棉球。

（二）操作步骤

以CT照片所示病灶在同侧头皮的垂直投射区（最近距离投射区）的周边为针刺部位，用28～30号1～1.5寸不锈钢毫针4～8针（针数视病灶大小而定）围针，采用平刺法，针尖方向皆刺向投射区的中心。病灶在额叶，取额部头皮相应投

射区；病灶在顶叶，取顶部头皮相应投射区；病灶在颞叶、基底节，取颞部头皮相应投射区。针刺得气后以 180 ～ 200 次 / 分的频率捻转 1 ～ 2 分钟，留针 30 分钟，中间行针 1 次。配穴取哑门、廉泉、通里穴，用平补平泻法。

（三）治疗时间及疗程

每天治疗 1 次，15 次为 1 个疗程，暂停治疗 3 ～ 5 天后可继续第 2 个疗程。通常可根据病情治疗 2 ～ 3 个疗程。

三、适应证

1. 符合中医中风病诊断标准；

2. 符合西医脑出血或脑梗死诊断；

3. 病情基本稳定，血压基本正常，脑出血者病情稳定 2 周以上；

4. 颅内压基本正常。

四、禁忌证

1. 脑出血急性期病情未稳定者；

2. 严重脑水肿、颅内高压者；

3. 妊娠期妇女。

五、不良反应 / 事件

严格执行针刺操作规范，一般不会发生不良反应。

原书未记载不良反应 / 事件。

第三节　透穴刺法治疗中风后小脑性共济失调技术

一、项目来源：国家中医药管理局第一批适宜技术　王顺

二、操作方法

（一）器械准备

28 号 1.5 ～ 3.0 寸毫针。

（二）操作步骤

穴位均按中华人民共和国标准取穴法，以下操作均取坐位。

1. 脑空透风池刺法：由脑空呈 30°角刺入风池穴，进针 1.5～2 寸，以快速小幅度捻转，200 转 / 分，行针 3 分钟，留针 30 分钟。

2. 玉枕透天柱刺法：由玉枕穴呈 30°角刺入天柱穴，进针 1.5～2 寸，以快速小幅度捻转，200 转 / 分，行针 3 分钟，留针 30 分钟。

3. 脑户透风府刺法：由脑户穴呈 30°角刺入风府穴，进针 1.5 寸，以快速小幅度捻转，200 转 / 分，行针 3 分钟，留针 30 分钟。

4. 风池透风池刺法：由一侧风池穴向对侧风池穴透刺，以快速小幅度捻转，200 转 / 分，行针 3 分钟，不留针。每日 1 次，共治疗 30 次。

（三）治疗时间及疗程

每次治疗时间为 30 分钟，每日治疗 1 次，30 次为 1 个疗程。

三、适应证

主治中风后小脑性共济失调（包括小脑出血、小脑梗死），年龄在 36～70 岁；病程在 1～20 个月病情稳定者。

四、禁忌证

1. 脑出血急性期或大面积脑梗死病情尚未稳定者；

2. 伴有严重心脏、肝、肾、造血系统等疾患者、精神病患病的者，伴有严重传染性疾病的患者；

3. 患者体质过度虚弱者。

五、不良反应 / 事件

本课题立项前未见不良反应及事件，立项后通过对透穴刺法治疗中风后小脑性共济失调的研究，共观察了 224 例病例。结果表明：全部观察病例均未发生不良反应，表明透穴刺法治疗中风后小脑性共济失调是安全的、可靠的。

第四节　张力平衡针法治疗中风后痉挛瘫痪技术

一、项目来源：国家中医药管理局第一批适宜技术　章薇

二、操作方法

（一）器械准备

无菌针灸针（直径 0.32mm，长 40mm 毫针）。

（二）操作步骤

1. 取穴：a. 上肢屈肌侧：极泉、尺泽、大陵。b. 上肢伸肌侧：肩髃、天井、阳池。c. 下肢伸肌侧：血海、梁丘、照海。d. 下肢屈肌侧：髀关、曲泉、解溪、申脉。

2. 体位：取仰卧位，患侧上肢置体旁，手臂伸直，掌心向躯干；患侧下肢自然伸直，腘窝处垫高 15cm 左右，支撑踝关节保持中立位。

3. 手法：a. 弱化手法：先取上肢屈肌，下肢伸肌侧穴位：75% 酒精棉球消毒穴位，取直径 0.32mm，长 40mm 毫针，快速刺入各穴，得气后每穴行柔和均匀的捻转手法 1 分钟。技术标准：进针动作轻柔，快速刺入皮下，捻转角度为 90°左右，频率为 100 次 / 分左右，以不出现肌肉抽动为度，出针轻慢。

b. 强化手法：后取上肢伸肌、下肌屈肌侧穴位，常规消毒，取直径 0.32mm，长 40mm 毫针，快速刺入各穴，得气后每穴行较强的提插捻转手法 1 分钟。技术标准：进针动作柔和，快速刺入皮下，根据肌肉丰厚度，提插幅度 1～3cm，频率为 50 次 / 分左右，捻转角度为 180°左右，频率为 60 次 / 分，以出现较强针感为度，出针较快。

（三）治疗时间及疗程

留针 30 分钟，出针前分别用上述手法运针 1 分钟，每日 1 次。10 天为 1 个疗程，疗程之间间隔 2 天，连续治疗观察 3～4 个疗程。

三、适应证

脑卒中痉挛瘫痪恢复期或后遗症期患者，年龄 45～70 岁。或小儿脑瘫、截瘫、脑外伤等中枢神经系统疾病表现为肌张力增高、痉挛拘急状态者。

四、禁忌证

对脑卒中急性期患者，生命体征不稳定及神志不清者，伴有严重糖尿病者，严重感染，严重心脏病，恶性高血压，肝肾功能不全，造血系统疾病者慎用。排除精神病、艾滋病，以及伴有肝炎、结核等传染病史者使用。

五、不良反应 / 事件

原书未记载不良反应 / 事件。

第五节　穴位埋线疗法治疗癫痫技术

一、项目来源：国家中医药管理局第三批适宜技术　庄礼兴

二、操作方法

（一）器械准备

消毒用品、镊子、8 号注射器针头、30 号毫针、剪成 1cm 长的 1 号铬制羊肠线、创可贴。

（二）操作步骤

1. 主穴　A 组大椎、筋缩、丰隆（双）；B 组心俞（左）、肝俞（左）、阳陵泉（双）；C 组心俞（右）、肝俞（右）、臂臑（双）。

2. 配穴　风火上炎型加胆俞左或右，风动痰阻型加风池左或右，瘀血内停型加膈俞左或右，心脾两虚型加脾俞左或右，肾元不足型加肾俞左或右。

A、B、C 三组主穴轮流取用，根据患者中医证型，每次埋线加配穴 1 个，配穴左右交替。

3. 埋线的操作技术标准　将 30 号毫针插入注射器针头，毫针头不外露，注射器针头前端预留 1cm 左右长度的空隙以便放入羊肠线，制作成埋线针。将消毒后的羊肠线剪成 1cm 长的线段，穿入自制埋线针的注射器针头前段，线头不外露，备用。根据取穴不同，背部穴位取俯卧位，其他穴位取仰卧位。用龙胆紫作出进针点的标记，常规皮肤消毒后，左手拇指、食指绷紧或捏起进针部位的皮肤，右手持穿

好线的埋线针快速刺入皮肤，然后根据不同埋线部位，将针刺入所需要的深度，得气后，前推毫针，同时后退注射器针头，将羊肠线埋在穴位的皮下，拔出埋线针，伤口贴上创可贴。

（三）治疗时间及疗程

每15天埋线1次，连续治疗3个月，3个月为1个疗程。

三、适应证

年龄15～65岁原发性癫痫全面性发作者，临床表现为突发突止的全身强直、阵挛发作，伴有意识丧失，呼吸暂停和尿失禁，1次发作达数分钟，部分患者发病初期可有先兆，事后无记忆。常规脑电图或诱发试验脑电图可见癫痫波形（棘波、尖波、慢波或棘慢波综合等）。

四、禁忌证

1. 诊断为继发性癫痫者；
2. 合并有严重心、肝、脾、肺、肾疾病、脑肿瘤及精神病患者；
3. 有出血性疾病者。

五、不良反应/事件

未发生不良反应/事件。

第六节 "万应点灸笔"点灸治疗功能性消化不良（痞满型）技术

一、项目来源：国家中医药管理局第二批适宜技术　杨骏

二、操作方法

（一）取穴

主穴：中脘、足三里、肝俞、胃俞。

配穴：上腹胀、早饱配行间、章门，嗳气、恶心配内关、公孙。

（二）灸笔

方法：根据不同的辨证分型，采用相应的穴位，先以药纸含药的一面平整紧贴穴位，用点燃的点灸笔对准穴位如雀啄之状，一触即起，每穴点灸 5～6 次，以局部皮肤潮红为度。每天 1 次，最多连续治疗 15 次。

三、适应证

1. 16 岁以上功能性消化不良（痞满型）患者；

2. 诊断明确，排除患有干扰治疗结果判定的相关疾病或不能针灸治疗的危急重病症；

3. 治疗前有 ≥ 2 个症状在中度（FD 症状、体征评分 > 6 分）以上；

4. 医生向患者说明本试验性质、目的和程序，征得患者同意并签署研究中心事先印好的知情同意书。

四、禁忌证

1. 合并严重的高血压、重度心肺功能不全、严重心律失常、肝肾造血系统严重疾病以及精神病患者，有腹部手术史者；

2. 孕妇，过敏体质者，< 18 岁、> 70 岁者，病情危重者；

3. 有"报警症状和体征"者：年龄 > 45 岁，近期体重明显下降，消化不良症状进行性加重，怀疑有癌变者；

4. 不同意或未签署治疗知情同意书的患者。

五、不良反应／事件

原书未记载不良反应／事件。

第七节　隔药灸治疗溃疡性结肠炎技术

一、项目来源：国家中医药管理局第一批适宜技术　吴涣淦

二、操作方法

（一）器械准备

药饼灸组成：附子 10g，肉桂 2g，丹参 3g，红花 3g，木香 2g。

精制温灸纯艾条。

（二）操作步骤

1.腧穴处方：天枢（双）、气海、关元。

2.腧穴定位：患者取仰卧位，暴露腹部。天枢穴在腹中部，与脐相平，旁开 2 寸取穴；气海穴在下腹部，前正中线上，当脐下 1.5 寸取穴；关元穴在下腹部，前正中线上，当脐下 3 寸取穴。

3.药饼配制：每只药饼含药粉 2.5g，加黄酒 3g 调拌成厚糊状，用药饼模具按压成直径 2.3cm、厚度 0.5cm 大小。

4.艾炷：选用质量可靠之华佗牌精制温灸纯艾条，截为 1.5cm 长的艾条段，以保证其大小及密度达到相同的规格。

施灸方法：患者取仰卧位将做好的药饼放在待灸穴位，点燃艾条段上部后置药饼上施灸，每次每穴各灸 2 壮，每壮约燃 15 分钟，感觉较烫时适当移动药饼。

（三）治疗时间及疗程

治疗方法：每日 1 次，每次每穴各灸 2 壮，每壮约燃 15 分钟。

疗程：12 次为 1 个疗程，疗程间休息 3 天，共治疗 6 个疗程。

三、适应证

1.符合 1992 年中国中西医结合学会消化疾病专业委员会制定的溃疡性结肠炎的中西医结合分型诊断标准的轻中型、腹泻型溃疡性结肠炎患者。

2.中医辨证分型为脾胃虚弱型。

3. 年龄 25 ～ 60 岁，性别不限。

四、禁忌证

1. 重度溃疡性结肠炎患者；

2. 合并有心脑血管、肝、肾和造血系统等严重危及生命的原发性疾病以及精神病患者；

3. 局部皮肤糜烂、溃疡、痈疖等感染及皮肤病患者；

4. 中医辨证非本型的患者；

5. 妊娠或哺乳期患者等。

五、不良反应/事件

灸法治疗操作不当容易发生烧伤事件，为了预防此类事件发生，应用中间有与药饼大小相同孔洞的纸板，施灸时将药饼置于孔中，再予以施灸，可防止烧伤的发生。

第八节　董氏指压手法治疗婴儿吐乳症技术

一、项目来源：国家中医药管理局第三批适宜技术　王霞芳

二、操作方法

（一）器械准备

指甲剪、抗菌洗手液、冰硼散。

（二）操作步骤

1. 先请家长协助用左手弯抱住患儿，固定患儿头项部。

2. 医者剪净指甲，双手用抗菌洗手液清洗 3 次，左手四指托住患儿下颌，拇指按压在患儿的下牙床上，右手示指指头掌面蘸以少量冰硼散，示指呈弓状弯曲慢慢伸入患儿舌根部，迅速按压在"火丁"上（解剖位置为会厌软骨部位），加压瞬间即退出，如此完成 1 次手法。

（三）治疗时间及疗程

患儿于进食 2 小时后方能施用本法，指压 1 小时后方能进食，5 日 1 次，3 次为 1 个疗程。

三、适应证

新生儿起或 1 个月左右，喂乳后即刻或 30 分钟，甚至 60 分钟后发生呕吐乳食，量多如注，1 日数次，吐后婴儿神情舒畅，仍可再喂食，呕吐虽多，患儿却无病态，属功能性呕吐者。西医学认为属小儿胃食管反流（GER）导致的功能性呕吐者。

四、禁忌证

1. 消化道器质性梗阻；

2. 消化道感染；

3. 全身性感染；

4. 脑神经系统疾病；

5. 小脑或前庭功能异常；

6. 各种中毒等引发的呕吐；

7. 药物引起的呕吐。

五、不良反应 / 事件

使用手法近 20 年，未发生任何不良反应或事件。

第九节　高氏揉捏法治疗小儿伤食泻技术

一、项目来源：国家中医药管理局第一批适宜技术　高清顺

二、操作方法

（一）手法操作步骤

1. 揉腹　患者仰卧。医者中指放于神阙、天枢穴，示指放于中脘穴，力度以皮

肤凹陷 3 ～ 5mm 为宜，顺时针方向揉腹 5 ～ 6 分钟。

2. 揉足三里　患儿仰卧，双下肢微屈。医者以两拇指指腹放于患儿两侧足三里穴，力度以皮肤凹陷 2 ～ 3mm 为宜，左手逆时针、右手顺时针方向旋揉 2 ～ 3 分钟，频率 80 ～ 100 次 / 分钟。

3. 揉背俞穴　患儿俯卧。医者示指、中指、无名指并拢分别放于脾俞、胃俞、三焦俞，力度以皮肤凹陷 1 ～ 2mm 为宜，点揉 2 ～ 3 分钟，先左侧，后右侧。

4. 捏脊　患儿俯卧。医者两拇指桡侧缘顶住患儿背部皮肤，余四指放于拇指前方，十指同时用力提拿皮肤，沿两侧膀胱经，先从大杼穴开始向下至下髎穴重复捏提 6 ～ 9 遍，再从下髎穴向上至大杼穴处重复捏提 3 ～ 6 遍。结束治疗。

（二）治疗时间及疗程

全套手法操作 1 遍大约需 26 分钟，每日或隔日治疗 1 次，7 次为 1 个疗程。

三、适应证

1. 年龄 3 个月至 7 岁的患儿，性别不限。

2. 糊状便、蛋花样便或黄色水样便，每日不超过 10 次。

3. 或伴有呕吐，食欲不振。

4. 病程不超过 2 周。

四、禁忌证

1. 感染性腹泻（肠炎、痢疾或霍乱）伴有脱水者。

2. 合并其他内脏疾病者（如病毒性心肌炎、肺部感染、肾炎等）。

3. 治疗部位皮肤破损者。

五、不良反应 / 事件

该治疗方法是高清顺主任医师经多年的临床观察，总结出的简便高效、切实可行的一套手法，运用于临床已 40 多年，不论是早期的临床观察，还是这次立项后的病历总结，均未发生任何不良事件。

第十节　靳三针治疗儿童自闭症技术

一、项目来源：国家中医药管理局第三批适宜技术　袁青

二、操作方法

（一）器械准备

选用 32～35 号（直径 0.3mm）1 寸（25mm）针灸针。不要采用过细的针灸针进行治疗，因头皮针多，细针不宜入针，且部分患儿合作度差，容易引起弯针等情况的发生。

（二）操作步骤

1. 头部穴组（每次治疗均选用）

四神针：百会穴前后左右各旁开 1.5 寸。

脑三针：脑户、双脑空穴。

智三针：神庭、双本神穴。

颞三针：耳尖直上入发际 2 寸及同一水平前后各 1 寸。

左颞上三针：左耳尖直上入发际 3 寸及同一水平前后各 1 寸。

2. 其他穴组

定神针：印堂、双阳白穴（隔日选用）。

手智针：内关、神门、劳宫穴。

足智针：涌泉、泉中（趾端至足跟后缘连线中点）、泉中内（平泉中穴向外旁开 0.8 寸）。

手智针、足智针交替选用。

舌三针：拇指间横纹平下颌前缘，拇指尖处为第 1 针（上廉泉），其左右各旁开 1 寸处为第 2 针（廉泉左）、第 3 针（廉泉右），每周 2 次。

醒神针：人中、少商、隐白，每周 1 次。

3. 辨证配穴

肝郁气滞型加合谷、太冲穴，心肝火旺型加少府、行间穴，痰迷心窍型加丰隆、大陵穴，肾精亏虚型加太溪穴。

4. 体位及辅助方法

针前准备：宜在白天进行针刺，针刺环境要安静。在良好精神及安静的环境下患儿和家长情绪稳定，不容易紧张，可以更加配合治疗。

体位：①配合治疗的患儿，采取自己端坐位，面向医者，先针刺手足，后针刺头面。考虑针刺手足后，患儿手足挣扎减少，利于头部针刺的操作。②不配合治疗的患儿，让患儿坐在家长身前，面向医者。首先家长用左手抓住患儿的右手，右手抓住患儿的左手，然后家长两手紧抱胸前。这时医者将患儿的右足提起放在自己的右腿上进行脚、足部穴位的针刺，同法再针刺左脚，针完后将患儿双脚分别放置于家长大腿的外侧，一般针刺脚部穴位后患儿基本不踢腿。接着取患者的一侧手掌，轻抓示指或中指头，从远端穴位开始针刺，若患儿手臂挣扎，可让家长轻抓手腕或手肘处。同法针刺另一侧手部穴位，针完后将患儿的双手轻放于身体外侧。最后让家长固定患儿腰部和头部，即用双手撑住头枕部和下颌，两肘夹住患儿腰部，将患儿的头部稍稍压低，医者可一手扶助患儿头部帮助固定，另一手进行针刺，针刺的顺序是四神针、脑三针、头智针、颞三针、颞上三针、定神针、手智针、足智针、舌三针。醒神针等刺激性穴位最后针刺。

（三）针刺操作的技术标准、步骤与疗程

进针方法：采用捻转进针法。一般右手拇指、示指、中指持针，三指协同快速捻转，使针尖刺入皮肤。头部穴位以平刺，肢体穴位以直刺。针刺以达到"有根有神"为佳。

针刺步骤：先针四神针、脑三针、头智针、颞三针、颞上三针、定神针、手智针、足智针、舌三针。醒神针等刺激性穴位最后针刺。手足针刺顺序为从远端到近端。

具体针刺方法：四神针向前后左右各平刺 0.5 ～ 0.8 寸；脑三针向下平刺 0.5 ～ 0.8 寸；智三针向后平刺 0.5 ～ 0.8 寸；颞三针、颞上三针均向下平刺 0.5 ～ 0.8 寸；舌三针向上（舌根部）直刺 0.5 ～ 0.8 寸；手智针的内关穴直刺 0.5 ～ 0.8 寸，神门穴直刺 0.3 寸，劳宫穴向合谷穴方向斜刺 0.5 寸；足智针的涌泉穴向太冲穴方向斜刺 0.5 ～ 0.8 寸，泉中穴、泉中内穴直刺 0.5 寸；醒神针各穴速刺 0.2 ～ 0.3 寸；合谷、太冲、丰隆直刺 0.5 寸；少府、行间、大陵、太溪各穴直刺 0.2 ～ 0.3 寸。

补泻手法：该疗法以留针为主，留针期间以捻转行针手法为主，头部穴位不做补泻手法，虚实明显者，虚者行补法，实者行泻法。补泻手法都在五输穴上做，1 ～ 2 次即可；关节以下的穴位多以导气同经手法。

留针及行针时间：头部留针 1 小时，每 10 分钟行针 1 次，运用捻转手法；肢体穴位留针 30 分钟，舌三针留针 15 分钟，醒神针速刺，不留针。

出针方法及注意事项：所有穴位按常规出针法，头部穴位易出血，为防止血肿，出针后注意以棉球按压止血。肢体穴位出针后，如出血，以棉球按压即可，如出现滞针现象，多因体位变化造成，适当调整体位，缓慢出针，压迫止血。

刺激量：头部穴组每次都针刺，手、足穴组可交替选用。如手部留针，待足部出针后可令患儿带针适当走动（在家长的引导下）；如足部留针，待手部出针后，可令患儿使用双手从事简单游戏或操作训练（在家长的引导下）。

疗程：原则上，每天针刺 1 次，每周 6 次，6 个月为 1 个疗程。每个疗程间可休息 2 周至 1 个月，休息期间应坚持家庭教育。

三、适应证

年龄 ≤ 14 岁，符合儿童自闭症诊断标准者。其中，中医辨证属"实证者"效果较好，实证中又以"肝郁气滞""痰迷心窍"两证型疗效最佳。

四、禁忌证

暂未发现有禁忌证。

五、不良反应/事件

治疗过程中未发生任何不良事件。

第十一节　眼针治疗急性缺血性中风技术

一、项目来源：国家中医药管理局第一批适宜技术　田维柱

二、操作方法

（一）眼区的划分方法

眼区划分时取仰卧位，头向北，足向南，两眼向前平视，经瞳孔中心做水平线，并延伸过内外眦，再经瞳孔中心做垂直线，并延伸过上下眼眶，于是就出现正北、正东、正南、正西 4 条线，再经过瞳孔的中心分别做这两条垂直线形成的 4 个直角的角分线，并延伸过眼眶，就又出现东北、东南、西南、西北 4 条线，每条方

位线便是每个眼区的中心线。西北方为乾卦，正北方为坎卦，东北方为艮卦，正东方为震卦，东南方为巽卦，正南方为离卦，西南方为坤卦，正西方为兑卦。为了方便起见将乾、坎、艮、震、巽、离、坤、兑八卦改为1、2、3、4、5、6、7、8八个阿拉伯数字做代表。王肯堂在论八廓时说："左目属阳，阳道顺行，故廓之经位法象亦以顺行。右目属阴，阴道逆行，故廓之经位法象亦以逆行。"故左眼序列为顺时针方向，右眼序列为逆时针方向，左右对称。

八卦在五行中乾属金，坎属水，震属雷（木），离属火，坤属土，艮属自然现象的山，巽属风，兑属泽。脏腑在五行中肺与大肠属金，肾与膀胱属水，肝与胆属木，心与小肠属火，脾与胃属土。在三焦中，因山高出地面，风平行于地面，泽低于地面，因此山为上焦，风为中焦，泽为下焦。以此八卦与脏腑相配即为：乾为肺、大肠，坎为肾、膀胱，艮为上焦，震为肝、胆，巽为中焦，离为心、小肠，坤为脾、胃，兑为下焦。用八区代替即为：1区肺、大肠，2区肾、膀胱，3区上焦，4区肝、胆，5区中焦，6区心、小肠，7区脾、胃，8区下焦。1、2、4、6、7五个区，每区一脏一腑两个穴，中心线前为脏，中心线后为腑，共计10个穴，而3、5、8三个区，每区1个穴，共计13个穴，总称眼周八区十三穴。

眼针的穴位都在眼眶缘内或距眶内缘2mm以内的眶缘上，取穴时，以瞳孔为中心，将眼周分为360°，内眦为0°，外眦为180°，这样每个眼区穴都有一定的范围，眶外横刺时，针体刺在该穴所占范围的眶缘上，眶内直刺时，则刺在穴点。

（二）取穴原则

针灸治疗需要配穴，每种针刺方法都有一定的配穴原则，眼针的取穴原则有4种。

1. 循经取穴 眼针的循经取穴，是根据经络所过，疾病所主的原则，病属于哪一经，或病在哪一条经络线上，就取哪一经区穴。如患者以肩背痛为主诉，痛在上臂及肩胛部，是手太阳小肠经循行的部位，就可取小肠区穴。患者以头痛为主诉，以后头痛为重，并连及颈项部，是足太阳膀胱经循行的部位，就可取膀胱区穴；如以两侧头痛为重属少阳头痛，是足少阳胆经循行的部位，就可取胆区穴；如以巅顶部疼痛为主，属厥阴头痛，是足厥阴肝经循行的部位，就可取肝区等。

2. 脏腑取穴 眼针的脏腑取穴，即病属于哪一脏腑，就取哪一脏腑的区穴。如患者以咳嗽、喘促为主诉，知道病变在肺，就可取肺区穴。患者以心悸、心烦为主诉，切诊脉见结代，知道病变在心，就可取心区穴。患者以胃脘痛为主诉，伴有恶心、呕吐，知道病变在胃，就可取胃区穴。患者以阳痿为主诉，伴有腰膝酸软无力、遗精等症，两尺脉无力，知道病变在肾，就可取肾区穴等。

3. 三焦取穴 眼针的三焦取穴，就是通过膈肌和脐画两条水平线，将人体分为上、中、下3部分，病在上就取上焦区穴，病在中就取中焦区穴，病在下就取下焦区穴。①上焦取穴：人体的上部，自膈肌水平以上，包括前胸、后背及内容脏器心、肺、气管、支气管、胸膜以至颈项、头面五官和上肢。凡这些部位患病都可取上焦区穴。如患者以头痛或以咳嗽、喘促为主诉，均可以取上焦区穴。患者上肢活动不灵或肿痛，也可取上焦区穴。②中焦取穴：人体的中部，自膈肌水平以下至脐水平以上，包括腰背部、上腹部及内脏肝、胆、胰、胃、肠、脾等。凡这些部位患病，都可取中焦区穴。如患者以胃脘痛为主诉，伴恶心、呕吐等症，可取中焦区穴。患者以腹痛、腹泻为主要症状，也可以取中焦区穴等。③下焦取穴：人体的下部，自脐水平以下，包括腰、骶、髂、臀、小腹、少腹及泌尿生殖系统、肛肠、腹膜和下肢等。凡这些部位患病，都可以取下焦区穴。如患者腰骶部疼痛或女性患者患月经不调、痛经，可取下焦区穴。

4. 观眼取穴 观眼取穴是眼针疗法在诊断上的应用，即观察患者白睛脉络的变化来判断疾病的性质、部位和转归的一种望诊方法。

脏腑的病变，可以通过脉络在白睛上显现出来，为了尽快为患者解除痛苦，在临床取穴时，不仅要遵循上述的取穴原则，还要配以观眼取穴，以直达病所。临床上有些疾病既分不清病属哪一经，又分不清病变部位，尽管是多经发病，也必有侧重，这样在白睛的不同区域就会有不同的表现。因此，只要观察白睛上哪一经区脉络形状、颜色变化最明显，便可取哪一经区穴。如患者以全身倦怠乏力为主要症状来就诊，既不能明确病变部位，又分不清病属哪一经，治疗时既要普遍照顾，又要重点突出。普遍照顾就是选取上焦、中焦、下焦区穴。重点突出就是观察白睛上哪个经区脉络变化明显，就选取哪一经区穴。

临床取穴时，要灵活掌握眼针取穴4个原则，把它们有机地结合起来，以确定正确的治疗方案。

如患者以头痛为主诉，表现为头痛而胀，眩晕，或抽掣而痛，痛时常有面部烘热，面红目赤，时有呕恶，耳鸣如蝉，心烦口干，舌质红，苔薄黄，脉弦，应选取上焦区穴；证候分析病属肝阳上亢，选取肝区；观察白睛见肝区、脾区脉络明显，说明该患者兼有痰浊上蒙，又可选取脾区。这样，治疗该患者选取的穴位应为上焦区穴、肝区穴、脾区穴。

（三）针刺方法

眼针的针刺方法较多，但最基本的针刺方法有两种，即眶内直刺法和眶外横刺法，适用于一切病证。此外，为了提高疗效或满足不同患者的需要，也可采用辅助针刺法。

1. 眶内直刺法 在穴区的中心，紧靠眼眶内缘垂直刺入，此法是眼针最基本的针刺方法之一，针刺无痛、效果好。但要求手法熟练，刺入准确，进针10mm左右，手法不熟者，切勿轻试，以防出血或损伤眼球。

2. 眶外横刺法　选好穴区，在距眼眶内缘 2mm 的眼眶上，从穴区的一侧刺入，斜向另一侧，刺入真皮，到达皮下，保持针体在穴区内。此法也是眼针最基本的针刺方法之一，该法安全，疗效确切，不易出血，容易掌握；手法不熟者，可普遍开展此种针法。

3. 点刺法　选好穴区，一手按住眼睑，将眼皮绷紧，用针在穴区内轻轻点刺 5 ～ 7 次，以不出血为度，此法适用于眼睑肥厚、浮肿、容易出血以及震颤不止、躁动不安的患者。

4. 双刺法　不论是采用眶内直刺还是眶外横刺法，刺入 1 针以后，紧贴针旁按同一方向再刺入 1 针，以加强刺激，提高疗效。

5. 眶内眶外配合刺法　在选好的穴区内，眶内、眶外各刺 1 针，眶内外共同刺激，效果更好。

6. 压穴法　选好穴区，在穴区内用指尖、笔尖、火柴杆、点眼棒、三棱针柄等按压眼眶内缘，以局部有酸麻感为度，按压 10 ～ 20 分钟。适用于儿童、畏针者或疼痛反复发作的患者。

7. 埋针法　选好穴区，用 1 号皮内针，埋在距眼眶内缘 2mm 的眼眶部位，用胶布固定，冬季 5 日、夏季 3 日更换 1 次，适用于慢性疾病、长期疼痛及术后患者。

8. 针感、行针与疗程　眼针治疗要求术者手法娴熟，进针要稳、准、快。刺入后不提插，不捻转，患者有酸麻胀重冷热等感觉即为得气。

为直达病所，不要再动针体，如刺入后没有任何感觉，将针轻轻提出 1/3，稍改变下方向刺入即可。

眼针的留针时间以 10 分钟为宜，最多不能超过 20 分钟，时间太长易出现皮下出血。埋针法用的皮内针刺入 3mm 左右，且埋在眼眶外，用胶布固定不能活动，可以留置 4 ～ 5 日，一般 2 周为 1 个疗程。

9. 出针　眼针的出针手法很重要，出针要慢，用一手的拇、示二指捏住针柄，轻轻转动一下针体，然后慢慢拔出，另一手急用干棉球压迫针孔，稍等片刻，确实没有出血再停止按压，切不可草率地将针拔出，否则可致眶周血肿形成瘀血。

三、适应证

眼针的功能是止痛消肿，安神定志，调整阴阳，理气和血，通经活络，适应证广。凡内科、外科、妇科、儿科、五官科等各科适用于针灸治疗的疾病都可用眼针治疗，特别是对中风、眩晕、头痛、不寐、郁证、痿证及一切痛证疗效更佳。

四、禁忌证

1. 病情危重、精神错乱、气血虚脱已见绝脉者禁用。

2. 脑出血急性期慎用。

3. 震颤不止、躁动不安、眼睑肥厚者慎用。

五、不良反应 / 事件

在眼针的治疗中，尚未发现明显不良反应。

第十二节　火针加拔罐治疗急性带状疱疹技术

一、项目来源：国家中医药管理局第三批适宜技术　王映辉、黄石玺

二、操作方法

（一）器械准备

1. 火针针具，如点刺专用火针，以钨钢为原材料制成。规格，中号火针直径为0.75mm，粗火针直径为1.2mm。

2. 火罐，用1～5号通用玻璃火罐。

3. 医用脱脂棉球、止血钳、95％酒精。

4. 火柴或打火机。

5. 购置火针困难或在应急情况下，可以规格为0.30mm×25mm的标准针灸针代替火针，但限烧针10次。

（二）操作步骤

1. 患者体位　根据带状疱疹皮损部位取坐位或卧位，以患者自感舒适、利于放松、便于医生操作为宜。

2. 选穴、治疗次序及消毒　在疱疹起止的两端及中间选定治疗部位，先于最早出现的部位即发疹的始端——"蛇头"施行治疗，再于后发疱疹的中间部——"蛇腰"与尾端——"蛇尾"施行治疗。如果患者皮损面积较大、局部疱疹数量较多，可分批治疗。以75％酒精行常规皮肤消毒，若皮损局部已发生皮肤破溃者则换用安

尔碘消毒，以减轻患者疼痛。

3. 火针赞刺

针刺次数：根据疱疹簇的大小确定所刺针数，以簇中疱疹数量的 1/3 ～ 1/2 为宜。

火针烧针：左手持止血钳夹持浸有 95% 酒精的医用脱脂棉球并点燃，使火焰靠近患者皮损部位并距先前选定的针刺部位 10 ～ 15cm，注意防止火焰或燃烧的酒精滴下灼伤患者。右手以握笔式持针，将针尖、针体探入火焰的外焰烧红或烧至发白。

火针赞刺：烧针后以疱疹簇为单位呈"品"字形点刺。要求时间在 1 秒钟以内，针尖仍发红时果断、迅速地刺入带状疱疹皮损部位，直入直出，不得歪斜、拖带。水疱、丘疹或红斑区采用中、粗火针点刺，进针深度以针尖刺破疱疹，达到其基底部为度。对于较大的脓疱或血疱即直径＞ 0.5cm 者，用粗火针点刺，刺后用消毒脱脂棉球挤净疱液。

4. 拔火罐及留罐

根据疱疹簇面积大小，选用适当型号的火罐于火针点刺后在受针局部吸拔，以火罐能罩住疱疹簇，使火针刺点被纳入罐内为度，如果疱疹簇面积过大，可并用多个火罐。留罐时间 5 ～ 10 分钟，以局部皮肤轻度瘀血为度，通常可拔出少量血液或渗出液。

若起罐后局部出现血疱，可再用火针点刺。

治疗结束后，以消毒棉球擦净局部皮肤表面污液。

（三）治疗时间及疗程

患者就诊的前 3 天每日行本法治疗 1 次，之后隔日治疗 1 次。

本疗法无固定疗程限定，需要根据患者病情变化及耐受情况决定治疗次数，当疱疹结痂、疼痛消失即可终止治疗。通过研究显示，采用本法治疗 9 天内的痊愈率高达 90.9%，且无后遗神经痛发生。

三、适应证

1. 带状疱疹急性期（病程 ≤ 7 天）。

2. 适宜年龄范围 8 ～ 85 岁。

3. 适用于急性期各型带状疱疹。

四、禁忌证

本法治疗带状疱疹的安全性较高，但在诊治合并下列情况的患者时，需要医生谨慎处理，结合患者具体情况制定适宜的治疗方案。

1. 血友病患者及患有其他出血倾向疾病的患者；

2. 合并心血管、脑血管、糖尿病、恶性肿瘤、肝、肾、造血系统等严重原发性疾病或全身衰竭者；

3. 长期应用皮质类固醇或免疫抑制剂者；

4. 精神病患者不能配合治疗者；

5. 瘢痕体质者；

6. 哺乳、妊娠或正准备妊娠的妇女，婴幼儿。

7. 面部、会阴部带状疱疹。

五、不良反应 / 事件

严格执行各项操作规范，并嘱患者谨记注意事项，一般不会发生不良反应 / 事件。

第十三节　磁圆针治疗单纯下肢静脉曲张技术

一、项目来源：国家中医药管理局第四批适宜技术　牛庆强

二、操作方法

（一）器械准备

针具：磁圆针（注：磁圆针已被中华人民共和国专利局认定发明专利，公开号GK85107161）。针柄部分分两节，节间由螺丝口衔接，前节较细长 12cm，后节较粗长 10cm，针体分针身与针头两部分。针身圆柱形，两端形成锥度，针头连接于针身两端锥度，一端状如黄豆大，球形，为"磁圆针"；另一端形如梅花针针头，为"磁梅花针"，并在针尾端加有点穴头。

（二）操作步骤

1.基本手法　手臂悬空，右肘屈曲 90°。以腕部运动形成主要叩击力量，同时运用中指、无名指、小指的撬力。腕力与指力两者巧妙配合，灵活"弹刺"。

2.体位　双手倚托直立位，重心放在患肢上，使曲张静脉充盈。

3. 操作方法　左手拇指固定按压在曲张静脉团的最上方（即近心端），右手持磁圆针垂直叩击静脉团，先自曲张之远端开始，由下而上，渐至曲张之近端，叩击局部隆起，以蓝色蚯蚓团消失、局部皮温升高（或手触发热）为度。

（三）治疗时间及疗程

治疗时间：20 分钟。一般轻、中度者可 1 次治愈。对于重度者，半月以后进行第 2 次治疗。

三、适应证

1. 符合单纯下肢静脉曲张诊断者。

2. 临床表现：患者站立时，病肢浅静脉隆起、扩张、迂曲，甚至卷曲成团，但无肿胀；小腿有沉重、发胀感。

3. 经 Trendelenburg 试验：大隐静脉瓣膜功能（±），小隐静脉瓣膜功能（±），交通支静脉瓣膜功能（–）。

四、禁忌证

1. 经 Perthes 试验，深静脉不畅通（阻塞）者禁用。

2. 病肢足靴区皮肤出现湿疹，慢性溃疡者禁用。

3. 伴有血栓性浅静脉炎，局部疼痛、压痛，皮肤红肿，曲张静脉呈硬条状者禁用。

4. 过敏体质及对多种药物过敏者慎用。

5. 瘢痕体质者慎用。

五、不良反应/事件

因操作时间较长，加之有叩击痛，对于耐受力差的患者，在针刺操作过程中要注意晕针的不良事件的发生，应严格按照针刺操作要求进行，防止意外发生。

第十四节　针挑疗法治疗原发男性不育症精子异常技术

一、项目来源：国家中医药管理局第四批适宜技术　陈栋

二、操作方法

（一）器械及材料

针具：不锈钢特制挑针，配有不同型号的针头（大、中、小）。

材料：2mL 或 5mL 注射器，2% 普鲁卡因注射液。

其他：安尔碘、针挑小纱、透气胶布、棉签和定点笔。

（二）操作步骤

手法操作：先暴露针挑部位，定针挑点，皮肤常规消毒，每处用 2% 普鲁卡因注射液 0.2mL 做挑点局麻（直径 0.5cm 皮丘），取特制挑针刺入达皮下，术者用手握住针柄沿神经的走行做一紧一松的牵拉。采用 80 次 / 分频率手法有节律刺激。刺激强度及刺激量因人而异。术毕，用棉签压平创口并取碘酒消毒，覆盖针挑小纱及透气胶布。选点（穴）：骶丛神经刺激点（双侧）为主点（穴），①两髂嵴最高点连线与脊柱中轴线相交点为甲点，以尾骨尖为乙点，在甲、乙两点连线的中点，再向两侧旁开约 4 横指处，相当于骶髂关节之外侧缘。②两髂后上棘外下 1 ～ 2 横指处。近似足太阳膀胱经。腰 2 神经刺激点（双侧）在第 2、3 腰椎横突的末端的连线中点，与肾俞同。胸 10 神经刺激点（双侧）在第 10、11 胸椎横突的末端连线中点，与胆俞同。生殖点（双侧）在双额角入发际与前正中线平衡线直上 2cm 处。每点（穴）刺激频率：约 80 次 / 分。每点（穴）刺激周期数：240 ～ 260 次。每点（穴）刺激幅度数：距皮肤表面 5 ～ 8cm。选点（穴）：骶丛神经刺激点（双侧）为主点，根据病症选用不同配点（穴）。如：弱精子症配 L_1（双侧），少精子症配 T_{10} 等，异型精子配生殖点（双侧）。每次治疗 4 ～ 6 点（穴），每点刺激周期数 250 次。

（三）治疗时间及疗程

针挑每周 1 次，9 次为 1 个疗程。

三、适应证

1.年龄范围：≥ 23 岁。

2.人群范围：男性不育症。

3.疾病分期：婚龄不少于 12 个月。

4.病情程度：婚龄一般不超过 15 年。

5.适应证：少精子症 [精子计数≥ 500 万 /mL 或精子计数＜ 2000 万 /mL（暂时性少精子症）；活动率低≤ 50%，活动力差＜ 50%（a%+b%）；异形精子数＞ 30%；精液不液化＞ 30 分钟；精子凝集（＋）或（±），包括抗精子抗体]。

四、禁忌证

无精子症（睾丸性）、先天性小睾丸（克氏征）、重度前列腺炎、重度睾丸炎、获得性睾丸炎、精索静脉曲张（Ⅱ～Ⅲ）、先天性输精管及精囊缺如、先天性生殖器畸形、垂体（微）腺瘤。

慎用：血友病、重度血小板减少症、糖尿病、过度疲劳、有普鲁卡因过敏史者。

五、不良反应 / 事件

曾发生过普鲁卡因过敏反应事件。

预防：①一定要询问患者是否用过麻醉药；②虽然不作皮试（过敏率 1/10 万），但一定要逐一点局麻；③常备有 3 联针（肾上腺素、洛贝林、阿托品）；④密切观察，及时处理。

第十五节　热敏灸治疗肌筋膜疼痛综合征技术

一、项目来源：国家中医药管理局第四批适宜技术　陈日新

二、操作方法

（一）器械准备

热敏灸艾条。

（二）操作步骤

1. 热敏穴位的探查　热敏灸疗法操作的第一步是探查明确热敏穴位的准确位置，这是产生热敏灸独特疗效的前提。探查热敏穴位必须认识熟悉热敏灸感，选择合适的艾灸材料，采用正确的艾灸方式。热敏穴位的最佳刺激方式为艾条悬灸，故选择艾条作为热敏穴位探查的灸材。保持环境安静，环境温度保持在 20 ～ 30℃为宜。选择舒适体位，充分暴露探查部位，肌肉放松，均匀呼吸，集中注意力于施灸部位，体会在艾灸探查过程中的感觉。

热敏腧穴是疾病在体表的特定反应部位，它直接或间接地反映疾病的部位、性质和病理变化。不同疾病的热敏穴位出现部位是不同的，操作上可从粗定位到细定位二步法来探查。

（1）热敏腧穴的粗定位：热敏腧穴的粗定位是指疾病状态下，相关腧穴发生热敏化的概率区域，即高发部位。本病的腧穴热敏高发部位位于局部痛点穴、胸夹脊穴、膏肓俞、至阳、腰阳关、大肠俞、手三里、阳陵泉等穴区。在此基础上，我们对热敏穴位进行准确定位或细定位。

（2）热敏腧穴的细定位：热敏腧穴在艾热的刺激下，会产生以下 6 种灸感，只要出现以下 1 种或 1 种以上灸感就表明该穴位已发生热敏化，即为热敏穴位。产生这种灸感的部位即为热敏穴位进行准确定位。

A. 透热：灸热从施灸穴位皮肤表面直接向深部组织穿透，甚至直达胸、腹腔脏器。

B. 扩热：灸热以施灸穴位为中心向周围片状扩散。

C. 传热：灸热从施灸穴位开始循经脉路线向远部传导，甚至到达病所。

D. 局部不（微）热远部热：施灸部位不（或微）热，而远离施灸的部位感觉甚热。

E. 表面不（微）热深部热：施灸部位的皮肤不（或微）热，而皮肤下深部组织甚至胸腔脏器感觉甚热。

F. 其他非热感觉：施灸（悬灸）部位或远离施灸部位产生酸、胀、压、重、痛、麻、冷等非热感觉。

细定位的探查手法有以下 4 种。

（1）回旋灸：用点燃的艾条的一端与施灸部位距离皮肤 3cm 左右，不固定地反复旋转施灸，以患者感觉施灸部位温热潮红为度。有利于温热施灸部位的气血。

（2）循经往返灸：用点燃的艾条在患者体表，距离皮肤 3cm 左右，沿经脉方向循行往返匀速移动施灸，以患者感觉施灸路线温热潮红为度。循经往返灸有利于疏通经络，激发经气。

（3）雀啄灸：用点燃的艾条的一端与皮肤不固定在一定的距离，像鸟雀啄食一样，一上一下活动的施灸。雀啄灸有利于施灸部位进一步加强敏化，从而为局部的经气激发，产生灸性感传奠定基础。

（4）温和灸：用艾条的一端点燃，对准穴位或患处，约距皮肤 3cm 施灸，使局部有热感而无灼痛为宜。温和灸有利于施灸部位进一步激发经气，发动感传。

热敏穴位的探查手法通常是上述 4 种手法的密切配合。按上述顺序每种操作 1 分钟，反复重复上述手法，灸至皮肤潮红为度，一般 2～3 遍即可，然后再施行温和灸。在此过程中，患者要集中注意力，细心体会施灸部位的灸感变化，当出现上述 6 种热敏感觉中的任何一种时，应及时告知施灸者。这时热敏灸感的产生部位即为热敏穴位的准确部位。

有些患者处于疾病稳定期，穴位热敏化可能为迟发型，可采用强壮穴的温和灸激发方法来提高患者整体经气水平，然后采用上述手法再进行探查。常用的强壮穴位有神阙、关元、大椎、肾俞、足三里等，每次施灸时间为 40 分钟左右，1 次/日，一般 4～6 次。

2. 热敏灸的操作

（1）选穴原则：在所有探查出来的敏化穴中，按照如下原则选取最佳的热敏穴进行热敏灸操作。以出现热敏灸感经过，或直达病变部位的热敏穴位为主选热敏穴位；以出现非热灸感的热敏穴位为主选热敏穴位，而痛感又优于酸胀感；以出现较强的热敏灸感的热敏穴位为首选热敏穴位。

（2）操作方法：①胸背部：a. 局部痛点穴：单点温和灸，自觉热感透向深部并向四周扩散或自觉局部有紧、压、酸、胀、痛感，灸至热敏灸感消失；b. 膏肓俞穴：患侧单点温和灸，自觉热感透向深部并向四周扩散或传至上肢，部分的感传可到达腕关节，如感传仍不能下至腕关节，再取一支点燃的艾条放置感传所达部位的远心端点，进行温和灸，依次接力使感传到达腕关节，最后将2支艾条分别固定于大肠俞和腕关节进行温和灸，灸至热敏灸感消失；c.至阳穴：单点温和灸，自觉热感深透或沿督脉向上向下传导或传至病痛部位，灸至热敏灸感消失；②腰骶部：a.局部痛点穴：温和灸，自觉热感透向深部并向四周扩散或自觉局部有紧、压、酸、胀、痛感，灸至热敏灸感消失；b.腰阳关：单点温和灸，自觉热感深透或沿督脉向上向下传导或传至病痛部位，灸至热敏灸感消失；c.大肠俞穴：患侧单点温和灸，自觉热感透向深部并向四周扩散或传至下肢，部分的感传可到达踝关节，如感传仍不能下至踝关节，再取一支点燃的艾条放置感传所达部位的远心端点，进行温和灸，依次接力使感传到达踝关节，最后将2支艾条分别固定于大肠俞和踝关节进行温和灸，灸至热敏灸感消失；③上肢：a.局部痛点穴：单点温和灸，自觉热感透向深部并向四周扩散或自觉局部有紧、压、酸、胀、痛感，灸至热敏灸感消失；b.手三里穴：患侧单点温和灸，自觉热感深透或向上或向下沿手阳明大肠经传导，灸至热敏感消失。④下肢：a.局部痛点穴：单点温和灸，自觉热感透向深部并向四周扩散或自觉局部有紧、压、酸、胀、痛感，灸至热敏灸感消失；b.阳陵泉穴：患侧单点温和灸，自觉热感深透或向上或向下沿足少阳胆经传导，灸至热敏灸感消失。

（3）艾灸剂量：艾灸剂量由艾灸强度、艾灸面积、艾灸时间3个因素组成，在前2个因素基本不变的情况下，艾灸剂量主要由艾灸时间所决定。在施行热敏灸疗法时，每穴的施灸时间不是固定不变的，而是因人因病因穴不同而不同，是以个体化的热敏灸感消失为度的施灸时间。不同热敏穴位施灸时从热敏灸感产生 [透热、扩热、传热、局部不（微）热远部热、表面不（微）热深部热、其他非热感觉] 至热敏灸感消失所需要的时间是不同的，10～200分钟不等，这是热敏穴位的最佳个体化施灸剂量，达到这个剂量灸疗疗效明显提高，这时穴位的热敏态转化为消敏态（即非热敏态）。

（4）灸疗疗程：每次于疼痛邻近区域选取上述2～3组穴位，1次／日，10次为1个疗程，疗程间休息2～5天，共2个疗程。

三、适应证

1. 符合肌筋膜疼痛综合征的诊断标准。

2. 无精神和意识障碍，能正确表达灸感。

3. 患者体表可查及热敏腧穴。

四、禁忌证

合并有心脑血管、肝、肾和造血系统等严重危及生命的原发性疾病以及精神病患者；妊娠或哺乳期妇女。

五、不良反应 / 事件

热敏灸应用至今，尚未发现任何毒副作用及不良事件，安全性好。

第十六节　孙氏旋转手法治疗神经根型颈椎病技术

一、项目来源：国家中医药管理局第二批适宜技术　朱立国

二、操作方法

（一）孙氏旋转法分三步

检查手法、理筋手法、旋转手法。

1. 检查手法　患者坐于长方凳上，放松颈肩部肌肉，检查者站在患者后方，一手托扶患者下颌，另一手拇指指腹沿颈后 3 条线，即颈正中线（项韧带）、左右颈旁线（颈正中线旁开 4cm，两侧小关节突位置）自上而下轻轻平按，沿正中线平按检查各个棘突的位置和软组织情况，并向左右 2cm 小范围按压触诊。然后将拇指、中指置于两侧椎板部，将头部稍向两侧转动 80°、后伸 45°、前屈 45°，检查各颈椎的活动情况，及有无疼痛、上肢麻木、眩晕，两侧对比。同时，检查两侧椎板的倾斜度及局部软组织张力是否对称。其次，用拇指向离棘突约 4cm 处向前触诊一侧的关节突关节是否平坦，关节囊等软组织有无肿胀、肥厚、条索样组织及压痛等病理改变，同样检查另一侧的关节突关节，注意其位置是否在同一条直线上，确定出病变的位置。

2. 理筋手法

（1）以拇指揉捻检查出的患部，以拇指和患部组织纤维呈垂直方向做揉、按及弹拨治疗，主要包括棘突及周围软组织、两侧后关节囊、后颈部肌肉以及扇骨内上缘肩胛提肌附着部等部位，病变部位手下感觉有不光滑、小条索状或块状增生性改

变，纤维变性的肌肉组织有压痛感；在侧后方关节囊病变部及关节突对位不良的部位常有明显压痛。直至病变组织复平、患部压痛感减轻或消失为止。

（2）用一拇指指腹沿项韧带自上而下揉、按，力量持久、均匀，反复5遍，时间约3分钟。

（3）用双手拇指指腹交替在两侧颈部颈旁肌、胸锁乳突肌自上而下做回旋揉、捻，反复5遍，力量深达肌肉，时间5分钟。

（4）用擦法放松颈部、肩部、上肢肌肉，力量连绵不断，用力由轻到重，由重到轻，反复5遍，时间3分钟。

（5）用拇指与其他四指相对，捏住颈部两侧进行一松一紧的拿、捏，反复10遍，时间3分钟。

（6）沿膀胱经、督脉在颈部的走行方向，用双手拇指指腹进行揉、搓，并按揉肩井、风池、肩髃、天鼎、曲池、合谷等穴位，反复5遍，时间3分钟。

经以上手法治疗，可放松肌肉、松解组织粘连，为下一步旋转手法做准备。

3. 旋转手法

（1）以右旋为例，用右前臂置于患者颌下，左手托住枕部。

（2）依据触诊检查手法及X线所见，确定颈椎病变位置分为：上段（颈1、2）、中段（颈3、4）、下段（颈5、6、7）。

（3）根据病变部位不同，将颈椎置于不同位置。上段病变，将头颈屈曲15°；中段病变，将颈椎置于中立位即0°；下段病变，将颈椎屈曲30°～45°（此为最大应力位置）。

（4）在此位置向上牵引，牵引力为6～10kg，时间30秒（可使病变椎间隙充分张开）。

（5）保持牵引力，使患者的头部转向右侧，旋转至极限角度（约80°），达到有固定感，同时迅速准确地做同向用力旋转，操作成功可以听到一声或多声弹响。一般响声清脆者疗效为佳。

（二）治疗时间及疗程

每周3次，2次为1个疗程，共治疗2个疗程。

三、适应证

1. 25～65岁。

2. 符合神经根型颈椎病诊断及中医辨证标准分期的非急性期患者。

四、禁忌证

1. 眼源性、耳源性眩晕。

2. 急性期疼痛严重者。

3. 疑有或已确诊的颈椎及椎管内肿瘤者。

4. 有出血倾向的血液病患者。

5. 骨关节结核、骨髓炎及老年性骨质疏松等。

6. 诊断不明确的脊柱损伤伴脊髓损伤症状者。

7. 严重的心、肺、脑疾病患者。

8. 手法部位有严重皮肤损伤或皮肤病者。

9. 妊娠3个月左右的孕妇。

五、不良反应/事件

无不良反应事件。

第十七节　项七针治疗椎动脉型颈椎病技术

一、项目来源：国家中医药管理局中医治未病技术操作规范　贾红玲 单秋华

二、操作方法

（一）针具准备

选择1寸（0.25mm×25mm）或1.5寸（0.30mm×40mm）符合国家标准的合格毫针，建议使用一次性针具。

（二）针刺顺序

施术者站于受术者左侧，依次针刺天柱、风池、完骨、风府。

（三）针刺操作方法

针刺前受术者项肌放松，头微前倾，施术者用押手拇指在各腧穴处按揉片刻，以令气散。

天柱穴：采用单手进针，直刺，不可向内上方深刺；缓慢刺入 0.5～0.8 寸（针刺深度由受术者颈围决定，深度与颈围之比不可超过 0.13），小幅度、低频率捻转使其得气，不可提插。

风池穴：采用单手进针，向鼻尖方向缓慢刺入；针刺 0.8～1.2 寸（针刺深度由受术者颈围决定，深度与颈围之比不可超过 0.14），小幅度、低频率捻转使其得气，不可提插。

完骨穴：针刺时采用单手进针，直刺；缓慢刺入 0.5～0.8 寸（针刺深度由受术者颈围决定，深度与颈围之比不可超过 0.13），小幅度、低频率捻转使其得气，不可提插。

风府穴：针刺时采用单手进针，针尖向下颌方向缓慢刺入，均匀平和用力，针尖不可向上，以免刺入枕骨大孔，误伤延髓；针刺 0.5～1.0 寸（针刺深度由受术者颈围决定，深度与颈围之比不可超过 0.14），小幅度、低频率捻转使其得气，不可提插。

进针过程中随时与受术者交流，一旦受术者痛感明显、有触电感或上下走窜针感立即停止进针并将针上提少许后留针。

（四）留针方法

留针 20 分钟；留针期间非热证者可用 TDP 局部照射，留针过程中受术者出现头晕、乏力、恶心等症状需立即起针，儿童不宜留针。

（五）起针方法

起针时押手持无菌干棉球轻压针刺部位，刺手拇指、食指持针柄，缓慢平和地将针退出，迅速按压针孔，防止出血。

（六）治疗时间及疗程

每周针刺 2 次，10 次为 1 个疗程，疗程之间间隔 1 周。

三、适应证

25～70 岁，符合椎动脉型颈椎病诊断及中医辨证标准分期的非急性期患者。

四、禁忌证

1.颈部存在严重畸形和严重病变的受术者禁止针刺。

2.合并有严重传染性疾病受术者禁止针刺。

3.有凝血机制障碍的受术者禁止针刺。

4.合并有较严重的心、肝、肾等重要脏器疾病的受术者慎用。

5.饥饿、饱食、醉酒、大怒、大惊、过度疲劳、精神紧张者，不宜立即进行针刺；体质虚弱，气血亏损者，其针感不宜过重。

6. 畏惧针刺者做好解释、宽慰工作，若仍过分紧张者，可放弃针刺；对初次接受针刺干预者，手法要轻、刺激量要小。

五、不良反应 / 事件

无不良反应事件。

第十八节　提拉旋转斜扳法治疗腰椎间盘突出症技术

一、项目来源：国家中医药管理局第一批适宜技术　林应强

二、操作方法

（一）操作方法及步骤

1. 患者健侧侧卧于诊床上，肩下垫厚的软枕头，患侧下肢屈膝屈髋90°以上，膝部伸出床边，健侧下肢伸直。

2. 助手甲将患者的健侧上肢向天花板方向拉提，使患者保持上身离床悬空，健侧下肢伸直及骨盆贴于治疗床的姿势（脊柱与床面的夹角约35°）；助手乙托住健侧肩膀固定患者体位。

3. 术者双手掌压住患者患侧臀部髂骨翼用力，使患者脊柱旋转30°时有明显的阻力感，这时术者的下压力度约20kg，以双手肘关节微屈至150°向下发力，有节奏地下压臀部，力度以75kg为标准，力度控制在45～120kg范围均为有效和安全力度，这样下压及扳动以7次为限，使患者躯干部旋转角度逐渐加大，脊柱旋转角度最大不超过45°，术中可听到脊柱在扳动时的"咯嗒"声，初学者双手下压力度可用体重称作试验体会。

（二）技术要领

1. 助手拉提用力要求稳健。

2. 脊柱与床面的夹角约35°，患者要无特殊不适。

3. 术者下压用力应逐渐加大，忌粗暴。

（三）意外情况处理方案

掌握适应证本技术是安全的。如有意外可请骨科配合处理。

三、适应证

符合腰椎间盘突出症的中、西医诊断标准，全身状态良好，年龄＜65岁。

四、禁忌证

1.合并严重的其他器质性病变（包括恶性肿瘤、骨折、骨髓炎、严重的骨质疏松等）。

2.合并有心血管、肝、肾等严重原发性疾病。

3.精神病患者，以及治疗不合作者。

4.孕妇、血证患者。

5.年龄＞65岁者。

五、不良反应处理

局部软组织损伤者可进行理疗、外敷双柏膏等。

第十九节　赵氏雷火灸治疗常年性变应性鼻炎技术

一、项目来源：国家中医药管理局第二批适宜技术　赵时碧

二、操作方法

（一）器械准备

1.赵氏雷火灸：主要由艾叶等药材制成的灸柱。

2.规格：25g×3。

（二）操作步骤

1.灸上星穴至素髎穴（上星穴在头额发际中央上1寸处，素髎穴在鼻尖部）。距离皮肤2cm上下来回灸10次后用手按一下（以减轻局部过高的热度，有利于下一次的灸疗，以下同为此法），共灸60次，1秒钟上下1个来回为1次，不宜过快

和过慢。

2. 灸印堂穴至左、右侧迎香穴（印堂穴在两眉之间，迎香穴在鼻翼两侧面部）。距离皮肤 2cm，印堂至左、右迎香来回各灸 60 次（上下来回为 1 次，每灸 10 次用手掌平按一下）。

3. 灸前额部。距离皮肤 3cm 用横向左右来回灸整个前额部共计 60 次（左右来回为 1 次）。

4. 灸印堂穴、睛明穴（双眼内侧角）、双侧迎香穴、上星穴。用雀啄法（距离皮肤 1cm），每穴 28 次，每灸 7 次后用手按揉一下（12 岁以下的患者每穴灸 21 次，仍每灸 7 次用手指按揉一下）。

5. 灸耳部。距离耳部前后面 2cm，灸至皮肤发红，深部组织发热为度，每灸 10 次后用手压一下，每面用旋转法灸 40 圈后，距离耳心 2cm 用雀啄法灸（用左手拉耳轮中部向外拉，使耳道口暴露开大），28 次，每灸 7 次后用手压一下。

6. 灸双鼻孔。用雀啄法距离鼻孔 2cm。让患者头部后仰，用左手指下压上唇，灸 28 次，每灸 7 次停顿 5 秒后再灸。同时患者深呼吸嗅雷火灸的热力和药味。（12 岁以下小孩灸 21 次，每灸 7 次亦停顿 5 秒再灸）

7. 灸合谷穴。用雀啄法距离双手合谷穴 1cm 各灸 21 次，每灸 7 次用手指压一下。

8. 患病时间 10 年以上者，可用前述灸法 1、2、4 再作 1 次治疗。

注：操作步骤全部完成在 25 分钟左右。

（三）治疗时间及疗程

每天治疗 1 次，每次灸疗时间为 25 分钟，每疗程治疗 21 天。

三、适应证

年龄 6 ～ 66 岁；常年性变应性鼻炎各期。

四、禁忌证

1. 凝血机制障碍、有自发性出血倾向或损伤后出血不止者。

2. 高热抽搐、高度神经质或烦躁不安、全身高度浮肿者。

3. 高血压、眼压高、眼底出血，烫伤期者。

4. 呼吸衰竭、心力衰竭者。

5. 妇女妊娠 1 ～ 3 个月者。

五、不良反应 / 事件

本法在实施过程中，未出现不良事件。

第二十节 手法整复治疗肩关节脱位技术

一、项目来源:《中医伤科学》 彭太平

二、操作方法

（一）器械制备

10cm×450cm 布绷带，100cm×100cm 方布（可使用手托板代替），施术前可使用轻度手法按摩患侧肩部及上肢肌肉，使患侧肩部肌肉充分放松，避免患者在手法复位时因疼痛产生较强的对抗力。

（二）治疗方法

1. 手牵足蹬法 患者取仰卧位，以右肩为例，术者立于患侧，双手握住患肢腕部，右膝伸直用足蹬于患者腋下，顺势用力牵拉伤肢，持续 1 ～ 3 分钟，先外展、外旋，后内收、内旋，伤处有滑动感，即表明复位成功。

2. 椅背复位法 患者坐在靠背椅上，将患肢放在椅背外侧，腋肋紧靠椅背，用棉垫置于腋部，保护腋下血管、神经，一助手扶住患者和椅背，术者握住患肢，先外展、外旋牵引，再逐渐内收，并将患肢下垂，然后内旋屈肘，即可复位成功。此法是应用椅背作为杠杆支点整复肩关节脱位的方法，适用于肌力较弱的肩关节脱位者。

（三）治疗时间及疗程

肩关节脱位经手法复位后，应在患肩内收姿势下，予以颈腕吊带或手托板固定 3 周，以利关节囊修复。否则有导致再脱位或日后形成惯性脱位的可能。

（四）技术要领

无论使用哪一种复位方法，均应在患肢外展、外旋的情况下，给予足够的牵引力量，之后再内收患肢，使肱骨头滑入关节盂内。

（五）注意事项

1.新鲜肩关节脱位，复位容易，一般不必麻醉。超过 3 周以上的陈旧性肩关节脱位，则最好在麻醉下使肩关节周围软组织充分松弛，手法操作方能安全、有效地运用。

2.复位手法应轻重适度，切忌粗暴，以防止发生肱骨外科颈骨折。

三、适应证

适用于各种原因导致的肩关节脱位，无骨折、无血管神经损伤、无肩袖损伤，以新鲜脱位立即手法复位为最佳。

四、禁忌证

伴随有骨折（肱骨大结节撕脱骨折除外）、血管、神经损伤、肩袖损伤、陈旧性脱位、骨化性肌炎等最好行手术切开复位。

五、不良反应

如在手法复位时出现例如肱骨外科颈骨折等并发症时，应立即拍摄患肩正斜位 X 线片，根据骨折移位情况给予相应的手法复位及夹板外固定处理，如骨折移位明显、肩关节仍处于脱位状态，应立即改为手术治疗。

第二十一节　桡骨远端骨折手法复位夹板外固定术

一、项目来源：《中医伤科学》 赵文海

二、操作方法

（一）器械制备

10cm×20cm 弹性夹板（可根据患者前臂的情况略作调整），卷棉（也可用正方形卫生纸代替），10cm×450cm 布绷带，在手法整复之前，要充分准备，选好助手，做好分工，将复位与固定的用具准备好；同时，做好患者的思想工作减少患者的紧张与顾虑。

（二）治疗方法

无移位的骨折不需要整复，仅用掌、背两侧夹板固定 6～8 周即可，有移位的骨折则必须整复。

1. 整复方法　患者坐位，老年人则平卧为佳，前臂中立位。整复骨折线未进入关节、骨折段完整的伸直型骨折时，一助手把住上臂，术者两拇指并列置于远端背侧，其他四指置于其腕部，扣紧大小鱼际肌，先顺势拔伸 2～3 分钟，待重叠移位完全纠正后，将远端旋前，并利用牵引力，骤然猛抖，同时迅速尺偏掌屈，使之复位；若仍未完全复位，则由两助手维持牵引，术者用两拇指迫使骨折远端尺偏掌屈，即可达到解剖对位；整复骨折线进入关节或骨折块粉碎的伸直型骨折时，则在助手和术者拔伸牵引纠正重叠移位后，术者双手拇指在背侧按压骨折远端，双手余指置于近端的掌侧端提近端向背侧，以矫正掌背侧移位，同时使腕掌屈、尺偏，以纠正侧方移位。整复屈曲型骨折时，由两助于拔伸牵引，术者可用两手拇指由掌侧将远端骨折片向背侧推挤，同时用食指、中指、无名指三指将近端由背侧向掌侧挤压，然后术者捏住骨折部，牵引手指的助手徐徐将腕关节背伸，使屈肌腱紧张，防止复位的骨折片移位。

2. 固定方法　伸直型骨折先在骨折远端背侧和近端掌侧分别放置一平垫，然后放上夹板，夹板上端达前臂中、上 1/3，桡、背侧夹板远端应超过腕关节，限制手腕的桡偏和背伸活动；屈曲型骨折则在远端的掌侧和近端的背侧各放一平垫，桡、掌侧夹板下端应超过腕关节，限制桡偏和掌屈活动，扎上三条布带，最后将前臂悬挂胸前，保持固定 6～8 周。

（三）治疗时间及疗程

桡骨远端骨折经手法复位后，应在夹板外固定下固定 6～8 周，在解除夹板固定前应行腕部正侧位放射线检查，如骨折愈合欠佳，可适时延长固定时间。

（四）技术要领

1. 在手法复位的过程中，应给予充分的牵引力量。

2. 手法复位后，应根据骨折移位的方向，相应折弯夹板，使腕关节固定于相应的掌屈位或背伸位，桡偏或尺偏位。

（五）注意事项

1. 手法复位，夹板外固定后，布绷带的约束力是夹板外固定力的来源，扎带的松紧度要适宜。过松则固定力不够，导致骨折移位，过紧则引起肢体肿胀，压伤皮肤，重者则发生肢体缺血坏死。

2. 夹板布绷带外固定后，应及时调整绷带的松紧度，一般在 3～7 天内应调整一次，直至取消夹板外固定。

3. 固定期间积极做指间关节、指掌关节屈伸锻炼及肩肘部活动。解除固定后，做腕关节屈伸和前臂旋转锻炼。在早、中期锻炼过程中，切不可将前臂做旋前或旋后活动。

三、适应证

适用于外伤所致桡骨远端（包括桡骨远侧端 3cm 以内）骨折。

四、禁忌证

1. 合并有心血管、脑血管等原发内科疾病的高龄患者。
2. 骨折处有折端穿破皮肤的开放性骨折。

五、不良反应 / 事件

如严重的粉碎性骨折、且折端累及关节面，手法治疗效果不满意者，或者外固定后不能维持复位者，应行手术治疗。

第二十二节　锁骨骨折手法复位"8"字绷带外固定术

一、项目来源:《魏氏伤科手法治疗图解》 魏指薪

二、操作方法

（一）器械制备

8cm×8cm 弹性夹板，卷棉（也可用正方形卫生纸代替），10cm×450cm 布绷带、干毛巾或敷料 2 块、100cm×100cm 方布（可使用手托板代替）、圆凳（无靠背）。

（二）治疗方法

幼儿无移位骨折或青枝骨折可用三角巾悬吊患侧上肢。有移位骨折，虽可设法使其复位，但实际上没有很好的方法维持复位，最终锁骨总要残留一定的畸形。外形虽不雅观，但一般不影响肩关节的功能。婴幼儿由于骨塑形能力强，因此一定的畸形在发育中可自行矫正。无必要为取得解剖复位而反复整复，不宜随意采用手术

治疗。有移位骨折可按以下方法治疗。

1.整复方法 患者坐位，挺胸抬头，双手叉腰，术者将膝部顶住患者背部正中，双手握其两肩外侧，向背侧徐徐牵引，使之挺胸伸肩，此时骨折移位即可复位或改善，如仍有侧方移位，可用提按手法矫正。

2.固定方法 夹板置于骨折处，在两腋下各置棉垫，用绷带从患侧肩后经腋下，绕过肩前上方，横过背部，经对侧腋下，绕过对侧肩前上方，绕回背部至患侧腋下，包绕8～12层。包扎后，用三角巾悬吊患肢于胸前，即为"8"字绷带固定法；亦可用双圈固定法。

（三）治疗时间及疗程

一般需固定6周，粉碎骨折可延长固定至8周。大多数病例均可达骨折愈合。

（四）技术要领

锁骨中段重叠移位严重者，因普通的牵引与对抗牵引方法，向后上扳提的作用力较大，而向外的牵引力较弱，往往因远端骨折端向外的牵引力不够，影响手法复位。因此，另一助手一手推顶患者伤侧胸壁，另一手向外牵拉伤肢上臂，协助第一助手缓缓将远骨折端牵开，再行手法复位。

（五）注意事项

在"8"字外固定，捆绑绷带时，应在患者双侧腋下加垫敷料，避免绷带过度卡压患者腋下的软组织及皮肤。

三、适应证

儿童的青枝骨折及成人的锁骨骨折。

四、禁忌证

1.患者不能忍受"8"字绷带固定的痛苦。

2.对肩关节外观要求度较高者。

3.合并神经、血管损伤。

4.开放性骨折。

5.陈旧性骨折不愈合者；锁骨远端骨折，合并喙锁韧带断裂。

6.受伤机制为直接爆裂导致，折端有较锐利折片游离，或已经刺破胸膜引发气胸者。

五、不良反应 / 事件

如果固定后，上肢有麻木感，桡动脉搏动微弱，应迅速放松固定，绝不能为了保持复位后的良好位置，而继续坚持原先的固定松紧度。

对移位的骨折用手法整复和固定失效者，宜令患者仰卧床上，对患侧上肢进行皮肤牵引，肩胛部垫高 20cm 左右。经过 3 ～ 4 周牵引，一般均能达到较满意的复位。

第二十三节　小儿桡骨头半脱位手法复位术

一、项目来源：《魏氏伤科手法治疗图解》　魏指薪

二、操作方法

（一）治疗方法

一般手法复位均能成功。嘱家长抱患儿坐位。术者面对患儿而坐，一手握伤肘，以拇指于肘中部向外、向后捏压脱出之桡骨头，同时用另一手握持伤肢腕部，并向下适当用力牵拉，使前臂旋后，然后屈肘，常可听到轻微的入臼声，使其手触及伤侧肩部，复位即告成功，疼痛立即消失，患儿即能屈伸伤肢。若复位未成，可使患儿前臂旋前，然后屈肘整复。

（二）治疗时间及疗程

复位后，一般不需要制动，如是习惯性脱位患儿，可用颈腕吊带或三角巾悬吊前臂 2 ～ 3 天。

（三）技术要领

使桡骨小头脱位复位的方法非常多，但不论用何种方法，当环状韧带复位时，都会听到或感觉到弹响。复位时应以轻柔的手法迅速完成整复动作，复位后效果立竿见影，患儿在排除对疼痛的恐惧心理后，即可使用患肢持物，标志复位成功。

（四）注意事项

在复位前，应明确患儿有无外伤史，如有明确的外伤史，应在复位前行肘关节 X 线检查，明确有无并发骨折再行手法复位。

三、适应证

小儿患肢有明显的被牵拉病史，且没有外伤史者。

四、禁忌证

肘部有外伤史合并骨折的患者。

五、不良反应/事件

手法复位时切忌暴力复位，以免并发骨折，如出现复位导致骨折时，应及时行X线检查，复位及外固定时一并处理骨折，夹板外固定时间应按骨折治疗时间处理。

第二十四节　肘关节后脱位手法复位夹板外固定术

一、项目来源:《中医伤科学》 彭太平

二、操作方法

（一）器械制备

10cm×50cm弹性夹板（可根据患者前臂的情况略作调整），卷棉（也可用正方形卫生纸代替），10cm×450cm布绷带，100cm×100cm方布（可使用手托板代替），在手法整复之前，要充分准备，选好助手，做好分工，将复位与固定的用具准备好；同时，做好患者的思想工作减少患者的紧张与顾虑。

（二）治疗方法

新鲜性肘关节脱位应以手法整复为主，宜早期复位及固定。并发骨折者，应先整复脱位，然后处理骨折。

1. 整复方法

（1）拔伸屈肘法：患者取坐位，助手立于患者背侧，以双手握其上臂，术者站在患者前面，以双手握住腕部，置前臂于旋后位，与助手相对牵引，3～5分钟后，术者以一手握腕部保持牵引，另一手的拇指抵住肱骨远端向后推按，其余四指置于鹰嘴处，向前端提，并缓慢将肘关节屈曲，若闻及入臼声，则说明脱位已整复。

（2）推肘尖复位法：患者取坐位，第一助手双手握其上臂，第二助手双手握腕部，术者立于患侧，双拇指置于鹰嘴尖部，其余手指环握前臂上段，先拉前臂向后

侧，使冠状突与肱骨远端分离，然后助手在相对牵引下，逐渐屈曲肘关节，同时术者由后向前下用力推鹰嘴，即可还纳鹰嘴窝而复位。

2. 固定方法 脱位复位后，一般用绷带做肘关节"8"字固定，1周后采用肘屈曲90°前臂中立位，三角巾悬吊或直角夹板固定，将前臂横放胸前。

（三）治疗时间及疗程

单纯脱位者，2周后去固定。合并骨折者，可加用夹板固定。亦可采用长臂石膏后托在功能位制动6～8周。

（四）技术要领

肘关节脱位复位时，切忌暴力复位，可根据情况采用伸肘或屈肘等方法，寻求最佳角度使肱骨远端还纳入尺骨鹰嘴窝。

（五）注意事项

1. 若患肢有广泛肿胀，怀疑血管损伤或可能发生筋膜间室综合征，应及时收住院观察不少于24小时。

2. 后期如有功能障碍，应以锻炼为主，辅以中药洗方外用熏洗，禁忌手法强行扳拉，否则有可能引起骨膜下血肿而演变为骨化性肌炎。

三、适应证

各种肘关节脱位而无并发血管神经损伤者。

四、禁忌证

肘关节脱位合并肱动脉、正中神经、桡神经、尺神经及骨间掌侧神经损伤。

五、不良反应 / 事件

如在手法复位时出现例如尺骨冠状突骨折、尺骨鹰嘴骨折等并发症时，应立即拍摄患肘正侧斜位X线片，根据骨折移位情况给予相应的手法复位及夹板外固定处理，如骨折移位明显、肘关节仍处于脱位状态，应立即改为手术治疗。

（习题）